Dieter Bürgin
Lust am kreativen Zerstören

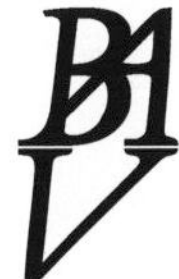

Das Faszinierende des Unüblichen, auch des Grenzüberschreitenden und die Phantasien von destruktivem Verhalten haben viele Erklärungsversuche gefunden und der Terminus »Perversion« hat sich dafür als unangemessen erwiesen. Dieter Bürgin vertritt in diesem Buch die Auffassung, es lohne sich, sowohl auf der psychosexuellen als auch auf der narzisstischen Ebene der Entwicklung sogenannter »pervertierender Mechanismen« Rechnung zu tragen. Sie umfassen omnipotente Inszenierungen von sehr frühen, oft ins Gegenteilige oder Besondere verkehrten Triebabkömmlingen, die zumeist von sadomasochistischen Zügen durchsetzt sind.

In banaler Form gehören sie zu den alltäglichen Regulations- und Steuerungsmechanismen jedes Menschen. In deutlich ausgeprägter Art allerdings gestalten sie die Persönlichkeit des Erwachsenen. Sie sind aus frühesten averbalen Funktionselementen gebildet und im Verlaufe der Entwicklung unzählige Male nachträglich transformiert worden.

Pervertierende Mechanismen und Prozesse werfen besondere, hochkomplexe Behandlungsprobleme auf, ermöglichen aber unter Berücksichtigung einiger Spezifitäten psychoanalytisch-psychotherapeutisches Arbeiten im Sinne einer erfolgreichen Nachentwicklung. Mit diesem Werk beschreitet Bürgin erkenntnistheoretisch und behandlungspraktisch durchaus Neuland.

Dieter Bürgin, Prof. em. Dr. med., war Ordinarius und langjähriger Chefarzt der Psychiatrischen Universitätsklinik für Kinder und Jugendliche in Basel. Er ist Ausbildungsanalytiker der Schweizerischen Gesellschaft für Psychoanalyse (IPA), in verschiedenen internationalen Gremien tätig und Autor zahlreicher Fachpublikationen sowie vieler Bücher. Bei Brandes & Apsel: *Seelischer Schmerz bei Kindern und Jugendlichen* (2021), *Psychoanalytische Grundannahmen* (2020), *Gilgamesch – eine verlorene Illusion?* (2019), *Die Vitalität der präverbalen Psyche* (2022).

Dieter Bürgin

Lust am kreativen Zerstören

Psychoanalyse und Behandlung pervertierender Mechanismen und Prozesse

Brandes & Apsel

Auf Wunsch informieren wir Sie regelmäßig mit unseren Katalogen »Frische Bücher« und »Psychoanalyse-Katalog«. Wir verwenden Ihre Daten ausschließlich für die Zusendung unserer beiden Kataloge laut der EU-Datenschutzrichtlinie und dem BDS-Gesetz. Bitte senden Sie uns dafür eine E-Mail an info@brandes-apsel. de mit Ihrer Postadresse. Außerdem finden Sie unser Gesamtverzeichnis mit aktuellen Informationen im Internet unter: www.brandes-apsel.de sowie www.kjp-zeitschrift.de

1. Auflage 2024

Umschlag und DTP: Brandes & Apsel Verlag, unter Verwendung eines Bildes von Paul Flora.
Druck: Stückle Druck, Ettenheim, Printed in Germany
Gedruckt auf einem nach den Richtlinien des Forest Stewardship Council (FSC) zertifizierten, säurefreien, alterungsbeständigen und chlorfrei gebleichten Papier.

Bibliografische Information der Deutschen Nationalbibliothek:
Die Deutsche Nationalbibliothek verzeichnet diese Publikation in der Deutschen Nationalbibliografie; detaillierte bibliografische Daten sind im Internet über www.ddb.de abrufbar.

ISBN 978-3-95558-371-2

Inhalt

Einleitung

Das Thema des Buches umfasst ein komplexes Phänomen. Roudinesco (2009) nannte diesen Bereich »unsere dunkle Seite«, was eine leise Mystifizierung anklingen lässt. Ich würde lieber davon ausgehen, dass der Bereich des Pervertierenden jedem Kliniker auf den ersten Anhieb hin nicht leicht zugänglich ist. Es handelt sich um die *Territorien des unbewussten Denkens und Kreierens*, die *bildlich-szenischen Vorgänge* primärer Imaginationen und die *Vorstufen des abstrakten Denkens*. Matte-Blanco (Bürgin, 2022) hat sich ein Leben lang theoretisch (und auch klinisch) mit diesen, bereits von Freud skizzierten Spezifitäten des *Primär- und Sekundärprozesses* und vor allem ihren unendlichen Mischungsverhältnissen beschäftigt. Nach der weiteren Entwicklung von Konzepten des bewussten und vor allem des *unbewussten Fantasierens* der Klein'schen Schule und deren nachfolgender Elaboration in Form der *szenischen Fantasien* lagen Grundlageninstrumente vor, deren Umsetzung in die klinische Praxis nun weitere Schritte erforderte. Die bedeutungsvollen Ergebnisse der *Säuglingsforschung* und die erleichterte Zugänglichkeit von Kenntnissen über die *emotionalen Abläufe in den ersten Lebensjahren* begannen überdies, zu einem neuen Verständnis der Übertragungs- und Gegenübertragungsprozesse beizutragen. So traten – auch aus der verstärkt interaktionellen Sicht des psychoanalytischen Prozesses – neue Vorstellungen ans Licht, um besser entscheiden zu können, ob, und falls ja, die psychoanalytische Methode für analytisch-psychotherapeutische Prozesse bei pervertierenden Phänomenen etwas Geeignetes beizutragen habe.

Sind sogenannte Perversionen, als klinische Entitäten, persönliche Störungen (eine Liebe zum Unerlaubten und/oder Bösen), ein Zustand von Delinquenz (Abweichungen von einer gesellschaftlich-sozialen Ordnung) oder biologische Devianzen (von einer »natürlichen Ordnung«)?

Es handelt sich um Phänomene, die einen *grenzenlosen Genuss* anstreben und in allen Gesellschaften zu finden sind. Sie finden sich nicht nur in der Kunst, in allem Kreativen sowie in der Mystik und den Religionen, sondern erstrecken sich auch bis zu mörderischen Impulsen und staatlichen Doktrinen. Die jeweiligen Erscheinungsformen umfassen ein Spektrum von der absoluten Kläglichkeit bis hin zum ganz Erhabenen. Der *Körper* kann in grausamster und rücksichtslosester Weise mit einbezogen werden. Der Fächer des Pervertierenden ist außerordentlich breit, spannt sich omnipotent in der Fantasie (und im Allgemeinen auch in den handlungsorientierten

Umsetzungsversuchen) von der absoluten Beherrschung über massivste Bestrafung zu tiefster Grausamkeit und Nicht-mehr-existent-Machen, aber auch zu Aufbau, Verführung, Idealisierung, schöpferischem Tun und Lebendig-machen-Versuchen. Vielfach werden die Bereiche von Sexualität, Gewalt, Eigennützigkeit oder die Benutzung von Extrembereichen des Erlebens, aber auch von Gruppenideologien und Glaubensüberzeugungen eingesetzt, um Erregung zu steigern und zu einem triumphalen Gefühl zu kommen. Immer wieder zeigt sich, dass der Erregungsanstieg bei der Anwendung pervertierender Mechanismen gebraucht wird, um mit seiner Heftigkeit von etwas Anderem abzulenken.

Spielt sich das Pervertierende im Bereich von Gesetzesübertretungen oder gar des Verbrecherischen ab, so soll es – im Extrem – über das Verbrechen hinausgehen, an Brutalität nicht mehr zu überbieten sein, gleichsam das Böse schlechthin erreichen. Die *Lust am Zerstören* steht dann im Zentrum. Immer wieder kann in solchen Fällen die Frage gestellt werden, ob eine *schlechte Erziehung* das Gute der *menschlichen Natur* verdorben hat. Aber vielfach wird die Natur, in ihrer unmäßigen und mörderischen Form, auch als Vorbild genommen. de Sade schlug sogar vor, dass in einer Republik, wie er sie imaginierte, alles Verwerfliche zu einem gesetzmäßigen Obligatorium werden müsse.

Jede Gesellschaftsform etabliert Regeln. Alle Handlungen und Einstellungen, die gegen die Regeln verstoßen, wie auch alle *Grenzüberschreitungen*, könnten zum Bereich des Perversen gezählt werden. Das von de Sade entworfene Modell umfasst eine grenzenlose Generalisierung des Perversen, d. h. weder Tabu noch Inzest, weder normal noch abweichend oder verrückt, weder Geschlechts- noch Speziesunterschiede sind ausgenommen. Das gesamte Leben wird fetischisiert, Menschen gelten nur als Gegenstände.

Unsere »dunkle Seite« (Roudinesco, 2009) kann aber selbst in einem solchen Modell nicht wirklich aus der Welt geschaffen werden, auch wenn sie sich als Norm aufzuspielen versucht. Selbst in seinen wildesten Versuchen gelingt es de Sade nicht wirklich, das Pervertierende im Menschen dadurch zu domestizieren, dass er es zur Regel macht und als das Wünschenswerteste darstellt. Kein Versuch, sei er auch in einer noch so präzisen intellektuellen Form formuliert – auch das Widerlichste noch überbieten zu wollen –, gelangt zur endgültigen Lust, transzendiert die biologischen und psychologischen menschlichen Grenzen. Diese Art Ehrgeiz entspricht einzig dem *triumphalen Bedürfnis* noch narzisstischer als der maximale Narzissmus sein zu können. Rein im Bereich der Fantasie und nicht umgesetzt in Handlung, entsprechen diese Bilder möglicherweise einer nicht abgewehrten Auslegeordnung von *Alptraumwelten*, vor denen jeder Mensch sich fürchtet, sie in sein Erleben einzulassen, sie zu träumen.

Nach einer *gewissen Säkularisierung perverser sexueller Praktiken* im Verlaufe der Geschichte begannen Sexual- und Kriminalwissenschaften, sich wissenschaftlich um die Phänomene des Pervertierenden zu kümmern. Sie versuchten, die riesige Vielfalt von Erscheinungsformen unter diagnostische Begriffe zu fassen, eine vernünftige Klassifikation des Unvernünftigen zu erreichen.

Ausgehend vom psychoanalytischen *Triebmodell* lässt sich die Pervertierung, d. h. die eingegrenzte oder ausgedehntere Form der Anwendung pervertierender Mechanismen, als ein grundlegendes Geschehen, als eine basale Möglichkeit des Ichs erfassen. Die pervertierenden Mechanismen kommen u. E. erstmals als Notfallmaßnahmen bei überflutenden Ich-/Selbst-Verletzungen in frühester Kindheit zum Tragen und machen während der relevanten Schritte bei der Entwicklung von Triebimpulsen wesentliche weitere Veränderungen durch. Allmächtige Versuche, Widersprüchliches zusammenzuhalten, primärprozesshafte Funktionen und Gestaltungen sowie sekundärprozesshaft nicht direkt Verständliches inszeniert in der Außenwelt zu deponieren, sind praktisch immer nachweisbar. Die pervertierenden Phänomene könnten somit ein ganz besonderes Interessensgebiet für die Psychoanalyse darstellen, einerseits was ein tieferes Verstehen angeht, andererseits auf der Ebene der Veränderungsmöglichkeiten innerhalb eines analytischen Prozesses. Das Spannungsfeld von Transgression ins »Gleiche« und das scheinbare Nicht-ertragen-Können von Differenz, Unterschiedlichkeit und Alterität, dann die soziale Marginalisierung und die Frage, woher Rücksichtslosigkeit und Bosheit herkommen, ob sie behandelbar sind oder edukativ angegangen werden müssen, taucht hinter dem Faszinierend-Unverständlichen wie unlösbare Botschaften aus dem Unbewussten auf.

Woher stammt das Grotesk-Monströse bei Menschen? Gibt es eine *Pervertierung der Grundwerte*? Transformieren sich die vielen kleinen, allen Eltern geläufigen, polymorph-perversen Züge der kleinen Kinder (z. B. das lustvolle, schamlose Masturbieren oder das Interesse an Urin und Kot) automatisch in die Abläufe der *Vorlust*, wie Freud dies beschrieben hat? Falls ja oder nein: Wie läuft dies ab? Nach welchen Vorgaben *differenzieren wir Norm von Pathologie*?

Das *Konzept »Todestrieb«* versucht, Zerstörung, Grausamkeit, Hass, Unglücklich-Sein und Leiden als Basiselemente der menschlichen Existenz zu definieren. Lässt sich ein solcher Todestrieb überhaupt sublimieren, domestizieren oder zivilisieren? Lassen sich die Abscheulichkeiten des Holocaust und von Kriegsverbrechen angesichts der gar nicht banalen »Banalität des Bösen« (Hannah Arendt) einfach auf einen (wodurch?) gesellschaftlich entfesselten Todestrieb zurückführen? Können sich, unter bestimmten Bedingungen, im Menschen zu größeren Teilen *unbewusste Grundannahmen und Basisüberzeugungen* bilden, die für ein bestimmtes Handeln absolut wegleitend sind, aber gar *nicht mehr reflektiert werden* können? Situationen also, in welchen nicht die Verleugnung wirksam wird, sondern solche Inhalte wie ein nicht-lesbares, aber wirksames Programm in das Ich eingeschrieben sind und möglicherweise unter bestimmten Bedingungen aktiviert werden. Wie kann es geschehen, dass *Machtstreben zum einzigen Triebziel* wird, nur in verdünnter Form vorhanden ist oder gar in einem abgespaltenen Ich-Anteil wie ein Schläfer unerkenntlich bleibt bis zu seiner Aktivierung?

Geht man von dem Bild aus, der Mensch sei ein dezentriertes Wesen, so werden *pervertierende Problemlösungen* stets eine *Lösungsmöglichkeit* sein. Umso mehr scheint der *entwicklungspsychologische Gesichtspunkt* bedeutungsvoll zu sein, um das Wirken pervertierender Mechanismen zu bestimmten Zeitpunkten im Leben und ihre *Veränderungsschritte in den jeweiligen Entwicklungsphasen* besser verstehen zu können. Umso wichtiger scheint es auch, pervertierende Mechanismen in den *Analysen von Psychoanalytikern in Ausbildung* nicht außer Acht zu lassen, damit die Kolleginnen und Kollegen solche später auch in den Übertragungen und Gegenübertragungen mit ihren Patientinnen und Patienten wahrzunehmen imstande sind. Und damit sie auch hellhörig werden, um Identifizierungen mit gesellschaftlich auferlegten Rollen reflektieren sowie pervertierende Fantasien gut von pervertierenden Handlungen separieren zu können.

Damit werden Analytiker vielleicht zu Personen, die zur Frage Relevantes beizutragen haben, wo das Pervertierende beginnt und wo *Sprache und Interaktion einen pervertierenden Charakter* aufzuweisen beginnen. Möglicherweise sind ja auch in vielen gesellschaftlichen Systemen pervertierende Strukturen eingewoben, die für die Entwicklung der Innenwelten ihrer Bürger nicht unbedeutend sind. Gesetzgebungen und Ausbildung der Über-Ich-Strukturen sind damit unmittelbar betroffen. Das Pervertierende bleibt auf eine Weise immer *das seltsam Fremde, das anzieht und abstößt zugleich.*

Viele *Misshandlungen*, vor allem von Kindern, entsprechen pervertierenden Akten, sind transgressiv, ohne Respekt für das Gegenüber, und zum Teil, wie z. B. gewisse Formen der Pädophilie, schwer entwicklungsschädigend. Wie lassen sich generationenübergreifende Misshandlungssituationen erkennen, möglicherweise unterbrechen, damit nicht eine *unreflektierte Weitergabe von »Seelenmorden«* (Leonard Shengold) über mehrere Generationen hinweg unbenannt vor unseren Augen abläuft?

Wo sind *Grenzen* zu setzen gegenüber der Realisierung des Machbaren? Sind die Möglichkeiten des Erkennens und gesellschaftlichen Regulierens nicht immer deutlich hinter dem exponentiellen technischen Wachstum gelegen? Wie kann die Gemächlichkeit demokratischer Strukturen, verglichen mit den Sieben-Meilen-Schritten der global-technischen Abläufe, bei der Bildung von differenzierteren

Lebensabläufen mithalten? Wie lässt sich die *Pervertierung von Wissen und Erkenntnis* definieren und einschränken? Lässt sich dem *terroristischen und autoritären Machanspruch* (d. h. einer klar sadistischen Haltung) etwas entgegenstellen, das keine Macht beansprucht und auch nicht in Masochismus kippt?

Je mehr die omnipotent-emotionalen Abläufe bei pervertierenden Mechanismen im kleinen Inneren, d. h. im *analytischen Prozess*, überschaubarer werden, desto mehr mag uns dies vielleicht den Blick und ein vertieftes Verständnis für die pervertierenden Geschehnisse in der *Außenwelt* zu eröffnen.

Auf *Toxikomanie, Dissozialität und gewisse psychosomatische Zusammenhänge*, die dem Pervertierenden in vielem ähnlich sind, wird hier nicht im Detail eingegangen. Die veränderte Sichtweise über diese Phänomene hat, parallel zu der Entwicklung der Psychoanalyse, im Laufe der Zeit zwar viele neue Gesichtspunkte eröffnet, ist aber noch nicht so weit fortgeschritten, dass eine übergreifende, einheitliche Verständnisform entstanden wäre.

Es handelt sich bei diesem Buch weder um ein Lehrbuch noch um eine lückenlose Darstellung der Ansichten aller relevanten Autorinnen und Autoren. Dennoch sollen – allerdings in pointillistischer Form – *verschiedenste Exponenten* etwas deutlicher zur Sprache kommen (s. Kapitel 1). Auf einige Phänomene wird detaillierter eingegangen (s. Kapitel 3–9). Unter einer *entwicklungspsychologischen Perspektive* werden Mechanismen diskutiert, die zu sogenannten *Pervertierungen* Anlass geben und *durch ein Basismuster spezifischer Funktionen* ableiten werden können (s. Kapitel 13). Daraus lassen sich Konsequenzen beschreiben, die für den analytischen Behandlungsprozess wichtig erscheinen (s. Kapitel 14).

Menschen, die über pervertierende Mechanismen in kleinerem oder größerem Ausmass verfügen, können, bei *angemessener psychoanalytischer Technik*, deutlich vom analytischen Prozess profitieren. Allerdings darf nicht erwartet werden, dass dieser imstande wäre, die pervertierenden Mechanismen zum Verschwinden zu bringen. Aber er vermag alle *angrenzenden Funktionsbereiche der Persönlichkeit* so zu stärken, dass die pervertierenden Aktivitäten in den Hintergrund treten.

Aus Diskretionsgründen ist es schwierig, eigene Fallvignetten solcher Prozesse zu veröffentlichen. Es wird deshalb auf einige Fälle der Literatur eingegangen (s. Kapitel 15).

Ethymologie

Der Begriff »pervertierend« leitet sich vom lateinischen Verb »pervertere« ab, was »umkehren, umstürzen, umstossen, umwerfen, niederwerfen, über den Haufen werfen, vernichten, zu Grunde richten oder verderben« bedeutet. Das Adjektiv »perversus« heißt »verkehrt, verdreht, unrichtig, unrecht, falsch, widersinnig, töricht, schlecht, missgünstig«.

Klassifikation

In den gängigen Klassifikationssytemen (DSM-5/ICD-10) der psychiatrischen Diagnostik existiert der Terminus Perversion als nosologische Kategorie nicht mehr. Die Perversion hat sich aufgelöst in:

Störung durch Glücksspiele (F 63.0), Pyromanie (F 63.1), Kleptomanie (F63.2), Geschlechtsdysphorie (F 64.1/2 und 8/9), Fetischistische Störung (F 65.0), Transvestitische Störung (F 65.1), Exhibitionistische Störung (F 65.2), Voyeuristische Störung (F 65.3), Pädophile Störung (F 65.4), Sexuell masochistische Störung (F 65.51), Sexuell sadistische Störung (F 65.52), Frotteuristische Störung (F 65.81), andere paraphile Störungen (F 65.89 und 9).

Einige psychoanalytische Modelle

Einführung

Auch psychoanalytisch ist der Begriff der Perversion außerordentlich schwierig zu fassen. Jegliche Kategorie von (sexueller) »Devianz« zeigt eine große Vielfalt von Erscheinungsformen. Der Normbegriff, von welchem eine Abweichung festgestellt wird, unterliegt historischen und sozio-kulturellen Determinanten und Unterschieden. Es erscheint somit angemessen, von Heterosexualitäten, Homosexualitäten und autoerotischen Sexualitäten (z. B. SM, Fetischisten, Transvestiten) zu sprechen. Bei allen Formen der sexuellen Devianz ist mit einer Einschränkung des Fantasierens zu rechnen. Es handelt sich um ein »Unvermögen, in dem Raum, der ein Wesen von einem anderen trennt, eine Illusion zu schaffen und sich einer Vielzahl von Fantasien zu bedienen, um das Fehlen anderer, das Warten auf sie und die von ihnen ausgehenden Frustrationen zu ertragen« (McDougall, 1997, S. 254).

Zumeist sind es die Mütter bzw. die primären Bezugspersonen, welche ihren Kindern sowohl die vielfältigen libidinösen, aggressiven und narzisstischen Besetzungen und Gegenbesetzungen als auch die Namen der erogenen Zonen im Zusammenhang mit deren Funktionen »beibringen«. Sie selbst verfügen über bestimmte Besetzungen eigener erogener Zonen und entsprechender narzisstischer und sexueller Verbote. So vermitteln sie – z. B. wenn sie Kinder als libidinöse oder narzisstische Verlängerungen ihrer selbst betrachten oder die Väter konkret oder symbolisch aus der Mutter-Kind-Dyade ausschließen – gegebenenfalls ein entfremdetes, erotisch entleertes oder gar verstümmeltes Körperbild, das sie selbst von ihren Vorfahren übernommen und unwillentlich weitergegeben haben. In einer solchen Situation kann für den Säugling die »Erfindung eines pervertierenden Mechanismus« behilflich sein, um das schreckliche Gefühl einer libidinösen Auslöschung fernhalten zu können. Bei einer perversen Mutterschaft »reichen die Muster solchen Missbrauchs drei oder mehr Generationen zurück« (ebd., S. 79). Der Platz eines solchen Kindes ist ihm schon vor seiner Geburt zugedacht worden. »Die meisten der sogenannten Perversionen […] sind komplizierte Versuche, an heterosexuellen Beziehungen in irgendeiner Form festzuhalten.« (ebd., S. 247) Nicht selten ist das Verlangen, sich auf eine sexuelle Beziehung einzulassen, mit dem Zwang verknüpft, gleichzeitig eine komplexe Dramaturgie mit Besonderheiten, Verkleidungen und detaillierten Inszenierungen in Szene setzen zu müssen.

Die heutige Technologie nimmt gewaltigen Einfluss auf den Körper und die Psyche. Sie ist gleichsam zu einem Teil der inneren Welt geworden. Es hat sich eine neue

Choreographie zwischen technischen Apparaten und dem Körper entwickelt. I-Phone und I-Pad wurden zu Verlängerungen des Selbst. Technische Spielzeuge wirken an der Ausgestaltung von unseren Wünschen mit. Der Körper wird durch sie gleichsam reorganisiert. Diese Vermählung von Köper und technischem Werkzeug nährt Omnipotenzfantasien. Gummipuppen werden zu Geliebten. Die Unterschiede zwischen dem Selbst und dem Anderen, zwischen den Geschlechtern und den Generationen, beginnen sich zu verwischen. Die narzisstische Kränkung, dass die Anatomie gleich Schicksal ist, wird übertüncht. Sexualität wird entkörperlicht (Tymlin, 2018).

Die Technologie ist somit in die intimsten Bereiche menschlicher Beziehungen eingedrungen. In ansteigendem Ausmaß stützt sich der Mensch auf Maschinen und Roboter ab. Eine Kultur des Narzisstischen wird durch eine Kultur des Perversen abgelöst. Die Grenzen zwischen dem Technischen und dem Humanen verwischen sich immer mehr. Synthetische Verdoppelungen sollen vor Tod und Auslöschung schützen. Das Perverse ist übersättigt mit illusionären, wahnhaften und omnipotenten Fantasien, die einen Schutzschild gegen Leiden, Verlust und Enttäuschung darstellen (Bernstein, 2019).

Pervertierung entspricht einer Rebellion gegen das Normale, bezieht ihre Kraft aus Aggression und Dissozialität. Es wird eine neue, eigene und unheimliche Welt geschaffen, welche die »normale« negiert. Die Zuschreibung von Lebendigkeit auf etwas Lebloses entspricht einer Fetischisierung. Im Fetischismus wird das Objekt des Begehrens neu definiert. Die Bewegung führt weg von Nähe und Intimität und hin zu einer Interaktion mit einem unbelebten Objekt, das für einen Sexualpartner steht.

Blumberg betrachtet das Geld, das seine Möglichkeiten, nämlich sich etwas damit kaufen zu können, überschreitet (Machtausübung durch Gewinn, Zinsen), als modernen sozialen Fetisch, der als Substitut für zwischenmenschliche Interaktion wie auch als reduzierender Faktor von Ängsten und Vulnerabilitäten eingesetzt werden kann. Geld ist kein Übergangsobjekt, aber es kommt, in einem kapitalistischen System, einem Fetisch gleich, der über magische Kräfte verfügt. Geld macht frei und sperrt zugleich ein. Es lässt sich fetischhaft projektiv aufladen. Besitz von viel Geld verhindert persönliche Entwertung und vermittelt ein Gefühl von magisch-omnipotenter Macht, die über Andere, die beliebig und dehumanisierend ausgewechselt werden können, verfügt. Verlieren der Fetisch durch ein klares »bis hierher und nicht weiter« des Gegenübers und das Geld durch einen soziokulturellen Zusammenbruch ihre Macht, so bricht eine tiefste Katastrophe herein, die das Individuum mit unerträglichsten Gefühlen frühester Art konfrontiert (Blumberg, 1995).

Wie wird Perversion beschrieben – auf der Verhaltensebene oder als Struktur? Handelt es sich um eine oder um viele Substrukturen, z. B. Fetischismus, Exhibitionismus, Voyeurismus, Sadomasochismus? Sind bestimmte Handlungen das Zentrale oder gar Gesetzesüberschreitungen? Was ist noch normal, was nicht mehr? Früher bestand die Vorstellung, perverse Menschen agierten handelnd ihre Fantasien lustvoll aus, Neurotiker würden davon träumen oder fantasieren.

Es existieren viele Fantasien über das Perverse: z.B. dass der perverse Akt sehr lustvoll und gar nicht mit Leiden verknüpft sei; oder es handle sich vor allem um lustvollen Schmerz; oder aber um schmerzliche, die Sexualität einschränkende und dem Wiederholungszwang ausgelieferte Lust. Dann wieder wurde betont, es fehle perversen Menschen nicht an Empathie, sondern an einem sicheren moralischen Kodex. Aber was ethisch und was unethisch ist, entspricht einem kollektiv erarbeiteten Konsens. Gibt es pervers strukturierte Menschen? Oder sind dies Neurotiker mit perversen Zügen? In Jedermanns psychischem Leben dürften wohl pervertierende Fantasien aus der Kindheit vorkommen. Auch ist nicht auszuschließen, dass neurotisch-pervertierende Fantasien partiell nicht eines Tages in einzelne Handlungen überspringen können. Ausgearbeitete Perversionen stecken aber keinesfalls in allen Menschen.

Die Vorstellung, es brauche ein schreckliches Trauma, damit sich eine Perversion entwickle, dürfte auch einer Fantasie entsprechen. Der Mechanismus der Verleugnung hingegen ist stets vorhanden. Zumeist existiert in den Beziehungsstrukturen dieser Personen keine Triade mit einer dritten Person (Swales, 2017).

Die Geschichte der Perversionen hat eine nicht geringe Entwicklung durchgemacht (Roudinesco, 2009). Innerhalb der Psychoanalyse erstrecken sie sich von einer phallischen Vorherrschaft hin zu schweren (Beziehungs-)Störungen in der frühesten Kindheit mit Fusionsproblemen. »One of the important functions of sexual perversions is defensive in nature, a kind of organized sexual adaptation […] which […] may […] bring a variety of ego-distortions in its train.« (»Eine der wichtigen Funktionen der sexuellen Perversionen ist defensiver Natur, eine Art organisierte sexuelle Anpassung [...] die [...] eine Vielzahl von Ich-Verzerrungen mit sich bringen kann.«) (Limentani, 1987). Sind Menschen mit pervertierenden Phänomenen überhaupt analysierbar? Perversion ist keine Krankheit, sondern nur ein Symptom. Fast immer lässt sich eine archaische Funktionsebene und eine Angst vor einer Desintegration des Selbstbildes bzw. einem Identitätsverlust nachweisen. Die jeweilig vorhandene, heftige, sexuelle oder aggressive Erregung ist einerseits nur ein defensives Sekundärsymptom, das ein Erleben von primärer Hilflosigkeit, Abhängigkeit und Frustration übertönen soll. Andererseits widerspiegelt sie auch eine Früherfahrung von Erregung in primären Beziehungen (Über- oder Unterstimulation; Deprivation). Limentani hielt 1987 fest: Beim Exhibitionismus, schweren Phobien und beim Transvestitismus erzielt die Analyse keine überzeugenden Verbesserungen. Therapeutisch stellt sich stets die Frage: Was könnte den Platz einer aufgegebenen perversen Position einnehmen, als Ersatz funktionieren? Bei jedem

Patienten mit pervertierenden Mechanismen ist spezifisch zu beschreiben, wie gut die ich-integrativen Funktionen ausgebildet sind, welche anderen Abwehren vorhanden sind, über welche Arten der Objektbeziehung dieser Mensch in erster und zweiter Linie verfügt und welche strukturellen Elemente in seinem Funktionieren erkennbar werden. Alle basalen Ängste (z. B. bezüglich Aggression und Destruktion) stammen im pervertierenden Bereich aus der prägenitalen Zeit. Sie sind meist archaischen Ursprungs, handeln von Auslöschung und Desintegration und werden von später entstandenen Vorstellungen überlagert. Möchte ein Analytiker pervertierende Strukturen bei einem Patienten ändern, so wird er automatisch zu einem Feind, der bekämpft werden muss, und sieht sich mit unzähligen, komplexen Gegenübertragungsphänomenen konfrontiert (Limentani, 1987).

Die Welt des Perversen sei der Bereich des Paradoxen, der Aphanisis und des Todes, hielt McDougall (1974) fest. Lust werde durch Schmerz penetriert, alles werde zum Spiel gemacht. Selbstgenügsam wollten diese Menschen auf niemanden angewiesen sein. Sie seien Bedeutungsauslöscher zwecks Psychosen-Vermeidung. Eine grenzenlose Kindheitsallmacht mit Magie und manischer Verleugnung sei stets von einer Aura des Geheimnisvollen umgeben. Dennoch lauere überall die Angst vor psychischer Desintegration und innerem Tod. Jede pervertierende Inszenierung brauche einen mehr oder weniger anonymen Zuschauer, der manchmal sogar eine Rolle zugeteilt erhalte, die er gar nicht kenne. Auf jeden Fall werde aber seine Aufmerksamkeit gefesselt.

Das Perverse ist eng mit basalen Gefühlen verwoben. Während Liebe darauf ausgerichtet ist, Lust und lustvolle Objekte zu suchen, soll Hass alle Unlust in die Außenwelt evakuieren oder einen früheren Zustand der Dinge herstellen. Er vermag Objektrepräsentanzen zu beschädigen und diese dann, als fragmentierte Objektrepräsentanzen, auszuscheiden. Dies kann zu phobischem Rückzug vor Realobjekten, d. h. den auf sie projizierten, beschädigten Objektrepräsentanzen, Anlass geben. Oft wird gehasst, nicht um ein Objekt zu zerstören, sondern um es gerade durch die leidenschaftliche Hassbesetzung zu erhalten. Der Hass dient dann zur Abwehr von Zerstörung, ist besser als Leere oder Destruktion. Dazu nötig ist allerdings eine Sicherheit, dass die Repräsentanz den Hass überlebt. Hass kann auf diese Weise zu einem Substitut für Liebe werden. Destruktivität, Aggression und damit Hass gelten als Bestandteile der frühesten Liebe. Hass dient spezifischen Funktionen des Selbst. Er kann rasch mit Liebe wechseln. Auch existieren unterschiedlichste Formen der Hassliebe (Bollas, 1984).

Es finden sich für die Phänomene des Perversen viele, nebeneinander bestehende, einander sich mehr oder weniger ergänzende Interpretationsmodelle. Nur einige davon seien im Folgenden kurz beschrieben.

Freud

Freud betonte, dass wir auf Grund angeborener Triebstrukturen bestimmter Objekte bedürfen. Die Objekte aber, die wir begehren, werden von uns geschaffen. Die Objekte des sexuellen Begehrens sind also nicht angeboren, »sondern müssen ›gefunden‹ werden« (McDougall, 1997, S.11). Die Sexualtriebe lehnen sich anaklitisch an das Bedürfnis nach Selbsterhaltung an und lösen sich erst allmählich von ihrem ursprünglichen äußeren Objekt. Die ersten Schritte erstrecken sich auf autoerotische Aktivitäten, dann erst kommt es zum Stadium der Objektwahl.

Unter einem »Trieb« versteht man »die psychische Repräsentanz einer kontinuierlich fliessenden, innersomatische Reizquelle« (Freud, 1905, S. 67). Triebe sind Arbeitsanforderungen an das Seelenleben, besitzen somatische Quellen und Ziele. Die somatische Quelle besteht aus einem erregenden Vorgang in einem Organ und das Ziel in der Aufhebung dieses Organreizes. Der Trieb als grundlegende somatische Reizquelle fixiert sich an spezifische erogene Zonen der entsprechenden Partialtriebe, die als Nebenapparate und Substitute der Genitalien verstanden werden können.

Das Ursprüngliche besteht in einer Unabhängigkeit der Objektwahl vom Geschlecht des Objektes, d.h. eine gleich freie Verfügung über männliche und weibliche Objekte, »wie sie im Kindesalter, in primitiven Zuständen und frühhistorischen Zeiten zu beobachten ist« (ebd., S. 44). »Der Geschlechtstrieb ist wahrscheinlich zunächst unabhängig von seinem Objekt und verdankt wohl auch nicht den Reizen desselben seine Entstehung.« (ebd., S. 47) Die ursprünglich bisexuelle Veranlagung verändert sich »im Laufe der Entwicklung bis zur Monosexualität, mit geringen Resten des verkümmerten Geschlechtes« (ebd., S. 40).

> »Unsere gesamte Seelentätigkeit [ist] darauf gerichtet, Lust zu erwerben und Unlust zu vermeiden [...] Lust [wird] irgendwie an die Verringerung, Herabsetzung oder das Erlöschen der im Seelenapparat waltenden Reizmenge gebunden, [...] die Unlust aber an eine Erhöhung derselben.« (Freud, 1917, S. 369)

Die Not des Lebens »ist eine strenge Erzieherin gewesen und hat viel aus uns gemacht«. Es ist deshalb beachtenswert,

> »daß Sexualtriebe und Selbsterhaltungstriebe sich nicht in gleicher Weise gegen die reale Not benehmen. Die Selbsterhaltungstriebe und alles, was mit ihnen zusammenhängt, sind leichter zu erziehen; sie lernen es frühzeitig, sich der Not zu fügen und ihre Entwicklungen nach den Weisungen der Realität einzurichten.« (ebd., S. 368)

> »Die Sexualtriebe sind schwerer erziehbar, denn sie kennen zu Anfang die Objektnot nicht.« (ebd., S. 369)
>
> »Unter dem Einfluss der Lehrmeisterin Not lernen die Ichtriebe bald, das Lustprinzip durch eine Modifikation zu ersetzen [...]. Das so erzogene Ich ist ›verständig‹ geworden [und] folgt dem Realitätsprinzip, das im Grunde auch Lust erzielen will, aber durch die Rücksicht auf die Realität gesicherte, wenn auch aufgeschobene und verringerte Lust.« (ebd., S. 370)

Die Psychoneurosen beruhen auf Konflikten innerhalb der sexuellen Triebkräfte. Nervöse Symptome basieren »einerseits auf dem Anspruch der libidinösen Triebe, andererseits auf dem Einspruch des Ichs, der Reaktion gegen dieselben« (Freud, 1905, S. 63). »Der Sexualtrieb selbst [ist] nichts Einfaches, sondern aus Komponenten zusammengesetzt« (ebd., S. 62). Es gehört zur Natur des Geschlechtstriebes, dass er viele der Irrungen sowie enorm viel Variationen mit Herauf- und Heruntersetzung sowie Ersatz seiner Objekte erlaubt. Diese große Variabilität reicht von der Gesundheit bis zur Geistesstörung.

Die »Abirrungen« werden »Perversionen« genannt (ebd., S. 49). Die Verwendung des Mundes und die Inanspruchnahme der Analöffnung sind oft mit Ekelgefühlen verwoben, die nur durch die Intensität des Sexualtriebes überwunden werden. Man stößt auf »unlösbare Schwierigkeiten, wenn man eine scharfe Grenze zwischen bloßer Variation innerhalb der physiologischen Breite und krankhaften Symptomen ziehen will« (ebd., S. 60). »Gewisse der Perversionen entfernen sich inhaltlich so weit vom Normalen, daß wir nicht umhinkönnen, sie für krankhaft zu erklären« (ebd., S. 60).

> »Was wir im Leben der Erwachsenen ›pervers‹ nennen, weicht vom Normalen in folgenden Stücken ab: erstens durch das Hinwegsetzen über die *Artschranke* (die Kluft zwischen Menschen und Tier), zweitens durch die Überschreitung der *Ekelschranke*, drittens der *Inzestschranke* (des Verbots, Sexualbefriedigung an nahen Blutsverwandten zu suchen), viertens der Gleichgeschlechtlichkeit, und fünftens durch die Übertragung der Genitalrolle an andere Organe und Körperstellen. Alle diese Schranken bestehen nicht von Anfang an, sondern werden erst allmählich im Laufe der Entwicklung und der Erziehung aufgebaut. Das kleine Kind ist frei von ihnen, [es] kann also *›polymorph pervers‹* genannt werden.« (Freud, 1917, S. 213)

Immer wieder zeigt sich, dass »Personen, die sich sonst normal verhalten, auf dem Gebiet des Sexuallebens allein, unter der Herrschaft des ungezügeltsten aller Triebe, sich als Kranke dokumentieren« (Freud, 1905, S. 60). »In der Ausschließlichkeit und in der Fixierung also der Perversion sehen wir zuallermeist die Berechtigung, sie als ein krankhaftes Symptom zu beurteilen.« (ebd., S. 61) So

> »erklären sich auch die absonderlichsten und abstoßendsten Perversionen als Äußerung von sexuellen Partialtrieben, die sich dem Genitalprimat entzogen haben und wie in den Urzeiten der Libidoentwicklung selbstständig dem Lusterwerb nachgehen« (Freud, 1925, S. 63).

Es ist

> »der gemeinsame Charakter aller Perversionen, dass sie das Fortpflanzungsziel aufgegeben haben. In dem Falle heißen wir eine Sexualbetätigung eben pervers, wenn sie auf das Fortpflanzungsziel verzichtet hat und die Lustgewinnung als davon unabhängiges Ziel verfolgt [...]. Alles, [...] was allein dem Lustgewinn dient, wird mit dem nicht ehrenvollen Namen des ›Perversen‹ belegt und als solches geächtet.« (Freud, 1917, S. 327)

In allen Träumen, die uns ja allnächtlich auf die infantile Stufe zurückführen, finden wir pervertierende Wunschregungen wie auch das »Böse« wieder, welches einfach das Anfängliche, Primitive und Infantile des Seelenlebens zum Ausdruck bringt. Unter den verbotenen Wünschen verdienen die inzestuösen eine besondere Hervorhebung. »Die inzestuöse Liebeswahl [ist] [...] die erste und die regelmäßige [...] erst später [setzt] ein Widerstand gegen sie ein.« (Freud, 1917, S. 215)

Eine »Verwandtschaft der kindlichen Sexualtätigkeit mit den sexuellen Perversionen [ist] recht auffällig« (ebd., S. 327). Der »Begriff der Sexualität [wurde] nur so weit ausgedehnt, dass er auch das Sexualleben der Perversen und das der Kinder umfassen [konnte]« (ebd., S. 330). Die Benennung von Kindern als »polymorph pervers« hat somit nichts mit irgendeiner moralischen Wertung zu tun.

> »Die perverse Sexualität ist in der Regel ausgezeichnet zentriert, alles Tun drängt zu einem – meist zu einem einzigen – Ziel, ein Partialtrieb hat bei ihr die Oberhand, er ist entweder der einzig nachweisbare oder hat die andern seinen Absichten unterworfen [...]. Die infantile Sexualität ist dagegen im Großen und Ganzen ohne solche Zentrierung und Organisation, ihre einzelnen Partialtriebe sind gleichberechtigt [...]. Beide, die perverse wie die normale Sexualität, [sind] aus der infantilen hervorgegangen [...]. So, wie sich die perversen Handlungen als vorbereitende oder als verstärkende Beiträge in die Herbeiführung des normalen Sexualaktes einfügen, sind sie eigentlich keine Perversionen mehr.« (ebd., S. 334)

»Die Zähigkeit, mit welcher die Libido an bestimmten Richtungen und Objekten haftet, sozusagen die ›Klebrigkeit der Libido‹«, entspricht einem individuell variablen Faktor, dessen Abhängigkeiten noch völlig unbekannt sind. Er wird beim Normalen, aber auch bei Personen angetroffen, »welche in gewissem Sinne der Gegensatz der Nervösen sind, bei den Perversen« (Freud, 1917, S. 360/361).

Dort findet sich meist schon sehr frühzeitig eine abnorme Triebrichtung oder Objektwahl, woran diese Personen dann fürs ganze Leben haften bleiben:

> »Ein Mann, dem heute das Genitale und alle anderen Reize des Weibes nichts bedeuten, der nur durch einen bestimmten Fuß von gewisser Form in unwiderstehliche sexuelle Erregung versetzt werden kann, weiß sich an ein Erlebnis aus seinem sechsten Jahre zu erinnern, welches maßgebend für die Fixierung seiner Libido geworden ist. Er saß damals neben einer Gouvernante, die ihren kranken Fuß, mitsamt Pantoffel bekleidet, auf einem Polster ruhen hatte. Ein solcher Fuß wurde in der Pubertät zum einzigen Sexualobjekt. Der Mann [ein Fussfetischist] war widerstandslos hingerissen, wenn sich zu diesem Fuss noch andere Züge gesellten, welche an den Typus der englischen Gouvernante erinnerten.« (ebd.)

Symptome stellen den »konvertierten Ausdruck von Trieben dar, welche man als perverse (im weitesten Sinne) bezeichnen würde, wenn sie sich ohne Ablenkung vom Bewusstsein direkt in Fantasievorsätzen und Taten äußern könnten« (Freud, 1905, S. 65).

> »Die hysterischen Symptome sind nichts anderes als die durch ›Konversion‹ zur Darstellung gebrachten unbewussten Phantasien, wobei ein Symptom nicht eine einzige unbewusste Fantasie, sondern eine Mehrzahl von solchen zum Ausdruck bringt. Die unbewussten Phantasien der Hysteriker [entsprechen] den bewusst durchgeführten Befriedigungssituationen der Perversen inhaltlich völlig.« (Freud, 1908, S. 194)

»Die Neurose ist sozusagen das Negativ der Perversion.« (Freud, 1905, S. 65) Die im Allgemeinen bewussten Fantasien der Perversen, die meist in Veranstaltungen umgesetzt werden, gleichen also nicht nur den unbewussten Fantasien der Hysteriker, sondern auch den auf andere projizierten Wahnbefürchtungen psychotischer Menschen.

> »Die Neurosen aber habe ich als das ›Negativ‹ der Perversionen bezeichnet, weil sich bei ihnen die perversen Regungen nach der Verdrängung aus dem Unbewußten des Seelischen äußern, weil sie dieselben Neigungen wie die positiv Perversen im ›verdrängten‹ Zustand enthalten.« (Freud, 1908, S. 154)

Denn die für die Perversionen typischen Überschreitungen sind im Unbewussten und als Symptombildner auch bei den Neurotikern nachweisbar. Binäre Paarungen mit der Ordnung im Gegensätzlichen zeigen sich beim Trieb im Unbewussten häufig (aktiv – passiv; Exhibitionismus – Voyeurismus; Sadismus – Masochismus).

Homosexuelle »haben sozusagen die Geschlechtsdifferenz aus ihrem Programm gestrichen. Nur das ihnen gleiche Geschlecht kann ihre sexuellen Wünsche erregen.« (Freud, 1917, S. 314) Menschen, die in ihrer Mannigfaltigkeit und Sonderbarkeit das Sexualobjekt gewandelt haben oder »das Genitale durch ein anderes Körperteil oder Körperregion ersetzen« (ebd., S. 315), zeigen oft,

»daß die Ausscheidungsfunktionen, die in der Erziehung des Kindes als unanständig abseits geschafft worden sind, imstande bleiben, das volle sexuelle Interesse an sich zu reißen. Dann andere, die das Genitale überhaupt als Objekt aufgegeben haben, an seiner statt eines anderen Körperteils zum begehrten Objekt erheben« (ebd.)

(z.B. Fuss, Haarzopf) oder, wie die Fetischisten, einen Schuh oder ein Wäschestück ausgewählt haben.

Freud nennt die Wendung der libidinösen Besetzung auf das gleiche Geschlecht »Inversion«. Die einen Invertierten (Homosexuellen) nehmen die Inversion als selbstverständlich hin, die anderen lehnen sich gegen diese Tatsache auf und empfinden sie als Zwang. In jedem Fall bildet die Inversion eine Episode auf dem Wege zur normalen Entwicklung. »Weder mit der Annahme, die Inversion sei angeboren, noch mit der anderen, sie werde erworben, ist das Wesen der Inversion erklärt« (Freud, 1905, S. 39). »Wir sehen uns [...] außerstande, die Entstehung der Inversion aus dem bisher vorliegenden Material befriedigend aufzuklären.« (ebd., S. 46)

Ein Teil der männlichen Homosexuellen identifiziert sich mit der Frau und nimmt sich selbst zum Sexualobjekt. Diese Menschen gehen vom Narzissmus aus und suchen Jugendliche, der eigenen Person ähnliche Männer auf, »die sie so lieben wollen, wie die Mutter sie geliebt hat«. Ein anderer Teil der homosexuellen Männer ist »gegen den Reiz des Weibes keineswegs unempfindlich«, sondern transponiert »die durch das Weib hervorgerufene Erregung fortlaufend auf ein männliches Objekt«. Ihr zwanghaftes Streben nach dem Manne erweist sich

»als bedingt durch ihre ruhelose Flucht vor dem Weibe [...]. Die psychoanalytische Forschung widersetzt sich mit aller Entschiedenheit dem Versuch, die Homosexuellen als eine besonders geartete Gruppe von den anderen Menschen abzutrennen.« (ebd., S. 44)

»Bei den Inversionstypen ist durchwegs das Vorherrschen archaischer Konstitutionen und primitiver psychischer Mechanismen zu bestätigen. Die Geltung der narzißtischen Objektwahl und die Festhaltung der erotischen Bedeutung der Analzone erscheinen als deren wesentlichste Charaktere.« (ebd., S. 45)

Ferenczi sprach – laut Freud – lieber von Homoerotik als von Homosexualität. Er ging davon aus, dass unter diesem Terminus »eine Anzahl von sehr verschiedenen, in organischer wie in psychischer Hinsicht ungleichwertiger Zustände« zusammengefasst würden (ebd., S. 45).

Die Libido verhält sich wie ein »Strom, dessen Hauptbett verlegt wird; sie füllt die kollateralen Wege aus« (ebd., S. 69), wird vom normalen Sexualziel und Sexualobjekt abgedrängt. Den Perversionen liegt etwas Angeborenes zu Grunde, »aber etwas, was allen Menschen angeboren ist, als Anlage in seiner Intensität schwanken mag und der Hervorhebung durch Lebenseinflüsse wartet« (ebd., S. 71).

Ein »übergroßes Maß von Sexualverdrängung« oder eine »übermächtige Stärke des Sexualtriebes« können, als konstitutionelle Dispositionen, eine Neigung zur Perversion enthalten (ebd., S. 69). Die psychoneurotische Konstitution unterstützt »die Annahme, daß eine besonders ausgebildete Neigung zu Perversionen« zu ihren Eigentümlichkeiten gehört (ebd., S. 70). »Bei diesen Personen [sind] die Neigungen zu allen Perversionen als unbewußte Mächte nachweisbar« (ebd., S. 132). Es besteht eine »große Verbreitung der Perversionsneigungen« (ebd., S. 132). Bei den Neurotikern wie auch bei den Perversen werden ein partiell infantiler Zustand und eine Entwicklungshemmung beibehalten bzw. ist ein dissoziativer Zerfall der Sexualität beobachtbar. Was üblicherweise nur einleitende oder vorbereitende Handlung ist, wird zum Ziel der sexuellen Wünsche gesetzt (Beschauen, Betasten, Entblößen, Demütigen, Schmerz-Zufügen), sowohl in symbolischer als auch in realer Form. »Die erste Objektwahl des Kindes ist also eine inzestuöse.« (Freud, 1925, S. 62) Die Sexualbefriedigung kann in der Realität gesucht oder mit einer bloßen Vorstellung durch die Fantasie ersetzt werden.

»Ein gewisser Grad von Fetischismus ist daher dem normalen Lieben regelmäßig eigen.« (Freud, 1905, S. 53) »Der pathologische Fall tritt erst ein, wenn sich das Streben nach dem Fetisch [...] fixiert und sich an die Stelle des normalen Zieles setzt, ferner, wenn sich der Fetisch von der bestimmten Person loslöst, zum alleinigen Sexualobjekt wird.« (ebd., S. 53) Eine untergegangene und vergessene Phase der Sexualentwicklung, deren Rest und Niederschlag der Fetisch darstellt, wird durch den Fetisch wie durch eine »Deckerinnerung« vertreten.

Schaulust, in ihrer aktiven oder passiven Form, d.h. Schauen oder Beschaut-Werden, wird zur Perversion,

> »a) wenn sie sich ausschließlich auf die Genitalien einschränkt, b) wenn sie sich mit der Überwindung des Ekels verbindet (Voyeur; Zuschauer bei den Exkretionsfunktionen), c) wenn sie das normale Sexualziel, anstatt es vorzubereiten, verdrängt [...]. Die Macht, welche der Schaulust entgegensteht und eventuell durch sie aufgehoben wird, ist die Scham.« (ebd., S. 56)

Immer wieder hat sich ergeben, »dass der Sexualtrieb gegen gewisse seelische Mächte als Widerstände anzukämpfen hat, unter denen Scham und Ekel am deutlichsten hervorgetreten sind« (ebd., S. 61). Ekel, Scham und Moralität können als die stärksten, die Sexualentwicklung eindämmenden Mächte verstanden werden.

Sadismus und Masochismus, d. h. »die Neigung, dem Sexualobjekt Schmerz zuzufügen und ihr Gegenstück«, bilden die häufigste und bedeutsamste aller Perversionen (ebd., S. 56). »Ein Sadist ist immer auch gleichzeitig ein Masochist« (ebd., S. 59). Zu diesem Gegensatzpaar gehört auch »die Lust an jeder Art von Demütigung und Unterwerfung, die in den Vordergrund gestellt wird« (ebd., S. 56). Beim Sadismus findet sich immer eine Beimengung von Aggression. Grausamkeit und Sexualtrieb gehören innig zusammen. Der Masochismus umfasst alle passiven Einstellungen zum Sexualleben und Sexualobjekt. Er bindet die Befriedigung an das Erleiden von physischem oder seelischem Schmerz und entsteht regelmäßig durch Umbildung aus dem Sadismus (primärer, sekundärer, heterogener, weiblicher und moralischer Masochismus). Oft entsteht er aus einer ursprünglich passiven Sexualeinstellung, die übertrieben und fixiert wird.

Fenichel

In seiner *Psychoanalytische Neurosenlehre* hält *Fenichel* (1975) fest, dass die Sexualziele von Perversen mit denen von Kindern, d. h. der infantilen Sexualität, identisch seien. Er versteht Perversionen als das Ergebnis einer Regression und *unterscheidet* perverse *Neigungen*, gelegentliche perverse *Fantasien* und perverse *Handlungen*. Bei vielen perversen Situationen finden sich – so Fenichel – prägenitale und anale Fixierungen sowie die Bereitschaft, Identifizierungen an die Stelle von Objektbeziehungen zu setzen.

Fenichel betont, die Hypertrophie eines infantilen Partialtriebs vermittle ein Gefühl der Sicherheit oder des Schutzes gegen Angst. Die Kastrationsangst muss »als entscheidender Faktor für die Störung des Genitalprimats angesehen werden« (1975, Bd. II, S. 189). Sie macht den Genuß der Genitalität unmöglich. »Die Fähigkeit zu einem genitalen Orgasmus wird durch irgendein Hindernis blockiert, das durch den perversen Akt mehr oder weniger überwunden wird [...]. Das perverse Symptom ermöglicht, wie das neurotische, die Abfuhr eines Teils der Triebregung.« (ebd., S. 188) »Neurotiker, die ihre perversen Bestrebungen verdrängt haben, können daher die Perversen beneiden, die diese Bestrebungen offen zum Ausdruck bringen.« (ebd., S. 192)

Die männliche und die weibliche Homosexualität werden von Fenichel auch zu den Perversionen gezählt. Männliche Homosexuelle hätten Angst vor dem weiblichen Genitale. Jede Vorstellung eines genitalen Kontaktes sei für sie abstoßend oder angsterregend. (Kastrationsschock von kleinen Jungen beim Anblick des weiblichen Genitales.) Ihre Mutterfixierung sei ausgeprägt. Nach der Enttäuschung auf der Ebene der Objektliebe regredierten homosexuelle Männer auf eine Identifizierung mit der enttäuschenden Mutter. Sie würden dann selbst zu dem Objekt, das sie nicht besitzen könnten.

Bei weiblichen homosexuellen Menschen könne der Anblick eines Penis einen ähnlichen »Kastrationsschreck« auslösen wie die Vulva beim homosexuellen Mann. »Solche Ängste, Gedanken und Gefühle können die sexuelle Genußfähigkeit in einem Ausmaß stören, dass eine sexuelle Lust nur dann noch möglich bleibt, wenn die betreffende Person nicht mit einem Penis konfrontiert wird.« (ebd., S. 205) Er betont, dass auch bei der weiblichen Homosexualität die Abwendung vom heterosexuellen Genitale über einige Regressionen (von der Objektbeziehung zur Mutter zur Identifizierung mit ihr) erfolge. Hierbei würden meist Fixierungen wiederholt, »die gleichzeitig sexuelle Befriedigung und Sicherheit zu bieten vermögen« (ebd., S. 206). Es bestehe zumeist eine allgemeine Feindseligkeit Männern gegenüber. Da die Oralerotik im Vordergrund stehe, sei die »weibliche Homosexualität [...] daher in ihrem Ansatz archaischer als männliche.« (ebd., S. 209)

Fenichel unterscheidet zwischen objektal und narzisstisch orientierten Homosexuellen. So oder so aber bestehe meistens eine sehr enge Beziehung zwischen Homosexualität und Narzissmus.

Fenichel versteht den *Fetischismus* nicht einfach als eine Hypertrophie eines infantilen Partialtriebes, sondern vor allem als eine manifeste Verleugnung der Kastrationsangst. Allerdings sei der Fetisch nicht nur Symbol eines Penis, sondern auch von Faeces, des Urins oder anderer Objekte, die einmal mit prägenitalen Aktivitäten in Verbindung gestanden hätten. Fetischisten bestehen darauf, der einzige Besitzer »des Objekts« zu sein. Im Fetisch verschränken sich genitale und prägenitale Antriebe und Ängste. Fetische werden oft auch durch den Geruch charakterisiert. »Das ursprüngliche Liebesobjekt bleibt vollständig verdrängt, und nur der Fetisch, der einmal dessen Teil war, verbleibt mit übersteigerter Intensität im Bewußtsein.« (ebd., S. 212) Fetischismus setzt, nach Ansicht von Fenichel, eine gewisse Spaltung des Ichs voraus, da oft ein Versuch zu beobachten sei, eine Wahrheit zu leugnen, die ein anderer Teil der Persönlichkeit aber anerkenne.

Bezüglich des *Transvestitismus* formulierte Fenichel Folgendes:

> »Ein Homosexueller ersetzt seine Liebe zur Mutter durch eine Identifizierung mit ihr. Ein Fetischist weigert sich, anzuerkennen, dass eine Frau keinen Penis besitzt. Der männliche Transvestit tut beides zugleich [...]. In seiner Fantasie begabt er die Frau mit einem Penis und überwin-

> det dadurch seine Kastrationsangst, um sich dann mit dieser phallischen Frau zu identifizieren. [Er] stellt für sich selbst die phallische Frau dar, unter deren Kleidung sich ein Penis verbirgt.« (ebd., S. 214)

Zum *Exhibitionismus* betont Fenichel, dass bereits Kinder aus dem Vorzeigen ihrer Genitalien Lust gewinnen. Durch Überbesetzung dieses Zeige-Partialtriebes werde die Kastration verleugnet. Der exhibitionistische Akt entspricht einer magischen Geste, dem Schutz gegen Kastrationsangst. Kleinen Mädchen, die noch nie einen Penis gesehen haben, Angst zu machen, bereitet den Exhibitionisten Lust. Der rein genitale Exhibitionismus kommt als Perversion bei Frauen kaum vor. Sie setzen das frühkindliche Zeigeverlangen auf den gesamten Körper um, wollen bezaubern.

Beim *Voyeurismus* handle es sich um die gleichen Tendenzen wie beim Exhibitionismus. Die Szenen, auf welche Voyeure fixiert sind, entsprächen wahrscheinlich sicherheitsvermittelnden und Kastrationsangst ausblendenden Szenarien aus der Kindheit. Letztlich vermöge aber kein solcher Anblick tatsächlich die Sicherheit zu bieten, nach der die Patienten suchten. Sie würden unersättlich bleiben, müssten immer und immer wieder hinschauen. Es bestehe ein »Bestreben, Handlungen durch reines Zuschauen zu ersetzen […]. Wegen ihrer Unersättlichkeit kann die Schau-Lust immer stärker eine sadistische Bedeutung annehmen.« (ebd., S. 220) Voyeure würden ihr Interesse auf das bloße Zuschauen verschieben, um Schuldgefühle und Verantwortung über Zerstörungsimpulse zu vermeiden.

Was die *Koprophilie* angeht, gebe es in Bezug auf die Analfunktionen keinen Geschlechtsunterschied. Diese Form der Analität drücke also den Wunsch aus, »sexuelle Lust zu genießen, ohne an den Unterschied der Geschlechter erinnert zu werden, der die Kastrationsangst auslöst« (ebd., S. 222). Faeces würden mit dem Penis symbolisch gleichgesetzt. Die sexuelle Entwicklung befinde sich bei diesen Menschen auf einem noch sehr infantilen Entwicklungsniveau, da die sexuelle Erregung auf Ausscheidungen analer Art zentriert seien. Bei der *Koprolalie*, dem Aussprechen von Obszönitäten oder dem Fluchen, würde der Zuhörer oft zum Partizipieren gezwungen.

Eine extreme sexuelle Unterwürfigkeit, nicht selten bei Frauen, gelegentlich auch bei Männern, wird von Fenichel auch zu den Perversionen gezählt. Die entsprechenden Patienten lebten nur mit und durch ihren Partner. Die sexuelle Erregung bestehe aus dem Gefühl, »im Vergleich mit der Großartigkeit des Partners völlig unbedeutend zu sein« (ebd., S. 224). Es handle sich um einen Übergangszustand zwischen Verblendung und Masochismus. Zumeist bestehe ein Gefühl einer Einheit, d. h. der Eindruck einer Aufhebung von Getrennt-Sein. Oft fänden sich Fantasien, ein Teil des Körpers des Partners zu sein. Die entsprechenden Menschen seien niemals selbstständige Individuen geworden.

Menschen, »die einer verstärkten narzisstischen Zufuhr bedürfen, neigen, wenn sie frustriert sind, zu intensiven sadistischen Reaktionen« (ebd., S. 231). Beim *Sadismus* kann sexuelle Lust nur erlangt werden, indem andere Menschen gequält werden. Sadismus ist gekennzeichnet durch Gewalttätigkeit, d.h. eine Machtbetätigung gegenüber anderen Personen. Die Machtlosigkeit der Gequälten wird genossen. Macht und Prestige sollen dem Sadisten Sicherheit gegen seine Ängste bieten. Das Quälen kann vom Spielerischen bis zu höchster Destruktivität reichen. Manchmal wird der Sadismus dazu eingesetzt, einen gefährlichen Masochismus in Schach zu halten. Sadisten stehen in einer tiefen Abhängigkeit von ihren Opfern. »Ohne Zweifel hängt Sadismus enger mit prägenitalen als mit genitalen Triebzielen zusammen.« (ebd., S. 232)

Der *Masochismus* »scheint dem Lustprinzip zu widersprechen«, denn Schmerz wird erstrebt und soll Lust bereiten (ebd., S. 233). »Masochistische Handlungen gehorchen den Mechanismen des ›Opfers‹.« (ebd., S. 234) Es muss »jemand einen bestimmten Betrag an Leiden auf sich nehmen, bevor er die Fähigkeit erreicht, Lust zu empfinden« (ebd., S. 235). Masochisten ziehen die Vorlust der Lust vor und die Fantasie der Realität. So entstehen ausführliche Fantasiegebilde. »Wie bei anderen Perversionen wird die Sicherheitsmaßnahme gegen die Angst mit einer erogenen Lust verdichtet.« (ebd., S. 236) Feindseligkeit und Sadismus werden gegen das eigene Ich bzw. das eigene Selbst gewendet. Immer von Neuem ist zu klären, welche Rolle das Über-Ich (Bestrafung) beim Masochismus spielt. Manchmal verbinden sich Masochismus und Exhibitionismus. Zum Beispiel wenn jemand habituell sein eigenes Elend exhibiert. Es kann auch eine masochistische Befriedigung daraus gezogen werden, hässlich zu erscheinen. Und mittels der Askese kann ein Leidensstolz auftreten.

»Beim moralischen Masochismus wird kein körperlicher Schmerz gesucht, sondern offenbar Versagen und Erniedrigung.« (ebd., S. 241) Dabei verdichten sich zwei einander widersprechende Bestrebungen: Rebellion und Unterwürfigkeit.

Bei schwerer, masochistischer Selbstzerstörung wird ein Objekt zerstört, das nach seiner Introjektion durch das Ich als dem Selbst zugehörig empfunden worden ist. Oft besteht das Ziel der Selbstzerstörung darin, einem Druck des Über-Ichs zu entfliehen. Sich für eine große, omnipotente Sache und damit für eine Teilhabe an Allmacht selbst zu opfern, gehört auch zu den masochistischen Haltungen.

»Impulsneurosen« bilden bei Fenichel eine eigene Kategorie. Sie sind ich-synton, aber nicht genital-sexuell und dienen dem Zweck, vor einer Gefahr zu fliehen, diese zu verleugnen und sich in Sicherheit zu bringen. Charakteristisch ist die Kombination eines Sicherheitsstrebens mit einem Streben nach Triebbefriedigung. Zu Abwehrzwecken verwenden sie oft eine Verzerrung sexueller oder aggressiver Triebbefriedigungen. Diese Menschen können keine Spannungen ertragen, müssen

sie sofort abführen oder erleben jegliche Erregung als Trauma. Sie handeln, statt zu denken. Handlungen dienen vor allem der Vermeidung von Depression. Spannung kommt einer Bedrohung der Existenz gleich. Oft finden sich frühe Erfahrungen von Traumata. Vielfach kommen diese Patienten in ihren Handlungen den Perversionen nahe. Es bestehen hohe Ansprüche auf Sicherheit und narzisstische Zufuhr. Die angestrebten Ziele werden meistens zugleich zu vermeiden gesucht. Die entsprechenden Menschen

> »sind an jene frühe Entwicklungsphase fixiert, in der das Streben nach Sexualbefriedigung und das Verlangen nach Sicherheit noch nicht voneinander geschieden sind [...]. Objekte sind für sie noch nicht Personen, sondern bloße Zulieferer von Zuneigung und Prestige und daher austauschbar.« (ebd., S. 248)

Beim *impulsiven Fortlaufen* versuchen die Patienten, einem inneren Spannungszustand zu entfliehen. Überall, wo sie sich hinbegeben, um sich loszuwerden, tragen sie sich paradoxerweise mit. Sie suchen konstant Schutz und Hilfe (gleichsam eine orale helfende Mutter), empfinden aber die Gewalt ihres Verlangens als gefährlichen Trieb. Fortgehen bedeutet gegenüber dem Inzesttabu zu Hause so etwas wie eine Exogamie.

Die *Kleptomanie* beschreibt eine räuberische Inbesitznahme von Dingen, die einem die Macht verleihen, eine angenommene Gefahr (vor allem einen Verlust des Selbstgefühls oder von Zuneigung) zu bekämpfen. Phänomenologisch steht sie den Perversionen sehr nahe und hat die gleiche Funktion wie der Fetisch im Fetischismus.

Bei der *Spielleidenschaft* entspricht »die Erregung des Spielers [...] der sexuellen Erregung, der Gewinn dem Orgasmus« (ebd., S. 252). Oft wird das Schicksal oder werden die Götter in einem mehr oder weniger deutlichen Kampf herauszufordern versucht. Qualitativ bestehen nur wenige Unterschiede zur Perversion, quantitativ vielleicht mehr wegen der Konflikte mit dem Über-Ich. Das Ich steht zwischen einem gewalttätigen Sicherheitsbedürfnis und der triebhaften Gewalt, zu spielen.

Liegt eine *allgemeine Triebhaftigkeit* vor, so spiegeln »die Reaktionen des Ich auf das pathologische Über-Ich [...] die Ambivalenz und die Widersprüche wider, die diese Menschen ihren ersten Objekten gegenüber empfunden haben« (ebd., S. 255). »Es gibt wohl mannigfache qualitative Anomalien des Über-Ichs und der Stellungnahmen des Ichs ihm gegenüber.« (ebd., S. 256)

Besteht eine *Rauschmittelsucht,* so werden, wie bei allen Süchten, nicht nur eine sexuelle Befriedigung (archaisches orales Verlangen), sondern auch Sicherheit und Selbstbehauptung angestrebt. Die Rauschmittel sollen entweder beruhigend oder aufputschend sein. Objektlibido wird im Dienst der Befriedigung aufgegeben.

Die entsprechenden Patienten »können weder Schmerzen noch Frustrationen noch Situationen ertragen, in denen sie warten müssen« (ebd., S. 260). Das Genitalprimat ist zusammengebrochen. »Wichtiger als jede erogene Lust ist jedoch bei einem Rauscherlebnis die überwältigende Erhöhung des Selbstgefühls«, eine Art »künstliche Manie« (ebd., S. 261). Die Menschen geraten in einen nicht mehr zu durchbrechenden bio-psychologischen Teufelskreis. Zunehmende Elendszustände sollen mithilfe des Rauschmittels durch angenehme Erlebniszustände mit entsprechenden Fantasien ersetzt werden.

Auch *rauschmittellose Süchte* (z. B. Fresssucht, Magersucht, Lesesucht oder Liebessucht) sind »erfolglose Versuche, aktiv mit Schuld, Depression oder Angst fertigzuwerden« (ebd., S. 267).

Zusammengefasst lässt sich festhalten: »Perversionen treten gelegentlich in Verbindung mit Neurosen auf.« (ebd., S. 243) Sie haben dann eine gemeinsame pathogene, prägenitale Fixierung, sollen sexuelle Befriedigung und ein Gefühl der Sicherheit vermitteln. Die Symptome sind bei den Perversionen meist lustvoll. Psychotherapie bedroht die Patienten mit dem Verlust eines Genusses. »Einen Patienten, der mit seiner Perversion innerlich einverstanden ist, wird man deshalb kaum analysieren können.« Je mehr ein Patient aber leidet, desto eher kann er analytisch behandelt werden. Vielfach haben die Patienten auch den Wunsch, »von der Neurose befreit zu werden, aber ihre Perversion zu behalten. […] Das Sicherheitsbedürfnis, das sich in der Entwicklung von Perversionen ausdrückt, beruht oft auf einem intensivierten narzißtischen Bedürfnis und […] einer Instabilität der Funktion der Realitätsprüfung.« (ebd., S. 245)

Zwischen *krankhaften Triebregungen* und *Zwängen* bestehen vielfältige Übergangszustände. Die entsprechenden zwanghaft-perversen Akte werden »nicht nur ausgeführt, um sich Lust zu verschaffen oder um bestraft zu werden, sondern auch, um eine unerträglich schmerzhafte Spannung loszuwerden und sich von einer Depression zu befreien« (ebd., S. 270).

Die *Impulsneurosen* und die *Süchte* bieten psychotherapeutisch die gleichen Schwierigkeiten wie die Perversionen. »Die prägenitale, narzißtische Verfassung der Patienten macht es darüber hinaus notwendig, mit ihnen die tiefsten Schichten ihrer Seele durchzuarbeiten.« (ebd.) Die verschiedenen Stufen des Zerfalls und der Beziehung zur Realität haben verschiedene Übertragungsfähigkeiten zur Folge. Oft nützt keine Therapie, solange die Lebensumstände die gleichen bleiben. Je frischer eine Sucht, desto größer die Heilungsaussichten.

Kleinianischer Ansatz

Der *kleinianische* Ansatz geht davon aus, dass der Todestrieb für die Perversion und damit für die Sexualisierung, die Allmachtsfantasien und die Lust an der destruktiven Herrschaft über Andere verantwortlich ist. Betty Joseph (1994 [1982]) formulierte die Perversion als eine Sucht nach Todesnähe. Andere gehen davon aus, dass es sich um eine erotisierte Form der Abwehr von Katastrophenängsten und von Hass handle. Die Post-Kleinianer verstehen die Perversion als eine pathologische Form der Beziehung zwischen verschiedenen Anteilen der Psyche.

Meltzer (1973) unterschied *drei Formen*: die eigentliche Perversion mit psychischem oder physischem Leiden, die polymorph-perversen Phänomene bei Borderline-Patienten und die Perversität, ein Element, das bei sehr vielen Menschen anzutreffen ist und auf Grund einer inadäquaten primären Idealisierung mit der Schwierigkeit verknüpft ist, Gutes von Schlechtem zu unterscheiden. Es findet sich eine unendliche Vielfalt von erotischen Szenarien. Aggression in Form von Dominanz und Macht spielt aber stets eine große Rolle (Nicolo, 2013).

Seine Theorie dreht sich um die Beziehung eines Kindes zu seinen inneren Objekten. In diesen inneren Objektbeziehungen besteht oft eine spezifische Konfusion über Gut und Schlecht. Bei Klein sind, seiner Ansicht nach, Kinder – im Gegensatz zu Freud, bei welchem die Triebbefriedigung im Vordergrund steht – in erster Linie getrieben von der Neugierde nach Wissen und Verstehen, insbesondere über das Innere des mütterlichen Körpers. Sie konzipieren diesen ganz konkret als angefüllt mit inneren Objekten, die sie aus Neid und Eifersucht zerstören möchten. Diese inneren Objekte werden attackiert, entwertet und missbraucht. Hass und Destruktivität werden in sadomasochistischen Fantasien ausgedrückt. Sie umfassen Selbst-, Teil- und ganze Objekte wie auch den eigenen Körper. Für Freud ist dasjenige schmerzlich, was das Kind in der Interaktion mit der äußeren Welt erlebt; für Klein hingegen sind es die Missverständnisse mit der äußeren Welt. In der Fantasie möchte das Kind nie aus der Urszene ausgeschlossen sein. Die zentrale Fantasie bei Perversionen bestehe darin, ein inneres Baby mit einem fäkalen Penis umzubringen.

Allen Perversionen gemeinsam sei die Omnipotenz und eine enorme Arroganz. Der sadistische Teil des Subjekts hasse den masochistischen. Da das Perverse oft wie isoliert funktioniere und vielfach auch eine einigermaßen ruhige »Apartheid« mit dem Rest des Ichs hergestellt werden könne, bestehe zumeist kein Wunsch nach Behandlung der Perversion an sich (Meltzer, 1974).

Kernberg

Kernberg vertrat 1992 den Ansatz, dass Perversionen keine psychopathologische Einheit darstellten, sondern den verschiedenen Typen der Persönlichkeitsorganisation (neurotisch, narzisstisch, Borderline, psychotisch) zuzuordnen seien.

Stoller

Nach *Stollers* Ansicht (1998) ist die perverse, erotische Erregung mit Feindseligkeit und Hass eng verknüpft. Es geht um eine Re-Inszenierung einer machtbetonten, asymmetrischen Zweiersituation mit täterhaftem, sadistischem, triumphalem Übergriff, Missbrauch, Schädigung und/oder Erniedrigung bzw. opferhaftem beschädigtem Erleiden. Hinter allem Perversen steckt ein geheimes, destruktives Element. Die Art des (transgenerationalen) Umgangs der Eltern mit dem Kind, d. h. ein psychologisch-interaktiver Faktor, legt seiner Ansicht nach viel mehr fest als dessen Anatomie, Triebwelt oder Genetik. Kultur setzt sich gegenüber der Natur durch.

Wenn Stoller die Perversion als »erotische Form des Hasses« bezeichnet, so beschreibt er ein narzisstisch-pervertierendes Dominanzbedürfnis, welches dem Anderen, dem erotisch Besetzten, keinerlei Platz lässt und mit diesem Triumph eigentlich einen Hass zum Ausdruck bringt. Das Gegenüber wird durch dieses Dominanzstreben genötigt, seine Bedürfnisse, seine Erregungen, seine Schwächen und seine Abhängigkeiten offenzulegen. Solche anhaltenden Dominanzwünsche bringen die Verachtung und Feindlichkeit gegenüber anderen Menschen zum Ausdruck, insbesondere, da sie geheim gehalten werden, sodass sich die Anderen gar nicht dagegen wehren können, d. h. oft ihre eigenen Bedürfnisse und Erregungen praktisch nicht mehr wahrnehmen. Das Sexuelle kann dann als Vorwand für die Installation einer narzisstisch-pervertierenden Interaktion dienen. Ein Auslösen von Erregung und heftigen Gefühlen bei einem Gegenüber entspricht einem sadistischen Triumph. »Ich dominiere dich durch solche Provokationen.« Der tyrannische Umgang mit dem Gegenüber bringt die basale Feindseligkeit gegenüber der Triebquelle und dem Objekt zum Ausdruck.

Schmid-Gloor

Schmid-Gloor (2010) hat eine spezifische Art von Fantasiebildung und deren Funktion innerhalb der Regulierung der Objektbeziehung beschrieben, die bei bestimmten »heterogenen Patienten« vorzufinden sei und die den später hier beschriebenen, pervertierenden Mechanismen nahesteht. Sie versteht das »Fetischphantasma«

einerseits, in Bezug auf diverse Konflikte, als eine Abwehrfunktion; andererseits biete es dem Subjekt eine immer gleichbleibende, konstant zugängliche libidinöse Befriedigungsmöglichkeit. Als eine Art selbstberuhigendes Ritual könne es gegen unterschiedlichste Ängste eingesetzt werden. Es diene dem Subjekt als autoerotisches Refugium. Gespalten bleibe das Subjekt mit der einen Seite der Realität verhaftet, mit der anderen verschwinde es in der Welt seines Phantasmas.

Sakedopoulou

Sakedopoulou (2019) weist auf den Unterschied zwischen normaler und perverser Sexualität hin. Perverse Sexualität basiert zumeist auf der frühkindlichen Erfahrung von überwältigenden Reizen. Es handelt sich um ein intrusives, von den primären Bezugspersonen vermitteltes Übermaß (»rätselhafte Botschaften« nach Laplanche) in körperlich vermittelten Bereichen, in welchen es keine festen Regeln gibt. Das fragile Ich des Säuglings verliert dadurch sein homöostatisches Gleichgewicht und seine Kohärenz. Solche nicht-versprachlichten Grenzüberschreitungen und damit Traumatisierungen ziehen oft ein unersättliches Verlangen mit Gefühlen steigender Erregung nach sich. Die entsprechenden Erfahrungen schweben als unstrukturierte Elemente »im Inneren des Kindes und stiften Verwirrung, ohne dass sie mit dem Ich in Verbindung treten oder Zugang zu Denkvorgängen haben« (ebd., S. 277). Zugänge zu generationenübergreifenden Themata, zum eigenen Unbewussten, zum eigenen Körper und zur eigenen Sexualität werden dem Selbst entfremdet und entsprechende Impulse als etwas quälendes Anderes empfunden. »Das Ich wird [im analytischen Prozess] zu einer Art ›produktivem Zusammenbruch‹ gezwungen, der […] dazu führen [kann], dass nicht repräsentierbare seelische Zustände« zu einer Repräsentation gelangen können (ebd., S. 278) und eine »Umwandlung unstrukturierter seelischer Zustände eingeleitet wird« (ebd., S. 279). Figurabilität beschreibt den Transformationsprozess, bei welchem »seelische Vorgänge, die aufgrund ihrer fehlenden Struktur noch nicht repräsentiert werden konnten, so umgestaltet werden, dass sie repräsentiert werden können« (ebd., S. 268).

Perversionen können dieser Sicht nach als Versuche verstanden werden, solche Umwandlungsprozesse voranzutreiben. Perverse Akte sind oft von schlecht beschreibbaren, berauschenden Zuständen mit Verlust von Selbstkontrolle begleitet. Die »rätselhaften Botschaften« als solche können im Detail nicht entschlüsselt werden, da sie den primären Bezugspersonen selbst bereits damals nicht bewusst waren. Das archaische Material der Analysanden vermischt sich im Transformationsprozess mit nicht-repräsentierten seelischen Einheiten des Analytikers, was auf die hohe Bedeutung angemessener gegenübertragungsanalytischer Arbeit hinweist.

Perverse Ausdruckformen der Sexualität können – so verstanden – unbewussten Versuchen entsprechen, »mit Erfahrungen in Kontakt zu kommen, die bisher nicht zugänglich waren und keine Struktur aufweisen« (ebd., S. 272/273). Das Perverse will, seiner Ansicht nach, ein Gegenüber »unbewusst irgendwo ganz Bestimmtes hinführen« (ebd., S. 268). Es hat einen Aufforderungscharakter in Richtung einer Repräsentanzenbildung, der Bedeutung, Affekte, Zusammenhänge und Kohärenz zugeordnet werden können. Sexuelle Perversionen lassen also sensorische Spuren archaischer Zustände erkennen. Diese können in der Übertragung transformiert und auf einer Stufe seelisch repräsentierter Erfahrungen bearbeitet werden.

Bei der analytischen Arbeit mit Perversem geht es darum, solche tief verwurzelten Traumata aufzufinden, die reinszeniert werden, oder die Abwehrfunktionen von Perversionen zu klären. Unstrukturierte Erfahrungen müssten zu psychischem Material verarbeitet werden.

Wood

Wood (2019) hebt hervor, wie heterogen die Gruppe von Patienten mit zwanghaft sexuellem Verhalten oder sexuellen Perversionen ist. Die anhaltende Suche nach sexueller Stimulierung und Befriedigung erfülle vor allem eine Abwehrfunktion, d. h., sie diene dazu, seelischen Schmerz zu vermeiden oder unerträglichen psychischen Zuständen aus dem Wege zu gehen. Eine kaum auszuhaltende emotionale Leere soll mit Erregungszuständen gefüllt werden. Perversionen bzw. perverses Verhalten als Inszenierung seelischer Vorgänge sind nur ein Symptom, keine Krankheit. Sie verweisen aber auf einen pathologischen Prozess und vermögen ich-synthon oder ich-dysthon erscheinen. »Die Behandlung perverser Symptomatiken [aggressiver und sexueller Art] hängt wesentlich davon ab, ob [vertikale Spaltungen im Ich] bearbeitet werden können.« (ebd., S. 285) »Sexuelle Perversionen haben zunächst sehr wenig mit Sex zu tun« (ebd., S. 287), denn es liegen ihnen primitive Ängste (vollständig ausgeliefert zu sein, sich zu verlieren oder missbraucht bzw. verführt zu werden) in Bezug auf frühe Objektbeziehungen zu Grunde. Die daraus sich entwickelnde Kastrationsangst beruht vielfach auch auf Hilflosigkeit und Ohnmacht. Intimität und die Vorstellung von Nähe lösen Aggression und Destruktion aus.

Glasser

Glasser (1979) beschrieb einen zentralen Komplex bei pervertierenden Abläufen. Zu Grunde liege eine tiefe und anhaltende Sehnsucht nach so intensiver und so intimer Nähe wie nur möglich zu einer anderen Person, die bis zu einer Fusion gehe.

Diese tiefgreifende Sehnsucht nach intimster und intensivster Nähe zu einer anderen Person, auf Grund welcher eine Trennung vom Objekt als unerträglich erlebt wird, bleibt in der Struktur eines Menschen in primitiver Form erhalten. Würde sie sich realisieren können, so ginge das Individuum verloren, würde vernichtet, da es sich im Objekt auflösen würde. Deshalb droht ein anhaltender Selbstverlust, und es muss dringlich immer wieder Distanz gesucht werden. So wird auch der oft abrupte Wechsel zwischen Nähe und Distanz verständlich. Nähe und Intimität sind somit vernichtend, Getrenntheit und Unabhängigkeit entsprechen einer Isolation.

Das Über-Ich ist archaisch, primitiv, grausam und intolerant. Es vermittelt keinen Schutz. Eine reale Beziehung zu entwickeln, ist für diese Patienten außerordentlich gefährlich, da dann die Fluchtmöglichkeiten eingeschränkt sind. Als Täter verhalten sich diese Menschen der Außenwelt, ihrem eigenen Körper und den Objekt- oder Selbstrepräsentanzen gegenüber feindselig, entwertend, rücksichtslos, verhöhnend und schädigend.

Die pervertierende Aktivität zeigt sich z. B. darin, dass aus ursprünglicher Liebe Hass und Rache entstehen, aus Kreativität die Entwertung von Objekten, aus Nahrung vermiedene Alimentierung. Aus der Haut – als einem Wohlgefühl vermittelndem Organ – wird ein Ort, der attackiert, penetriert und zerschnitten wird. Die phallische Macht wird entwertet und in Prostitution, Sadomasochismus oder Misshandlung von Kindern pervertiert.

Meistens wird die Übertragung auf den Analytiker vermieden und dieser in die Rolle eines Zuschauers gedrängt, der begeistert sein soll. Für Psychotherapeuten ist die triangulierende Funktion der Supervision ausgesprochen hilfreich, wenn sie sich in solche präpsychotischen Übertragungsformen einbeziehen lassen. Die Aufrechterhaltung eines Raumes zum Denken ist für Therapeuten, neben der Fähigkeit zu containen, zentral.

De Masi

De Masi (2010) unterscheidet in einer breiten Übersichtsarbeit drei grundsätzliche Perversionsparadigmen:

a) Perversionen beruhen auf einer sexuellen Basis, d. h., es handelt sich um ein deviantes Sexualverhalten, das auf der infantilen Sexualität basiert und dem Niederschlag libidinöser und aggressiver Spannungen entspricht (Hauptvertreter: Freud, Chasseguet-Smirgel). Die Perversion stellt eine Abwehr der Kastrationsangst dar. Perversionen sind Formen der Fixierung und Regression auf die polymorph-perverse Sexualität des Kindes. Das Ich gestattet die infantile Triebwahl inklusive Abwehr, aber um den Preis einer partiellen Verleugnung und einer ständigen Ichspaltung

(Glaube an und Leugnung zugleich der Realität). So besteht eine perverse Welt neben der realen. Ängste und Schuldgefühle werden libidinisiert. Obwohl Objekte und Ziele des Begehrens sehr variabel sind, findet sich nur eine eingeschränkte Zahl von Phänomenen aus der polymorphen Vielfalt. Auch die Beimengung von Aggression ist variabel. Sie ist vor allem mit den Partialtrieben verknüpft (Schaulust, Zeigelust, Grausamkeit mit Plagelust). Bei der Perversion sind die präödipalen Triebkomponenten idealisiert. Die Ödipalität kann somit in der Perversion nicht überwunden werden. Das gleichzeitige Auftreten der aktiven und der passiven Form eines Treibimpulses (Verkehrung ins Gegenteil) ist typisch.

b) Perversionen beruhen auf einer beziehungstheoretischen Basis, d.h., es handelt sich in erster Linie um eine narzisstische Objektbeziehung, die einer stabileren Strukturierung des Selbst dienen soll. Sexualität dient vor allem der Abwehr von Ängsten, welche die persönliche Identität bedrohen (Hauptvertreter: Khan, Winnicott, Kohut). Es wird davon ausgegangen, dass die Entwicklung nicht mehr hauptsächlich durch die biologischen Triebkräfte des Kindes erfolgt, sondern durch eine relationale Matrix, d.h. die komplexen Interaktionen zwischen Subjekt und Umwelt. Die Integration der Selbstrepräsentanz ist infolge von Deformationen und Beeinträchtigungen der ursprünglichen Beziehung zwischen Kind und primären Betreuungspersonen (Hyper- bzw. Hypostimulation; idealisiertes Partialobjekt für die Mutter) in hohem Maße erschwert gewesen. Später haben Kränkungen oder ein Zusammenbruch grandios-narzisstischer Haltungen eine seelische Fragmentierung, den Zerfall der nur geringen Kohärenz des Selbst, Auflösungs- und Vernichtungserfahrungen und damit verknüpfte strukturelle Defizite zur Folge gehabt. Diese wurden dann durch archaisch-sexualisierte Strategien der Perversion abzuwehren versucht, d. h. das erotische Erleben führte einen Zustand der Grandiosität des Selbst herbei. Hierbei ist das Gegenüber nie ein Anderer, sondern nur ein manipulierbares Funktionsobjekt für die Mutter. Eine unaufhörliche Suche nach perversen Objektbeziehungen mit Verleugnung des Getrennt-Seins zeigt die Perversion als Ergebnis einer gescheiterten Trennung von der Mutterfigur. Bei den Interaktionen handelt es sich um die zutiefst einsame Erfindung einer einzelnen Person. »Statt einer Objektbeziehung gibt es hier eher eine Art illusorischer Kontrolle über das Objekt« (ebd., S. 91) mit dem mehr oder weniger aktiven Mitspielen des Anderen (vgl. Goldberg, 1994; Bach, 1994). Möglicherweise spielen zwei Fantasien eine große Rolle, ob ein Kind zur perversen Lösung »greift« oder nicht: die Schlagefantasien und die Fantasie vom mütterlichen Phallus. McDougall (1997) betont, dass prägenitale Gefühlszustände mit Sadismus und Analerotik durchsetzt sind. Sie betrachtet die Perversion als einen hochkomplexen Versuch des Individuums, wenigstens eine minimale Form der Objektbeziehung aufrechtzuerhalten, obgleich ihm die Wünsche und

Bedürfnisse des Anderen völlig gleichgültig sind. In einem fast wahnhaften Versuch wird die Lösung für in Wahrheit nicht zu bewältigende Konflikte angestrebt. Sexualität wird gesucht wie eine Droge. Sie soll das beschädigte Selbst wiederherstellen und die Illusion der Kontrolle über das Objekt aufrechterhalten.

c) Perversionen beruhen auf einer psychopathologischen Persönlichkeitsorganisation, d. h., es handelt sich vor allem um eine Sexualisierung von Macht und Grausamkeit. Die archaische Grausamkeit des frühinfantilen Bemächtigungstriebes ist gegenüber dem Leiden des Anderen indifferent. Sie bleibt weit entfernt von einer phantasmatischen Repräsentanz des Begehrens oder einer sadistischen Befriedigung, da das Gegenüber noch kein wirkliches Objekt ist. Die perverse Erregung zielt auf Triumph über den Anderen und auf Lust an der Zerstörung. Grausamkeit ist zentral (Hauptvertreter: Klein et al., Meltzer, Rosenfeld). Diese kleinianischen und postkleinianischen Theorien basieren auf einer tiefgehenden Spaltung der Persönlichkeit in zwei nicht miteinander kommunizierende Teile, die um die Herrschaft ringen. Die Perversion wird verstanden als eine Organisationsform des Seelenlebens. Das Objekt wird zu einem autoerotischen, fetischistischen Spielzeug. Die perverse Abwehr trägt Zeichen einer narzisstischen Organisation wie eine Drogensucht. »In gewissem Maße ist der Erregungszustand stets begleitet von einem Fetisch: Je stärker das Liebesobjekt zum Produkt der Vorstellung wird, desto mehr beruht die Erregung auf einem Fetisch, der Vehikel für Omnipotenzfantasien ist.« (De Masi, 2022, S. 101)

Sexualität als suchthaft eingesetztes Substitutionsmittel erscheint zur Lösung psychischer Konflikte und zur Linderung seelischer Schmerzen geeignet zu sein. Das Sexualobjekt ist dann zumeist ein Partialobjekt oder eine sexuelle Praktik, die unablässig – wie eine Droge – begehrt wird. Partner werden wie unbelebte oder auswechselbare Objekte ohne Eigenbedürfnisse behandelt. Oft kann so das Gefühl, innerlich tot zu sein, magisch beseitigt werden. Die Sklaverei der Sucht ist aber keinesfalls das Ziel des süchtigen Verlangens, sondern die Flucht vor seelischem Schmerz. Fehlen zuverlässige innere Objekte, so wird sich die Lösungssuche unweigerlich nach außen verlagern. Substanzen und Handlungen, die zu einer Linderung schmerzhafter Gemütszustände dienen, werden entdeckt und substituieren die mütterliche Fürsorge. Suchtobjekte – als vorübergehend wirksame Substitute – treten an die Stelle der Übergangsobjekte. Letztlich kann das Fehlen stabiler und tragfähiger innerer Objektrepräsentanzen aber nicht durch Substanzen oder Gegenstände aus der Außenwelt ersetzt werden. Diese können höchstens omnipotent manipuliert und kontrolliert werden. Werden andere Menschen als Suchtobjekte eingesetzt, so nährt sich der Narzissmus parasitär von ihnen und bringt sie – wegen der Illusion einer allmächtigen Kontrolle – in eine geforderte Position.

Adoleszenz

Die *Adoleszenz* als zweite Individuation mit einem massiven Umbau nicht nur des Körpers, sondern auch der gesamten psychischen Organisation und der sozialen Position, aktiviert – z.T. passager, z.T. langdauernd – viele Abwehr- und Anpassungsmechanismen und erschwert damit die Diagnose verschiedener schwerer Störungen. Moses Laufer plädierte wiederholt dafür, in der Adoleszenz noch keine eigentliche Perversion zu diagnostizieren, da die psychosexuelle Organisation noch in vollem Umbau begriffen sei. Die polymorph-perversen Züge der frühen und späteren Kindheit bedürften – bei dem während der Adoleszenz erfolgenden, radikalen Umbau des Körpers und der Psyche – einer völlig neuen Integration in die sich neu bildende psychosexuelle Identität. In diesen Jahren der Umwandlung strukturieren sich das Ich, das Über-Ich, die Selbst-, Objekt- und Beziehungsrepräsentanzen, nach den ersten präödipalen und ödipalen Skizzen und deren Modifikationen in der Latenz, erstmals zu stabileren Formen, pervertierende Teile verlangen nach Neu-Integration. Je nach Person, Situation und Kontext beanspruchen die pervertierenden Elemente größere oder kleinere Teile des Gesamten.

Die Anlage der Identität ist janushaft zweigesichtig: Sie umfasst das, was einem ähnlich, und das, was von einem verschieden ist. Die Entwicklung einer persönlichen Identität enthält eine Trauer darüber, auf das Begehren verzichten zu müssen, das zu besitzen, was von einem verschieden ist. Jeder Mensch hat, um über eine vollständige sexuelle Identität verfügen zu können, das Bedürfnis nach einer Repräsentanzenbildung von beiden Eltern.

Zu den traumatischen Grundkränkungen der Omnipotenz gehören die Tatsache des Geschlechtsunterschieds, die der Andersheit des Anderen und die der Unvermeidbarkeit des Todes. Es gibt unendlich viele Wege, mit dem Wunsch umzugehen, beide Geschlechter haben und sein zu wollen. Die meisten Kinder zeigen einen Wunsch, den gleichgeschlechtlichen Elternteil für sich zu besitzen, und den Wunsch, der gegengeschlechtliche Elternteil zu sein. »Die Notwendigkeit, sich mit der biologischen Eingeschlechtlichkeit als unvermeidlichem Schicksal abzufinden, stellt eine der schwersten narzisstischen Kränkungen des kindlichen Größenwahns dar.« (McDougall, 1997, S. 12)

Fetisch

Als *Fetisch* wird ein unbedingt notwendiges, oft für den ritualisierten Gebrauch eingesetztes, nicht genitales Objekt bezeichnet. Es dient als Teil des masturbatorischen oder interpersonellen, homo- oder heterosexuellen Sexualaktes und ist zumeist notwendig, um zu einem Orgasmus zu kommen. Freud ging beim Fetischismus – neben traumatischen Faktoren – von einer konstitutionellen Prädisposition aus und betrachtete den Fetisch als Äquivalent des mütterlichen Phallus. Der *Phallus* – oft dem Bild des erigierten Penis gleichgesetzt – bildet eine Grundfantasie, steht für narzisstische Eigenmacht, Abgeschlossenheit, Fruchtbarkeit und Begehren. Er gehört keinem der beiden Geschlechter an, sondern strukturiert nur die introjizierten Konstellationen und die grundlegenden Fantasien, welche für die sexuellen Schemata der Erwachsenen beiderlei Geschlechts bedeutsam sind.

Fetischismus entspricht einer illusionären Grundannahme, dass es keine zwei Geschlechter, d. h. also keine sexuellen Unterschiede gäbe. Er schützt eine gestörte Realitätserfahrung, allerdings um den Preis einer massiven Ich-/Selbst-Störung. Der Fetischist verleugnet nicht nur die Existenz von Körperöffnungen, welche für die sexuellen Praktiken der Eltern gebraucht werden, sondern auch den Unterschied zwischen den Geschlechtern und den zwischen den Generationen (Limentani, 1987).

Der Fetisch muss bestimmte Qualitäten besitzen, soll *Körperteile* (z. B. Füße) oder *Körperattribute* repräsentieren, sichtbar, berührbar, leblos, geruchsdurchsetzt und nicht leicht zerstörbar sein. Fetische können auch aus einem *Kleidungsstück* oder *Gegenständen* bestehen (z. B. seidener, weiblicher Unterwäsche, Korsetts, Leder mit bestimmten Geruchseigenheiten, Peitschen, Schuhen), die Hartes und Weiches kombinieren, aber auch aus Elementen von Pelz oder Gummi. Sogar Pillen (z. B. bei Schlafgestörten oder Medikamentenabhängigen) können die Qualität von Fetischen erhalten. Es handelt sich dann um eine Pseudo-Suchtmittelabhängigkeit. Solche Fetische sollen gleichzeitig auch vor Hilflosigkeit und Trennungsängsten schützen. Ebenso vermögen Amulette oder Glückssteine *Fetischfunktionen* zu übernehmen. Schließlich lassen sich auch *Körperprodukte* wie Faeces zu fetischistischen Objekten verwandeln. Masturbatorisch und geheim im Rektum, dem großen Platz des Versteckens, dem Schatzraum, gelagert, können sie hin und her bewegt werden und erhalten, primärprozesshaft gestaltet, beliebige Bedeutungen zugesprochen (z. B. Faeces = Foetus = Penis = Phallus = Macht).

Im Allgemeinen ist ein Fetisch ein *unbelebter ›Besitz‹*. Er ist unzerstörbar, unveränderbar und kann sich als lebloses Objekt nicht rächen. So übersteht er Vernichtungsattacken. Er *steht für etwas Bisexuelles* (z. B. Container/Contained, d. h. Penis und Vagina zugleich), zeigt Gefahr an und schützt zugleich davor.

Der Fetisch ist ein Janus-gesichtiges, bisexuelles Symbol, das bei erheblicher Verwirrung über den Geschlechtsunterschied diesen sowohl verleugnet, als auch hervorhebt. Vielfach repräsentiert der Fetisch einen Phallus oder konkretisiert den Penis; er kann aber auch für die Brustwarzen der Mutter stehen und soll heftige sowie einschränkende Kastrationsangst abwehren. Er hat zumeist eine bisexuelle Bedeutung, ist unbelebt und akzessorisch. Fetische sind viel variabler als Übergangsobjekte. Sie haben zwar etwas gemeinsam mit den Übergangsobjekten der frühen Kindheit, persistieren aber bis ins Erwachsenenleben.

Der Fetisch wirkt wie ein *Pflaster über eine frühe Wunde* (meist eine hybride Kombination von frühen, prägenitalen Störungen und späterer Kastrationsangst). Erweist sich ein Fetisch als genügend wirksam, so suchen die Betroffenen keine Hilfe, sondern erst, wenn sich – gleichsam als Begleiterscheinung – soziale oder juristische Probleme einstellen.

Der Fetisch steht oft für eine Schwachstelle des Körperbildes im Bereich der Genitalien und ihrer Funktionen. Zumeist besteht eine übermäßig heftige Kastrationsangst. Die dazugehörige Wut/Rage ist im Fetisch wie konserviert. Fetischisten betrachten ihren Fetischismus im Allgemeinen als nicht normal, aber auch nicht als etwas Pathologisches, nur den Gebrauch davon beurteilen sie als abnorm. Sie sind nicht selten beschämt darüber und versuchen, den Fetisch zu verstecken. Wird er geheim gehalten, so wird auch sein Aufgefunden-Werden gefürchtet. Das Vorhandensein eines Fetischs wird dann nur wie zufällig entdeckt.

Auch *Fantasien können als Fetische* eingesetzt werden. Als notwendige Zugabe der adulten Sexualität werden die Fetische zwar nicht unbedingt für den sexuellen Vollzug gebraucht, aber dennoch sehr häufig für die Entwicklung eines Orgasmus benötigt. Geheime Fetische erfüllen die Funktion von Stabilisatoren. Sie ermöglichen genitale Erregung. Männliche Fetischisten betrachten die Vagina zumeist als einen unbekannten, gefährlichen Ort (Greenacre, 1953, 1968). Ist im Erwachsenenleben einmal ein Fetisch eingesetzt worden, so wird er – ganz im Gegensatz zum Übergangsobjekt – kaum je wieder aufgegeben. Es besteht eine Art *Abhängigkeit* von ihm.

Mit dem Fetisch sind vielfach *sadomasochistische Fantasmen und Illusionen* verknüpft. Fetischisten haben oft Mühe, zärtliche sexuelle Beziehungen und eine objektbezogene Liebe herzustellen. Partner werden in erster Linie funktional zu narzisstischen Zwecken gebraucht und nicht so sehr für den mutuellen Austausch.

Immer wieder kommt es zwischen ihnen zu gegenseitigen *Spiegelidentifikationen.* Die Kapazität, die eigene Fantasie zu gebrauchen, ist oft recht begrenzt.

Der Fetisch entspricht dem Geheimnisvollen. Das Geheimnis hat einen mächtigen Einfluss. Es besteht ein anhaltender Druck, es zu eröffnen. Aber wenn es geteilt wird, verliert es einen Teil seines Wertes. Es versieht den Geheimnisträger mit narzisstischer Besonderheit. Der Inhalt kann etwas besonders Wertvolles oder Schamvolles sein. Er schließt Andere aus, vermag aber auch eine Bindungskraft darzustellen, der eine Gruppe zusammenhält. Die Grundgeheimnisse des Lebens werden in vielen Mythen, Legenden und Geschichten immer wieder von Neuem dargestellt. Auch das Geheimnis ist, wie der Fetisch, janusköpfig. Illusionär lassen sich daran *beliebige Bedeutungen* knüpfen (z. B. Macht durch Zurückhalten oder omnipotente Kontrolle durch geheime Formeln zu besitzen, mit denen alles im Sinne der eigenen Wünsche gelenkt und interpretiert werden könnte).

Fast alles kann *fetischisiert* werden. Es ist zu unterscheiden zwischen dem *Fetisch per se, fetischistischen Symptomen, fetischistischen Praktiken und fetischistischen Akten,* die vielfach von Ritualen und Tics begleitet sind. Der Fetischismus bei Frauen hat oft andere, viel weniger deutlich erkennbare Erscheinungsformen als bei Männern.

Fetischismus bleibt meist hochgradig überdeterminiert und manifestiert häufig *prägenitale Wurzeln.* Oft werden *ausgeprägte Ich-Spaltungen* (ein Teil des Ichs bleibt in gutem Realitätsbezug, ein anderer, mittels Verleugnungsmechanismen, funktioniert wie fokalpsychotisch), eine anhaltende und starke *Neigung zu Projektionen/Introjektionen*, der häufige Gebrauch von *Verschiebungen, symbolischen Gleichsetzungen*, Verleugnungen, omnipotenter Idealisierung und übermäßiger Kastrationsangst erkennbar. Wurzeln frühester präverbaler Erfahrungen (Bürgin, 2022) (z. B. visuelle Eindrücke, Geruch, Tastsinn, Omnipotenz) vermischen sich mit Erlebnissen späterer Entwicklungszeit zu spezifischen Bedeutungskonglomeraten. Sie vermengen sich im Verlaufe der weiteren Entwicklung mit ödipal- und adoleszentär-genitalen Anteilen und bilden dann dieses schillernde, vielgestaltige Element, das als Fetisch zu erfassen gesucht wird.

Da es sich bei den Fetischen um *komplexe, aus archaischen und späteren Entwicklungsstadien zusammengesetzte, psychische Gebilde* unterschiedlichster Art handelt, ist leicht zu verstehen, dass sie im analytischen Prozess zwar oft recht gut erkennbar, aber höchst selten aufgegeben werden, auch wenn sie in der intrapsychischen und interpersonellen Dynamik in den Hintergrund getreten sind. Sie zählen dann zu den Beständen von Abwehrformationen und Regulationseinheiten des Ichs, die aktuell nicht mehr gebraucht werden, aber in Belastungssituationen jederzeit reaktiviert werden können. Dies gilt besonders für die Fetischisierung von vorbewussten oder bewussten Fantasien, die oft primär im Dienst eines pathologischen Narzissmus stehen und erst sekundär für manifest sexuelle Regulationen zum Zuge kommen. »Kultgegenstände«, welche spezifisch für genitale sexuelle Aktivitäten eingesetzt werden und die gesamte Sensorik miteinbeziehen, scheinen also nicht so leicht ihre Bedeutungen zu verlieren.

Gefördert durch die heutige Sexindustrie scheint eine nicht geringe Nachfrage nach vorgeformten, fetischistischen Angeboten zu bestehen (z. B. Vibratoren). Die industriellen Angebote verringern, infolge ihrer leichten Verfügbarkeit und anhaltender Verbesserungen, die psychische Arbeit, sich einen eigenen Fetisch aufzubauen. Zu spielerischen Zwecken eingesetzt, finden bei fetischistischen Angeboten keine wirkliche fetischistische »Aufladung« und ein notwendiges Festhalten daran statt. Dennoch ist auch hier ein fließender Übergang zu Formen zu beobachten, wo das »Spielzeug« zum Fetisch mutiert. So ist im klinischen Bereich immer wieder ein *banaler Alltagsfetischismus* zu beobachten, der mehr spielerischen Charakter besitzt und von einem *Fetischismus* abgegrenzt werden muss, welcher mit Störungen der Beziehungs- und Orgasmusfähigkeit bzw. der Leistungs- und Arbeitsfähigkeit und damit auch mit seelischem Leiden verknüpft ist.

Die im Bereich des Perversen geltenden Gesetze sind andere als das übliche Gesetz. Der Fetischist z. B. bewegt sich in einer Art illusionär-magischem Märchenland, in welchem weder Tod noch Verlust, Erniedrigung oder Versagen existieren. Er vermeidet phobisch, in die Nähe der ödipalen Konfiguration zu gelangen, will keine Rivalität mit dem Vater und dessen phallischer Macht. Zudem behält er seine Bindung an die Mutter auf präödipalem Niveau. Es scheint sich beim Fetisch um einen analen Phallus zu handeln, der nie verloren geht. Auf diese Weise wird die Prägenitalität, sei es durch Regression oder durch Fixierung, beibehalten und Trennung vermieden. Die Aggression und das Kontrollbedürfnis befinden sich beide in einem Bereich, in welchem keine Vergeltung gefürchtet werden muss und die Inszenierung doch unter dem eisernen Kommando eines Diktators ablaufen kann. Der Fetischist ist der dominante, omnipotente, unverletzbare Drehbuchautor, Regisseur und teilweise Mitspieler. Er glaubt, dass er Wörter zu Dingen und Menschen zu Gegenständen zu machen vermag. Alles ist »Als-ob«. Das Gegenüber soll, wie ein Spiegelbild, unfähig sein zu einem wirklichen »Nein«. Mit dem Fetisch als narzisstischem Phallus ist er alles, Mann und Frau, Eltern und Kind, groß und klein. »Alles« heißt, keinerlei Widersprüche und Grenzen mehr, Aufenthalt im Land des Primärprozesses (s. Matte Blanco, in: Bürgin, 2022, S. 317ff.). Er schwimmt auf den Bilderwogen des Unbewussten, die jegliche Substitution von etwas durch etwas anderes ermöglichen. Omnipotent wird der Geschlechts- wie auch der Generationenunterschied, die eigene Aggression und die Getrenntheit eines Gegenübers verleugnet. Deshalb kann jede nur in eine Richtung weisende Interpretation dieser wie verrückt wirkenden Methodik nicht gerecht werden (Blumberg, 1995).

Getrennt-Sein bedeutet in den ersten Lebensmonaten »vernichtet werden«. Aus einer primären Vernichtungsangst, die bei einem emotionalen Nicht-wahrgenommen-Werden des Säuglings entsteht und die wie ein ins Nichts, in absolute Einsamkeit hinausgeschleudert werden, d.h. wie eine Auslöschung, erlebt werden mag, wird im Verlaufe der Entwicklung eine Trennungsangst. Diese transformiert sich bei der allmählichen Annäherung an die Zeit der ödipalen Entwicklung zu einer Kastrationsangst. Es findet also eine Entwicklung statt, die von der Bedrohung des Ganzen zu der Bedrohung einer umschriebenen, sensiblen Körperstelle voranschreitet.

Die Erfindung eines Fetischs, eines Gegenstandes oder einer Sache, die das Individuum besitzt – und die, wenn nötig, ersetzt werden kann –, beschert eine gewisse Unverletzbarkeit gegen jegliche Art von Verlust oder Bedrohung. Der Fetisch ist ein Objekt, über das, ganz im Gegensatz zum Primärobjekt, jederzeit verfügt und das hundertprozentig kontrolliert werden kann (Blumberg, 1995). Die Fetischbildung kann allerdings nur um den Preis wirksam werden, dass ein Teil des Selbst auf einer primären Funktionsebene omnipotent-illusionären Glaubens zurückbleibt. Das Gegenüber, partiell depersonalisiert, spiegelt dem Säugling/Kleinkind im emotionalen Austausch – vor allem wenn es noch über viel verführerischen Charme verfügt – durch seine ambivalente Haltung ein verzerrtes Bild. Insbesondere scheint sein Körper eine ungenügende Spiegelresonanz zu erfahren, wodurch die Autonomieentwicklung wie auch der Identitätsaufbau beim Säugling deutlich erschwert werden. Hat sich der Säugling erst einmal zu einem Kind in der ödipalen Phase entwickelt, so wandeln sich die frühen Ausdrucksformen in komplexere um, die nun in erster Linie Kastrationsangst, Selbst-Veränderungen und Spezifitäten in der Beziehungsentwicklung (klarere Fetischbildung) in den Vordergrund treten lassen. Die Sehnsucht nach Nähe behält eine Verbindung zum regressiven Fusionswunsch. Fällt der real oder emotional abwesende »Vater« als alternatives Beziehungsobjekt weg, das einen Ausweg aus dem Reich der primären Bezugsperson hätte weisen können, oder konfrontiert er das Kind noch zusätzlich mit eigenen Beziehungsproblemen (z.B. Entwertung, Nichtbeachtung des Kindes, Rivalität und Eifersucht), so befindet sich das Kind in einer ausgesprochen schwierigen Situation. Seine bisherigen Probleme (Identität, Ängste, Aggressionsverarbeitung) halten an, werden erschwert.

Die Fetischerfindung reduziert mittels der Omnipotenz die Ängste, ermöglicht, mit der Ersatzbildung doch noch zu einer Befriedigung zu kommen, allerdings um den Preis, zwischen sich und einem bedeutungsvollen Gegenüber einen Fetisch platzieren und damit emotional Distanz schaffen zu müssen. Der Erfinder verlangt schließlich vom lebendigen Gegenüber, dieses Ding, das wichtiger als die

Bezugsperson wird, zu akzeptieren und damit selbst in den Dunstkreis des gegenständlichen Fetischs einbezogen zu werden. Das Lebendige wird vom Leblosen infiltriert. Wenn »Kastration« phantasmatisch mit dem Geschlechtsunterschied zusammenhängt, so gibt es keine Kastration, wenn der Geschlechtsunterschied aufgehoben ist. Ist der Unterschied zwischen Subjekt und Objekt aufgehoben, so sind auch keine Trennung, Vergeltung oder Rache zu fürchten, insbesondere, wenn das Gegenüber, über welches eine vollständige Kontrolle verhängt wurde, noch de-animiert, in Besitz genommen und zum puppenhaften Ausgangsort eigener Wünsche gemacht wird.

Blumberg veröffentlichte 1995 eine Fallbeschreibung eines 45-jährigen Architekten, der für das sexuelle Zusammensein mit seiner Partnerin Frauenunterwäsche tragen und seine Augen mit einem weichen Shawl verbunden haben musste. War dies getan, so erklärte er, er sei sowohl Frau als auch Mann, überhaupt rundherum »ganz«. Er fühlte sich mit diesem Fetisch unverletzlich. Stets gab er seiner Partnerin Anweisungen, wie sie mit ihm umzugehen habe. Sie musste verlangen, dass er so bekleidet war. Er war bestimmender Drehbuchautor und Regisseur zugleich. In der von ihm entworfenen Szenerie verhielt er sich omnipotent wie ein Diktator, dominierte alles und ertrug keinerlei Widerspruch. Mit dieser Inszenierung hob er den Personen- und Geschlechterunterschied auf. Es gab auf diese Weise nur ihn, keine zwei Personen, Getrenntheit wurde negiert. Vernichtungs-, Trennungs- sowie auch Kastrationsangst wurden verleugnet. Dennoch schimmerte immer wieder ein Vernichtungsgefühl durch, zum Beispiel, wenn er befürchtete, die Partnerin würde seinen Anweisungen keine Folge mehr leisten. Dann, sagte er, wäre er mutterseelenallein und ein Niemand, nicht existent. Insgesamt liebte er Gegenstände (d. h. die Frauenunterwäsche und den Shawl) mehr als die Person seines Gegenübers. Der Patient, voller Rage, verübte aber keinen Mord. Er positionierte den Fetisch zwischen sich und seine Partnerin, was – auf omnipotente Art und Weise – einerseits Nähe und andererseits das Einhalten von Distanz möglich machte.

Exhibitionismus

Bei Affen entspricht der Exhibitionismus nicht in erster Linie einem sexuellen Ziel, sondern vor allem einem Akt der Machtdemonstration, der, wenn das Selbstgefühl infrage gestellt wird, gegenüber dem schwächer Gestellten die sozial dominante Position dokumentiert (Allen, 1980).

Auch der Exhibitionismus findet seine Wurzeln in der prägenitalen Zeit (meist oral-sadistisch). Deshalb besteht zumeist auch eine narzisstische Störung. Beim Exhibitionisten wird auf jeden Fall ein Gegenüber dazu gezwungen, zu schauen (Limentani, 1987).

Rooth publizierte 1971 einen Kategorisierungsversuch und unterschied bei den Patienten mit Exhibitionismus zwei Gruppen: Die eine bestand vor allem aus jungen Männern mit nicht allzu schwer gestörter Persönlichkeitsentwicklung, die sich für solche Impulse schuldig fühlen und sie selbsterniedrigend verarbeiteten. Sie zeigten beim exhibitorischen Akt keine Erektion. Die andere setzte sich aus mehr soziopathischen, weniger gehemmten Menschen zusammen. Diese demonstrierten einen erigierten Penis und masturbierten dazu. Sie empfanden sadistische Lust und kaum Scham oder Schuld.

Lucas untersuchte 1990 an der Portmann Klinik in London von den rund 2.600 Fällen pro Jahr, die in London bekannt wurden, rund 30 Patienten detailliert. Es handelte sich vor allem um Männer, die ein plötzliches Begehren spürten, ihre Genitalien zu zeigen. Dieses Verhalten blieb ihnen selbst unerklärlich. Ihr Verhalten war kaum je mit Vergewaltigungen oder anderen Gewaltanwendungen verknüpft gewesen. Diese Menschen erschienen als kontaktarm, sie beklagten sich über ihre kaum anerkannten Leistungen, wirkten einsam und unglücklich. Ein Teil der Patienten war verheiratet. Die meisten verhielten sich konform, klagten über ein geringes Selbstwertgefühl, waren wenig leistungsfähig. Die Familienverhältnisse der Herkunftsfamilien waren sehr gestört. Ein psychisch erreichtes Gleichgewicht blieb instabil, es bildeten sich rasch Rezidive und der Ablauf bekam eine gewisse Zyklizität (Lucas, 1990).

Bezüglich des historischen Ablaufs von Konzeptualisierungen über den Exhibitionismus beschrieb Lucas (1990) eine Verschiebung der therapeutischen Vorstellungen: von einer Defensivstruktur bezüglich Kastrationsangst weg und hin zu reparativen Vorgängen innerhalb eines frühen Beziehungsgeflechtes zwischen Eltern und Säugling. Der männliche Säugling, identifiziert mit der Mutter, müsse diese

Bindung etwas lösen, wolle er in seiner Männlichkeit und Geschlechtsidentität nicht eingeschränkt werden. In ambivalenter Weise spiele, bewusst oder unbewusst, ein Hass der Mutter auf die Männlichkeit des Kindes mit, der zu einem inkonsistenten Verhalten Anlass gäbe. Seine Fallbeschreibungen werden in verkürzter und modifizierter Form hier wiedergegeben, um die Unterschiedlichkeit der Situationen zu verdeutlichen.

George, 20 Jahre alt, wurde von seinem Bewährungshelfer überwiesen. Er war ein netter und angenehmer junger Mann, der sich entblößte, wenn er wütend und frustriert war, insbesondere wenn er getrunken hatte, was recht oft der Fall war. Er plante die Episoden nicht und handelte aufgrund von plötzlichen Impulsen. Danach empfand er aber Gewissensbisse Er hatte mehrere Freundinnen und war heterosexuell potent, aber es war ihm nicht gelungen, eine dauerhafte Beziehung zu führen. Einzelkind aus einer stabilen Familie, bestand zwischen ihm und seiner Mutter eine intensive Bindung, die von beiden nicht lösbar zu sein schien. Die Mutter war warmherzig und freundlich, aber auch mächtig und beherrschte sowohl ihren Mann als auch ihren Sohn. Obwohl George ruhelos war und von zu Hause wegwollte, konnte und wollte er sich nicht gegen seine Mutter durchsetzen, geschweige denn, sich Ärger oder Streit mit ihr erlauben. Er hatte gute schulische Leistungen erbracht und eine Ausbildung zum Koch absolviert – eine Identifikation mit seiner Mutter. Die beziehungsmäßige Passivität und Unzugänglichkeit des Vaters sowie die übermäßige Anhänglichkeit und Besitzgier der Mutter verhinderten eine angemessene Trennung von der Familie. Sein Exhibitionismus schien Wut auszudrücken. Er löste eine Familienkrise aus, was zu Gesprächen mit der gesamten Familie Anlass gab, die sich darauf einigte, auf eine Trennung hinzuarbeiten. George wurde in einem Bewährungsheim untergebracht und unterzog sich dort einer psychotherapeutischen Arbeit.

John, ebenfalls 20 Jahre alt, hatte eine etwas komplexere Geschichte. Er hatte damit begonnen, sich von seiner Wohnung aus einem Mädchen exhibitorisch zu zeigen, das gegenüber wohnte und das er mochte. Dieses Mädchen und ihre Mutter informierten jedoch die Polizei. Dort erzählte er unter Tränen von seinem Problem und erhielt eine verständnisvolle Antwort und den Rat, sich in Behandlung zu begeben. Der Richter verurteilte ihn zu einer Geldstrafe und warnte ihn, er käme ins Gefängnis, sollte er rückfällig werden.

John war das einzige Kind einer unglücklichen Ehe. Beide Eltern waren schwer gestört, und er wurde im Alter von fünf Jahren in eine Pflegefamilie gegeben, obwohl die Eltern sich nicht trennten. Später wurde er in einem Internat häufig mit Schlägen für verschiedene Unverschämtheiten und das Herunterziehen der Schlüpfer von Mädchen bestraft. In den folgenden Jahren setzte sich in verschiedenen Unterbringungen sein gestörtes Verhalten fort. Er verlor jeglichen Kontakt zu seinen Eltern und begann, sich gegenüber weiblichen Angestellten eines Internats zu entblößen. Als er 14 Jahre alt war, exhibierte er weiterhin regelmäßig, insbesondere vor jugendlichen Mädchen, denen er kichernde Bewunderung zu entlocken hoffte. Während seines letzten Internatsaufenthaltes freundeten sich zwei Mitarbeiter mit ihm an und halfen ihm sehr. Er erwarb in der Folgezeit einige Schulabschlüsse und begann eine Ausbildung als Koch. Die Beziehungen zu Mädchen waren flüchtig und promiskuitiv, er konnte keine dauerhafte Beziehung eingehen. Er verbarg seinen Schmerz und seine Wut unter einer Hülle aus kühlem, verächtlichem Sarkasmus.

Roger, ein 34-jähriger, verheirateter Mann und leitender Computertechniker, hatte ernsthafte Schwierigkeiten in seiner Ehe. Er hatte das Gefühl, dass sich seine Frau von ihm zurückgezogen hatte, und reagierte darauf, indem er mit Freunden in Kneipen ging und seine Frau durch sein spätes Nachhause-Kommen ärgerte. Bei der Arbeit fühlte er sich seinem Chef gegenüber unterlegen.
Eines Abends kam er spät, leicht betrunken, aber gut gelaunt von einer Betriebsfeier zurück, da sein Chef woanders hin versetzt werden sollte. Seine Frau war früh zu Bett gegangen. Er reagierte wütend und fühlte sich zurückgewiesen. So trieb er sich in der Stadt herum und exhibierte schließlich vor zwei Mädchen, die aber sofort die Polizei riefen. Auf der Polizeiwache war er schockiert und erleichtert, als seine Frau ihn abholen kam. Es stellte sich heraus, dass er schon in dieser, aber auch bereits in einer früheren Ehe eine Reihe ähnlicher Aktionen unternommen hatte.
Er empfand seine Mutter als kalt, nörgelnd und besorgt, sie stritt sich ständig mit seinem Vater, der sich unnachgiebig, gefühllos und oft distanziert verhielt. In der Schulzeit hatte er sich gelangweilt, war unruhig gewesen, hatte viel geschwänzt und Einbruchsversuche mit einer Gruppe von Jungen unternommen. Nach dem Schulabschluss entdeckte er eine Begabung für Elektronik und entwickelte sich beruflich gut. Eine erste Ehe hatte nicht funktioniert. Seine Frau hatte sein Interesse an weiblicher Unterwäsche nicht teilen können. Nach einer Meinungsverschiedenheit hatte er am Fenster exhibiert.
Seine jüngste Entblößung schien mit Problemen in seiner Arbeit und seiner derzeitigen Ehe zu tun zu haben. Ihm wurde eine individuelle Therapie angeboten, und seine Frau wurde zu separaten Sitzungen eingeladen.

Paul, 37 Jahre alt, setzte sein Exhibieren zur Linderung schwerer Ängste und Depressionen ein. Er war ein äußerst schüchterner Mann. Während des Krieges geboren, wurde er zu seinen Großeltern nach Wales evakuiert und kam erst mit zehn Jahren zu seinen Eltern zurück. Er gab eine karge Beschreibung eines verarmten, isolierten Lebens, ohne jegliche Wärme und Freundlichkeit. Sowohl seine Großmutter als auch seine Mutter waren dominante Frauen mit scharfer Zunge. Nach der Schule erwarb er viele praktische Fähigkeiten und verdiente seinen Lebensunterhalt als Elektriker. Interessant ist, dass er nie irgendwelche Belletristik las oder TV schaute, sondern sich ausschließlich für technische Dinge interessierte. Er heiratete während eines Krankenhausaufenthalts, als er sich ein Bein gebrochen hatte, eine Krankenschwester und hatte mit ihr zwei Töchter. Mit sieben Jahren begann er, durch Fenster hineinzuspähen, und mit etwa 15 Jahren startete das Sich-Exhibieren. Seitdem wiederholte er beides immer wieder. Er war schon oft vor Gericht gewesen und war der Problemfall der Bewährungs- und der psychiatrischen Dienste. Trotz zahlreichen Behandlungsversuchen setzte er sein Exhibieren fort, oft täglich. Während seiner Arbeit, wenn er durch irgendein Problem beunruhigt wurde, sah er sich gezwungen, sich zu entblößen, um ein Gefühl überwältigender Angst zu vermeiden. Er fasste seinen Zustand bitter so zusammen: »Wer bin ich, wenn ich zu Hause bin? Ich bin ein Niemand.«

Jack, in seinen Dreißigern, begann das Exhibieren mit 13 Jahren in einem Kinderheim vor Mitarbeiterinnen, die, wie er sagte, so taten, als ob sie ihn nicht sähen, es aber heimlich genossen hätten. Später, in einer Schule für verhaltensgestörte Schüler, hatte er eine homosexuelle Beziehung mit einem der Lehrer und masturbierte häufig mit anderen Jungen. Nach dem Verlassen der Schule wurde er immer wieder straffällig, einschließlich Einbrüchen und Diebstählen sowie exhibitionistischen Aktionen. Er verbrachte insgesamt sechs Jahre im Gefängnis. Er entblößte sich, wenn er schlecht gelaunt war und sich einsam fühlte. Besonders gern suchte er sich ein Haus, in dem eine Frau Abendessen kochte, und entblößte sich vor ihrem Fenster. Er stellte sich dabei vor, er würde auf sie in dem Sinne einen Eindruck machen, dass er einen Moment lang in ihren Gedanken existierte und sie voll Bewunderung wäre. Er sagte spontan: »Das Exhibieren ist wie eine Droge, ich bin dann völlig angetörnt.« Früh in Pflege gegeben, hatte er das Gefühl, nie Eltern gehabt zu haben. Nie hatte er zu jemandem eine tragende Beziehung aufbauen können. Bald nach Beginn der Behandlung wurde er erneut straffällig und erhielt eine weitere Gefängnisstrafe.

Übergangsobjekte

Übergangsobjekte (von Winnicott, 1953, beschrieben) und Fetische ähneln einander. Auch Übergangsobjekte sind für gewöhnlich unbelebte Objekte. Sie werden ganz vom Kind ausgewählt und dann illusionär mit Leben beseelt. Meist dienen die Übergangsobjekte fetischistischen Bedürfnissen, um magisch Trennungen zu erleichtern und Sicherheit zu gewährleisten. Beide stammen aus der Primärobjekt-/Kleinkind-Konfiguration. Die Übergangsobjekte umfassen vor allem Brust-Nase-Mund-Bereich, der Fetisch, stärker symbolisch umgewandelt, mehr die Genitalien. Beides sind Gegenstände, welche emotional heikle Situationen unter eine illusionäre Kontrolle bringen sollen.

Übergangsobjekte werden vor allem in der Phase gebraucht, in der noch kein sicherer Gebrauch von Sprache vorhanden ist. Sie haben eine proteusartige Eigenheit, können praktisch jegliche Form annehmen. Die Fähigkeit, Illusionen und Fantasmen auszubilden, steht am Ursprung der Kreation, sowohl von Fetischen als auch von Übergangsobjekten. Übergangsobjekte sind Garanten der psychophysischen Homöostase bei Individuen, die schnell wachsen und sich rasch entwickeln. Sie werden in früher Kindheit (zumeist im ersten Lebensjahr) gebildet und spätestens dann bedeutungslos, wenn die Adoleszenz beginnt. Vielfach gehören sie zur normalen Entwicklung und stellen eine Hilfe dar für den Beginn der Individuation. Es handelt sich um eine Art projiziertes Selbst. Mit ihm zusammen kann dem Unbekannten besser begegnet werden. Übergangsobjekte repräsentieren in magisch-symbolischer Weise zumeist Personen. Manchmal sind sie Vorgänger von imaginierten Gefährten. Selten einmal kann die Mutter sogar selbst zum Übergangsobjekt werden. Übergangsobjekte weisen meist eine bestimmte Textur (weich) und einen bestimmten Geruch auf. Das Kind bestimmt sie absolut selbst und lehnt Substitute völlig ab. Übergangsobjekte können vernachlässigt und misshandelt werden. Selten werden sie völlig zerstört. Irgendwann verlieren sie einfach ihre Bedeutung. Sie werden nicht schamhaft und wie unter Zwang weggetan. Vielfach sind sie mit anderen Übergangsphänomenen verknüpft. Auch rhythmisches Zwirbeln der Haare kann als ein Übergangsphänomen verstanden werden. Selten werden auch rhythmische Töne wie Übergangsobjekte verwendet (Greenacre, 1953, 1955, 1960, 1968, 1969).

Pervertierende Mechanismen bedienen sich, wie auch verschiedenste Übergangsmechanismen, ebenso symbolischer Magie. Fetische sind, als Nicht-Ich-Elemente, Kreationen des Subjektes und, wie Übergangsobjekte, zumeist konkrete Gegenstände.

Sogar ein Partner kann zum Fetisch gemacht werden. Übergangsobjekte und Fetische haben viel Ähnliches und auch viel Unterschiedliches. Während Übergangsobjekte Zwischenphänomene eines bestimmten Reifungsprozesses darstellen und eine Neigung haben, vom Ich mit der Zeit wieder eingeschmolzen zu werden, steht der Fetisch an Stelle eines symbolisierten Objekts und dokumentiert den Nicht-Verzicht auf die eigene Omnipotenz. Er dient dem anhaltenden Versuch einer, aus eigenen Mitteln erfolgenden, selbständigen und kreativen Wiedergutmachung bei einer tiefen, narzisstischen und früh erfolgten Verletzung der eigenen (sexuellen) Identität. Hierzu wird intrapsychisch auf Illusionen zurückgegriffen, die in der Außenwelt wie eine persönliche Realität dargestellt werden. Gegebenenfalls erscheinen sie auch als esoterisches Wissen oder werden als sehr persönliches Geheimnis ausgegeben, dem die Anderen zu glauben hätten (McDougall, 1985).

Pervertierende Beziehungen

Die zentrale Entdeckung des Säuglings, dass die ihn versorgende Person, die ihm die Illusion vermittelt, mit seinem Wunsch die Welt zu generieren und von der er oder sie völlig abhängig ist, weder zu ihm gehört, noch je ihm gehören wird, diese Phase der Desillusionierung ist – etwa um den achten Monat herum – mit einem grundsätzlichen Anerkennen der Existenz eines Anderen verknüpft (Winnicott, 1969). Je nach der »Sanftheit«, mit der die Desillusionierung erfolgt, kann sie – z. B. bei mangelndem Holding und Containment – eine Überflutung durch Angst sowie ein Gefühl von Vernichtung zur Folge haben und damit mit psychischer Auslöschung verbunden sein. Die Desillusionierung vermag bei angemessener Unterstützung der Ich-Entwicklung durch ein empathisches Gegenüber oder durch schöpferische psychische Akte des Säuglings selbst erträglich gemacht werden. Wenn der Säugling, empathisch geliebt und akzeptiert, wahrnimmt, dass er die andere Person sucht und sie begehrt, so vermag sich die Fähigkeit entwickeln, relativ angstfrei von einem Anderen abhängig sein zu können. Dies bedeutet dann, »die grundlegende Unfähigkeit des Menschen zu akzeptieren, allein sich selbst zu genügen, und die Anerkennung der Tatsache, dass die Menschen zur Befriedigung aller ihrer Bedürfnisse und ihres Begehrens auf einen Anderen angewiesen sind« (McDougall, 1985, S. 142). Diese Grundkonstellation kann allerdings phobisch verleugnet werden. Die Abfolge und die Durchmischung von Illusion und Desillusionierung bekommen bei Menschen mit pervertierenden Mechanismen eine besondere Bedeutung, da das illusionäre Gebiet bei ihnen sehr groß und der narzisstische Verlust bei der Desillusionierung entsprechend massiv ist. Brüske Desillusionierungsschritte bewirken oft einschneidende Veränderungen in der Beziehungsentwicklung, z. B. eine Fixierung auf der Stufe der Selbstobjekt-Repräsentanzen. »Wir sind zu der Hypothese berechtigt, dass es im psychischen Erleben eines jeden Säuglings die universal verbreitete Fantasie gibt, zwei Personen hätten nur einen Körper und nur einen Geist.« (McDougall, 1997, S. 224)

Massive emotionale Deprivationen stellen – als traumatogene Leerstellen von für das Überleben notwendiger Zuwendung – einen idealen Nährboden für die Entwicklung pervertierender Tendenzen dar.

Der Aufbau und die Entwicklung der Selbstrepräsentanz sind unvermeidbar mit der Notwendigkeit verknüpft, die Realität des Andersseins des Gegenübers und damit der Objektrepräsentanz anzuerkennen. Die Andersartigkeit und Verschiedenheit des Gegenübers konfrontieren das Subjekt einerseits mit dem, was ihm fehlt, andererseits ermöglichen sie aber auch wirklichen Austausch. Ein solcher fehlt, wenn das Gegenüber ein Selbstobjekt, d.h. ein Teil des eigenen Selbst, ist. Durch die genannten Austauschvorgänge wird die Wechselseitigkeit des Begehrens in Gang gesetzt. Die Psyche kommt, wenn sie dem Grundbedürfnis nach einer persönlichen Identität folgen möchte, somit nicht darum herum, etwas von außen in sich hineinzunehmen, was zunächst nur in der Außenwelt vorhanden gewesen ist.

Die präverbale und prägenitale Sexualität ist deshalb so polymorph und reich, weil sie alle fünf Sinne und alle Körperfunktionen und Körperöffnungen wie auch viele primäre Fantasien miteinbezieht. Primäre Strukturen des Seelenlebens werden durch Repräsentanzen von vorsprachlichen Signifikanten geschaffen (Bürgin, 2022). Sie erzeugen implizites Wissen und lassen bereits eine Reihe symbolischer Äquivalente entstehen. Bei symbolischen Äquivalenten werden die innere und die äußere Realität miteinander vertauscht und/oder etwas mit etwas Anderem gleichgesetzt. So entstehen Sachvorstellungen. Die visuellen, akustischen, olfaktorischen, respiratorischen, viszeralen oder muskulären Selbstanteile haben ihre Ursprünge in solchen prä- oder infra-verbalen Erfahrungen. Diese und das entsprechende libidinöse wie auch destruktive archaische Begehren sind – da prozedural gespeichert – somit vielfach primär vom einfachen Zugang zum Vorbewussten und Bewussten ausgeschlossen. Aber sie verbinden sich oft hartnäckig mit Körpererfahrungen. Das Fehlen von Wortvorstellungen bewirkt, dass sich affektbeladene Situationen viel rascher in den Körper einschreiben. So können spezifische psychosomatische Erscheinungen eine protosymbolische Bedeutung erhalten, an welche sich allmählich bestimmte Fantasien anheften. Man kann deshalb von einer Protosprache der Somatisierung sprechen. »Somatisierungen können also theoretisch als präverbale oder protosymbolische Funktionsweisen bestimmt werden, aus denen sich mithin eine ›Protosprache‹ ergibt.« (McDougall, 1997, S. 223) Die primitive Symbolik solcher Protokommunikation verlangt im psychosomatischen Symptom stumm nach Ausdruck. Worte wirken dann als auffangende oder als bedeutungskontaminierte Behältnisse.

Zu den pervertierenden Mechanismen kann eine Verlängerung der projektiv-introjektiven Phase gehören, die mit einer unvollständigen Trennung von Selbst- und Objektrepräsentanzen sowie von Ich und Gegenüber verknüpft ist und zu anhaltendem Oszillieren zwischen diesen Positionen Anlass gibt. Parallel dazu ist eine intensive Kapazität für und ungeheure Intensität von primären Identifikationen festzustellen. So mögen sich die Kastrationsangst bei Knaben und der Penisneid bei Mädchen früher als üblich (d.h. bereits mit etwa zwei Jahren) manifestieren. Aus dieser Konfiguration heraus bilden sich besonders starke ödipale Schuldgefühle, da sich qualitativ und quantitativ besonders heftige, feindselige Impulse bemerkbar machen. Später werden verstärkt sadomasochistische Tendenzen feststellbar.

Der biologische Körper wird im Verlauf der Entwicklung schnell zu einer psychischen Repräsentanz, die benannt, erogen besetzt, integriert und kognitiv entdeckt werden kann. Er auferlegt der Psyche durch seine somatischen Bedürfnisse und Befriedigungsansprüche »Arbeitsaufträge« (Freud). Die Psyche hingegen lässt dem Körper Botschaften aus konfliktuösen Bereichen zukommen und verlangt, dass das Soma darauf reagiere. Der Körper wird für die Psyche zu einem Objekt. Er hat für das Ich keine Existenz, solange er noch nicht psychisch repräsentiert werden kann. Er ist eine »unerbittliche Informationsmaschine« (McDougall, 1985, S. 432), die oft an Stelle der Psyche des Subjektes antwortet, und reagiert auf psychische Bedrohung, als wäre sie biologischer Natur. Oft bringen psychosomatische Symptome diese Konfigurationen in einer spezifischen Protosprache und Protosymbolik körperlich zum Ausdruck. Psychosomatische Störungen könnten somit als Träume bezeichnet werden, die »nie geträumt worden sind« (McDougall, 1997, S. 242).

> »Sofern Worte eine archaische ›Sprache‹ aus präverbalen Signifikanten ersetzen, lassen sie stets nicht nur einen Rest an Sachvorstellungen zurück, deren Symbole sie sind, sondern einen Großteil der (somatopsychischen) Bedeutungen, die sie zu übermitteln suchen. Weil sich in ihnen eine Synthese aus der ›mütterlichen‹ und der ›väterlichen‹ Welt herstellt, sind sie unentwirrbar mit unbewussten bisexuellen Fantasien verbunden.« (McDougall, 1997, S. 131)

Überwältigende Affekte in der frühesten Kindheit gelangen gegebenenfalls nicht bis zu einer Verarbeitung, die den Aufbau von gut strukturierten psychischen Repräsentanzen der entsprechenden Beziehungssituation möglich werden lässt. Es bleibt dann eine Differenz zwischen Bild-, Wort- und Sachvorstellungen. Die entsprechenden Affekte werden schließlich nur im somatischen Bereich wahrgenommen. Wahrscheinlich werden überflutende Bilder und Empfindungen aber auch nur primitiv abgewehrt, so dass es zu einer Nicht-Besetzung oder archaischen Unterdrückung psychischer Repräsentanzen der entsprechenden Affekte und Beziehungsanteile und somit zur Verwerfung unerträglicher Vorstellungen kommt. Was psychisch als »nicht geeignet zur Abrufung« repräsentiert zu werden vermag, scheint im weiteren Erleben nicht-existent zu sein, bleibt aber, gegebenenfalls als Störungsherd, sehr präsent. Findet etwas keine Form von Repräsentanz, die eine Integration in weitere Bereiche erlaubt, ist es also in prozeduraler Form gespeichert, so vermag man es weder zu träumen noch zu fantasieren. Es bleibt ein Entsetzen vor einer scheinbaren Leere, ein Erschrecken vor dem nicht in üblicher Weise Strukturierten, dem Nichts, einem unauslotbaren Abgrund; es bleibt die Furcht, verschlungen, entleert, entwurzelt, ein- oder ausgesaugt oder zerstückelt zu werden. Es gilt, »das namenlose Entsetzen in ein zu Benennendes und schließlich in ein Erzählbares umzuwandeln« (McDougall, 1997, S. 231), um überleben zu können.

Als traumatisch kann ein Ereignis bezeichnet werden, wenn es zum Versuch einer psychischen Reorganisation Anlass gibt. Erotisierung oder Aggressivierung können als sehr probate Mittel zur Ablenkung der Aufmerksamkeit von sehr frühen Traumata eingesetzt werden. Umsetzung in und Triebabfuhr durch Handeln (Symptomhandlungen) verweisen vielfach auf eine unzureichende Weiterverarbeitungsfähigkeit. Tritt ein Handeln an die Stelle der Sprache, so zeigt sich wahrscheinlich eine prozedural gespeicherte, bezüglich evozierbarer Erinnerung beeinträchtigte Symbolbildung und somit eine archaische Form der Kommunikation.

Sind Hilf- und Hoffnungslosigkeitsgefühle in der frühen Kindheit massiv gewesen, so vermag sich der Säugling münchhausenhaft fast nur durch eine massive Überbetonung seiner Omnipotenz emotional über Wasser zu halten. Neben dieser narzisstischen Überbesetzung bestehen aber für alle Individuen potenziell traumatisierende Grundkränkungen der Omnipotenz, nämlich die Tatsache des Geschlechts- und des Generationenunterschieds, die der Andersheit des Anderen und die der Unvermeidbarkeit des Todes. Es gibt unendlich viele Wege, mit dem Wunsch umzugehen, beide Geschlechter haben und sein zu wollen. »Die Notwendigkeit, sich mit der biologischen Eingeschlechtlichkeit als unvermeidlichem Schicksal abzufinden, stellt eine der schwersten narzisstischen Kränkungen des kindlichen Größenwahns dar.« (McDougall, 1997, S. 12)

Oft können, wie sich im Nachhinein feststellen lässt, bereits früh massive narzisstische Probleme und deutliche Triebstörungen beobachtet werden, die anterozeptiv, d. h. bezüglich des Entwicklungsverlaufs, aber nur wenig aussagekräftig sind. Die angeborene Ausstattung, die Interaktionsformen der Eltern, die unbewusst ablaufenden primären Identifizierungen/Gegenidentifizierungen und die Weiterbearbeitung von Erlebnisinhalten auf der Fantasieebene sind als intrapsychische und interaktive Elemente für die Möglichkeit einer weiteren Entwicklung psychischer Strukturbildung besonders relevant. In den ersten 18 Monaten stehen vor allem Interaktions- und Beziehungsprobleme in der Mutter-Kind-Dyade mit oft inadäquater Unter- oder Überstimulation, Störung der Wärmegebung und Ess-, Ausscheidungs- sowie kinästhetische Probleme im Vordergrund. Bereits im zweiten, aber auch bis zum vierten Lebensjahr kann sich bei Operationen (z. B. Tonsillektomien oder Phimosenoperationen) eine übermäßig heftige Kastrationsangst einstellen. Erste deutlichere Symptome – im Sinne des Auftretens pervertierender Mechanismen – zeigen sich dann mit vier bis fünf Jahren: z. B. Fantasien, gewisse Körperteile würden abfallen oder abgeschnitten, z. B. Extremitäten, Zähne; übermäßiges Interesse an Körperöffnungen und zwanghaftes Sich-selbst-im-Spiegel-Betrachten; exzessives Masturbieren; extremes Hängen an der Mutter, vor allem in der Adoleszenz, spätestens aber in der Spätadoleszenz. Der Mechanismus der Verschiebung scheint besonders stark ausgebildet zu sein.

Genitale Sexualität als suchthaft eingesetztes Substitutionsmittel erscheint zur Lösung psychischer Konflikte und zur Linderung seelischer Schmerzen geeignet zu sein. Das Sexualobjekt ist dann zumeist ein Partialobjekt oder eine sexuelle Praktik, die unablässig – wie eine Droge – begehrt wird. Partner werden wie unbelebte oder auswechselbare Objekte ohne Eigenbedürfnisse behandelt. Oft kann so das Gefühl, innerlich inexistent zu sein, magisch beseitigt werden. Die Sklaverei der Sucht ist aber keinesfalls das Ziel des süchtigen Verlangens, sondern die Vermeidung von seelischem Schmerz. Fehlen zuverlässige innere Objekte, so werden sich die Lösungsversuche unweigerlich nach außen verlagern. Substanzen und Handlungen, die zu einer Linderung schmerzhafter Gemütszustände dienen, werden entdeckt und substituieren die mütterliche Fürsorge. Suchtobjekte – als vorübergehend wirksame Substitute – treten an die Stelle der Übergangsobjekte. Letztlich kann das Fehlen stabiler und tragfähiger innerer Objektrepräsentanzen aber nicht durch Substanzen oder Gegenstände aus der Außenwelt ersetzt werden. Diese können höchstens omnipotent manipuliert und kontrolliert werden. Werden andere Menschen als Suchtobjekte eingesetzt, so nährt sich der Narzissmus parasitär von ihnen und bringt sie – wegen der Illusion einer allmächtigen Kontrolle – in eine geforderte Abhängigkeit (McDougall, 1997).

Wird die Urszene verleugnet, ein Geschlecht eliminiert und dann die Welt neu erfunden, so handelt es sich beim Gebrauch dieser pervertierenden Mechanismen weder um eine seelische Organisation, die im klassischen Sinne »neurotisch«, noch um eine solche, die als »borderline« oder als »psychotisch« zu bezeichnen ist. Zwar sind möglicherweise neurotische oder psychotiforme Abwehranteile am Werk. Aber sie sind nicht ausreichend organisiert, und es finden sich aufgesplitterte psychotisch-illusionäre Manifestationen. Während neurotisch strukturierte Menschen um eine angemessene Sexualität kämpfen und psychotisch organisierte ums Überleben ringen, nehmen Menschen mit einer pervertierenden Strukturform eine Mittelposition ein, bei der eine psychische Nicht-Existenz vermieden, die eigentliche, eigene sexuelle Identität aber verleugnet wird.

McDougall (1985) möchte solche Phänomene nicht als »pervers« bezeichnen, »da sie nicht auf sexuelle Perversionen beschränkt« sind (ebd., S. 133). Sie fänden sich auch bei vielen Patienten mit schweren Charakterneurosen, Süchten, asozialen Zügen oder psychosomatischen Phänomenen. Stets handle es sich um pathologische Introjektionen früher Elternfiguren und um die Erotisierung oder Aggressivierung der Abwehr.

Der erogene Masochismus (s. auch Kapitel 7 in diesem Buch) umfasst ein tiefes Strafbedürfnis mit der Vorstellung, erniedrigt, misshandelt oder unterworfen zu werden; er bildet das elementare Band zwischen der Intensität des Schmerzes und der Intensität des Genusses. Die gesamte Körperoberfläche kann mittels des Schmerzes, die ganze Persönlichkeit durch Erniedrigung erregbar sein. Physisches Leiden bahnt den Weg zur Lust; ein Maximum des Einen entspricht einem Maximum des Anderen. Die masochistischen Mechanismen erfüllen die Funktion, die Entwicklung von Angst zu verhindern bzw. diese verortet zu binden. Masochisten ziehen Sadisten an, als wollten sie sich mit diesen vervollständigen (Greenacre, 1968). Diese Menschen zeigen oft eine besondere Disposition zur primären Identifizierung. Die Trennung von Ich und Nicht-Ich erfolgt zumeist in brutaler Weise, sodass man eher von einem Zerreißen dieser Bande als von einer Individuierung sprechen kann. Vielfach ist eine Blockierung der Fähigkeit zur Symbolisierung zu beobachten, d. h. das Bemühen um eine Mentalisierung ist ins Stocken geraten. Die Fantasiebilder wirken in ihrer Variabilität recht dürftig und sind selten fähig, sich zur Gestalt weiter entwickelbarer Fantasieszenarien zu organisieren. Ähnlich wie bei psychosomatischen Störungen, ziehen solche Ausfälle der fantasiebildenden Funktionen eigentliche Dysfunktionen in der sensorisch-motorischen oder der viszeral-humoralen Ordnung nach sich und umfassen somit auch eine Depersonalisationsbedrohung. Diese Art Masochismus ist eine grandiose operative Position, in welcher dem Gegenüber kein eigenes Begehren zugesprochen wird und dieses auf eine rein instrumentelle Funktion heruntergestuft wird. Der momentane Triumph wird durch die Verachtung und Fäkalisierung des Objektes erkauft, die sich schließlich in einen Bumerang gegen das Subjekt selbst wendet. Die erduldeten Leiden können einen mächtigen Phallus repräsentieren. »So versklavt, unter dem Deckmantel einer theatralischen Behauptung seiner Nichtigkeit, in Wirklichkeit der Masochist den Sadisten.« (McDougall, 1985, S. 174) Solche Patienten verlangen unaufhörlich nach stärkeren Leidensreizen, wollen das Vergnügen verringern, die Spannung ewig unterhalten, sie höchstens neu beginnen und variieren, denn Zustände sind nur wenig zu genießen, Kontraste hingegen intensiv. Quantitäts- und Zeitfaktoren müssen vom Patienten hierfür sehr genau reguliert werden.

Menschen mit intensiven pervertierenden Mechanismen sind imstande, einen Sektor ihres Lebens so einzurichten, dass dort das Ich-Ideal seine Macht behält. Das Verlangen nach unendlichem und zwanghaftem, orgastischem Genuss erlischt im Verlaufe ihres Lebens aber allmählich, parallel zu den involutiven Prozessen. Träume und Tagträume werden verstärkt als »Spielplätze« erkoren. Die »perverse Dimension« (ebenso wie die psychotische) kann somit als einer der vielen Wege der Entwicklung beschrieben werden. Sie ist allerdings durch einen sehr hohen Preis (nämlich massive Entwicklungseinschränkungen durch die Abwehr) charakterisiert.

Dem Überleben kommt in vorbewussten Schichten eine größere Bedeutung zu als der Lösung ödipal-triangulärer Konflikte. Ein scheinbar durch sexuelles Begehren verursachtes Leiden mag dann sogar wie ein Luxus erscheinen. Aber es dient im Grunde dem psychischen Überleben von Kernstrukturen und nicht eigentlich dem sexuellen oder aggressiven Triebimpuls zur Spannungsabfuhr. Ist die Fähigkeit, schmerzliche Affekte und schreckliche Vorstellungen auszuhalten und zu elaborieren, offensichtlich zu gering, so wird das Individuum, um zu überleben, gleichsam zu solchen Notfallkreationen gezwungen. Auch bei pervertierenden Mechanismen, die sich vor allem in dramatischen Inszenierungen zeigen, lassen sich hinter dem manifesten Inhalt zumeist die latenten Elemente der Verdichtung, Verschiebung, Zeitlosigkeit und der symbolischen Äquivalenz erkennen, die zum Primärprozess gehören. Die entsprechenden Personen scheinen sich, aller aufkommenden Erregung zum Trotz, nicht mehr daran erinnern zu können, was sie zu diesen kreativen Akten motiviert haben könnte. Die neu gestaltete, fingierte Urszene solcher privaten Mythen, die gezwungenermaßen als eine Art neuer Realität erfunden wurden, ist mit dem Versuch verknüpft, eine entsprechende Leerstelle auszufüllen, »die durch die Verleugnung seiner Sinneswahrnehmung entstanden ist« (McDougall, 1997, S. 193). Die entwickelten pervertierenden Elemente vermögen, wenn nötig, alle menschlichen Beziehungen und Lebensvernetzungen eines solchen Individuums zu durchziehen.

»Der Entwurf eines perversen Szenariums ist eine schöpferische Handlung« (McDougall, 1985, S. 202). Aber die pervertierende Produktion verweist stets auf geheime Beziehungen in der Innenwelt und wird sorgfältig inszeniert. Die Illusion wird den Anderen aufgedrängt. Diese sollen sie als Realität akzeptieren. Wird von einer Repräsentanz jegliche Besetzung ersatzlos abgezogen, so bleibt etwas wie eine Leerstelle zurück. Mittels Suchtmittelkonsum bzw. Bulimie etc. versucht das Individuum, Gegenstände aus der Außenwelt an die Stelle der fehlenden symbolischen Objekte zu setzen.

Um kreativ zu sein, d.h. um ein Recht auf eine gesonderte Existenz und eine individuelle Identität in Anspruch zu nehmen und um »Kinder« im weitesten Sinne zur Welt zu bringen, »muss man für sich das Recht beanspruchen, die reproduktive Rolle beider Eltern zu übernehmen, sowohl die fruchtbare Gebärmutter wie der befruchtende Penis zu sein.« (McDougall, 1997, S. 155) Kreativität beruht »unter anderem auf einer psychischen Integration bisexueller Identifizierungen und Fantasmen« (ebd., S. 122).

Angesichts der Tatsache, dass jeder Mensch anatomisch (mit Ausnahme der Zwitterbildungen) nur zu einem Geschlecht und damit nur zu einer Hälfte der Menschheit gehört, muss die Fantasie einer möglichen Bisexualität, ein hermaphroditisches

Ideal – als reparatives, wunscherfüllendes Phänomen bezüglich der Wunden, welche die Realitätswahrnehmung dem Narzissmus auferlegt – wahrscheinlich zu den Urfantasien der Menschen gezählt werden. Sie geht von einem Ideal aus, in welchem es keine Entbehrung gibt.

Das Publikum, an welches sich das schöpferische Produkt wendet, besteht in erster Linie aus den bedeutsamen Repräsentanzen der Vergangenheit, die sich im Inneren des schöpferischen Menschen befinden und entweder schützend-förderlich oder feindselig-entwicklungsfeindlich sind.

Alle Formen von sexueller Devianz sind Ausdruck veritabler Kreationen, komplizierter Skripts, die lange im Voraus entworfen und zumeist minutiös bis ins kleinste Detail geplant wurden.

Die Masturbation ist eine bewusste Ich-Handlung und bestärkt das Ich in seiner Identität. Bei der Masturbation wird eine hermaphroditische Illusion aktiviert. In der autoerotischen Welt ist die Erfüllung aller Triebansprüche möglich, wenn die Omnipotenz die primärprozesshaften Anforderungen an die Darstellbarkeit erfüllt. Die autoerotischen Vorstellungen werden zumeist direkt in Handlungen umgesetzt. Entweder wird ein Szenario mit aggressiven oder libidinösen Impulsen zusammen mit einer spezifischen (Partial- oder Selbst-)Objektrepräsentanz aktiviert oder es können Körperfunktionen, Exkretionen oder Gegenstände an deren Stelle treten. So werden Illusionen geschaffen, die die verlorene Unabhängigkeit omnipotent ausgleichen sollen. Die zwanghafte Masturbation ist den sexuellen Perversionen sehr ähnlich.

Erleben ist etwas Komplexes, das sich Schritt für Schritt entfaltet, dabei aber gerade deformiert werden kann. So gibt es Patienten, die sich nie in ihrem eigentlichen Erleben befinden, sondern stets nur wie daneben. Ihr eigentliches Erleben bleibt leer. Sie beginnen ihre Analyse nie wirklich, reflektieren höchstens mit einem intrapsychischen Doppelgänger darüber. Dieses Doppel-Selbst kann sich zu einer zentralen Abwehrstruktur entwickeln (Dermen, 2010).

Menschen mit ausgedehnten, pervertierenden Ich-Funktionen sind imstande, das Gegenüber, ihre Objekte, ihren eigenen Körper und auch ihre Psyche zu deanimieren, zu devitalisieren, sie abzutöten, indem sie diese gleichsam zu Dingen machen, d.h. sie reifizieren. Jegliches Erleben von Affekten wird dadurch zunichtegemacht. Solche Individuen sind deshalb auch nicht imstande zu lieben. Ihre blockierte Affektivität positioniert sie im zombiehaften Zwischenbereich von Lebendigem und Totem. Nichts vermag sie wirklich zu berühren, sie befinden sich wie in einer isolierenden Kugel. Sie versuchen anhaltend, auf das Gegenüber einzuwirken, es zu verführen, und verachten es für seine Verfügbarkeit oder seine Nichtverfügbarkeit. Der Kontakt zu diesen Menschen fühlt sich als nicht echt an, da sie sämtliche

Emotionen dissoziierend abspalten. Entsprechender Weise sind sie auch nicht dafür ausgerüstet, seelischen Schmerz oder Verlust zu empfinden.

Dem früh entstandenen, inneren Doppelgänger (Dermen, 2010) kommt eine Schutzfunktion zu. Er wird mit Omnipotenz und Allwissenheit ausgestattet, verhindert jegliche Wahrnehmung von Abhängigkeit, verdinglicht den Dialog und transformiert alles Lebendige zu Gegenständlichkeiten, über welche er allmächtig verfügt. Nichts kann mehr wachsen und sich entwickeln. Er legt fest, was Wirklichkeit ist, welche Position in der transgenerationalen Linie oder bezüglich des Geschlechtes gerade eingenommen wird. Arbeitet er defizient, so tauchen Hilflosigkeit und massive Desorientierungsängste auf. Seine Verachtung des Gegenübers berechtigt ihn scheinbar, dieses zu entwerten, zu entwürdigen und es sadistisch zu bestrafen. Er verhindert andauernd, sich in eine Beziehung einzulassen, ein Patient oder ein Analysand zu werden. Seine Statements entsprechen Dogmen. Die Doppelexistenz legt auf diese Art und Weise fest, wer die andere Person ist. Gegebenenfalls spielt sie etwas vor, bleibt dabei aber völlig schuldlos, da sie sich außerhalb jeglicher humanen Größenordnung zu befinden glaubt. Man muss sich fragen, ob es sich bei pervertierenden Abläufen jeweils »bloß« um Denkstörungen oder aber um grundsätzlich pervertierende Elemente handelt.

Erfahrungen oder Konzepte, an welchen ein Individuum wirklich emotional beteiligt ist, scheinen für einen Menschen mit ausgeprägten pervertierenden Mechanismen den Stempel des Verrückt-Machens zu tragen. Ihr Versuch, das, was emotionale Beteiligung schafft, auf eine Ding- oder Sachebene herunterzuschrauben, d.h. es leblos zu machen, zu reifizieren, dient der Abwehr (ebenso wie die Sexualisierung). Eine erfolgreiche Devitalisierung ist mit einem Triumphgefühl verknüpft.

Jegliche Empathie des Analytikers wirkt auf den Patienten wie etwas Gefährliches, ruft schrecklichste Ängste hervor und wird mit allen Mitteln, sogar der Umdeutung von Realität, bekämpft. Deshalb beansprucht der Patient die Deutungshoheit über das, was wirklich und bedeutsam ist. Diese Abwehren verstopfen sämtliche Zugänge zu seinem wahren Selbst. Er wird damit zwar immun gegen Schmerz und schmerzliche Affekte, blockiert aber gleichzeitig auch Lust, Genuss und angenehme, Kreativität stimulierende Gefühle.

Die Analysen mit solchen Patienten haben eine Neigung, unendlich lange zu dauern, weil man immer wieder geneigt ist, einen neuen Versuch zu unternehmen, den Patienten emotional doch noch erreichen zu können.

Sadomasochismus

Der Sadomasochismus fehlt im pervertierenden Bereich praktisch nie, ebenso auch nicht die partielle Realitätsverzerrung mittels Verleugnung und die Wirkmacht der infantilen Omnipotenz. Idealerweise soll ein inneres Gefühl von Frieden hergestellt werden, bei welchem Nähe und Intimität nicht mit Vernichtung, Getrenntheit, Isolation und Identitätsverlust verknüpft sind (Limentani, 1987).

Bei der Aggression und damit auch dem Sadismus handelt es sich um keinen biologisch determinierten Trieb, der dauernd auf den psychischen Apparat einwirkt; sondern es wird damit eine *reaktive, der Selbstfürsorge dienende Fähigkeit* beschrieben. Sie kann sich im Affekt des Zornes und der Rage, aber auch durch Handlungen äußern. Ihre Aufgabe besteht darin, innere oder äußere Hindernisse, die sich einer Zielsetzung des Ichs und des Selbst, intrapsychisch oder interpersonell, physisch oder psychisch, entgegensetzen, zu überwinden. Es handelt sich somit um den emotionalen Überschussanteil, der nötig ist, um das Zugehen (lat.: aggredi) auf etwas zu ermöglichen. Das innere Hindernis beim Sadismus besteht in der Überzeugung, von einem Gegenüber als Objekt nicht geliebt werden zu können. Alle sadistischen Wünsche und Verhaltensweisen sind auf die Überwindung dieses inneren Hindernisses ausgerichtet. Aggression per se ist im Kern somit weder destruktiv noch feindselig, kann aber, in der jeweils gewählten Form, diese Qualität doch annehmen. So gesehen ist der Sadismus, wie Freud 1915a noch annahm, das Primäre und die Wendung der Aggression gegen das Selbst im Masochismus das Sekundäre. Der eigentliche Ausgangspunkt, das feststellbare Primäre, ist die brennende Sehnsucht nach emotionaler Zuwendung, nach Wahrgenommen-Werden durch und nach empathischem Austausch mit den primären Bezugspersonen. Die Aggression (Berliner, 1958) soll das Hindernis eines Nicht-vorhanden-Seins des für die Entwicklung fast unentbehrlichen, emotionalen Entwicklungsfeldes durch »Druckerhöhung« um jeden Preis überwinden. Sie wird vor allem dann ausgelöst, wenn sich das Selbst existentiell bedroht fühlt. Vergeltungs- und Rachewünsche entsprechen mehr ökonomischen Faktoren (lex talionis), als dass sie primär der Aggression inhärent wären. Wenn sich keine pervertierenden Mechanismen von der Art des Sadismus entwickeln, so hinterbleiben, modifiziert durch die spätere Entwicklung, oft sarkastisch-ironische, neckend-herausfordernde oder humoristische Züge (Rizzuto, 1999).

Bei den frühen Formen der Triebentwicklung sind die oral-sadistischen und anal-sadistischen wie auch die oral-masochistischen und anal-masochistischen Impulse andauernd vorhanden. Innerhalb der frühen Über-Ich-Bildung können sich diese Triebaufteilungen auch zwischen dem Über-Ich und dem Ich als innere, phantasmatische Interaktionsdynamik wie auch als Erlebniskonfiguration im Feld zwischen den Selbst- und den Objektrepräsentanzen einstellen.

Pervertierende sadistische Triebbefriedigungen zielen, sowohl im Fantasiebereich als auch in den interpersonellen Beziehungen, weniger auf die Zufügung von Schmerz, als vielmehr auf die Gefühle von Macht, Selbstbestimmung und Triumph, welche bei der Überwindung des Hindernisses auftreten. Sie verlangen von der analytischen Person nicht nur viel Toleranz und Bereitschaft zu Containment, keine Vergeltung, aber Respekt und Deutungen, sondern auch eine Sorgfalt, Eigenerfahrungen des Patienten mit anderen Worten zu spiegeln, statt ihn mit vorauseilenden, komplexen Sachzusammenhängen zu konfrontieren.

In einer interessanten Falldarstellung berichtet Rizzuto (1999) über einen 45-jährigen Mann, dessen Beziehungen mit Frauen stets in sadistischen Kämpfen endeten. Er wollte absolute Kontrolle über seine Freundinnen und setzte diese Absicht auch mit sadistischem Verhalten durch. Weinten die Partnerinnen, so war er höchst befriedigt und verhöhnte sie wegen ihrer Schwäche. *»Diejenigen, die ich liebe, verletze ich – und ich mag das auch noch.«* Über die meisten Menschen zog er, sie grandios entwertend, her. Nie hatte er sich in eine Beziehung wirklich eingelassen, stets war er von seiner Überlegenheit überzeugt. Erreichte er nicht, was er wollte, so traten heftige Rage-Ausbrüche auf. Er kämpft ein Leben lang um die Anerkennung durch seine höchst ambivalente Mutter, die ihn »ihren kleinen Hitler« nannte, war sehr gebunden an sie und hasste sie in gleichem Ausmaß. Mit dem Vater ließ sich nie eine verlässliche emotionale Beziehung aufbauen. Das gesamte seelische Leben des Patienten war durch sexuelle Fantasien dominiert, die in Kombination mit exzessivem Masturbieren und der anhaltenden Suche nach narzisstischem Triumph in Erscheinung traten. Die Analytikerin wurde fortlaufend in sadistische Kämpfe einbezogen. Der Patient versuchte, sie zu verführen und gleichzeitig auch total zu entwerten. Eine sadomasochistische Mutter-Kleinkind-Beziehung mit intensivsten, präödipalen und ödipalen Frustrationserfahrungen hatte eine enorme Sehnsucht nach einer fusionären Nähe zur Mutter hinterlassen, die sich wegen des Verlusts ihrer gesamten Familie im Holocaust in einem chronisch-depressiven Zustand befand. Die über sechs Jahre dauernde Analyse ließ beim Patienten den Wunsch aufkommen, mit der »Seele« eines Gegenübers in Berührung zu kommen und ein Leben lang zu weinen. Sein gesamtes inneres Leben und seine Beziehungswelt änderten sich markant, als er sich die Fähigkeit zu vertrauen erworben hatte. An der Stelle der infantilen Überzeugung, Anrecht auf ein Liebesobjekt zu haben, bildete sich nun die Fähigkeit zu lieben.

Leidenssucht als verhüllte Suche nach grenzüberschreitender Macht und als verunglückte Sehnsucht nach Beziehung und als Quälen-Müssen des Anderen treten als innere Antithese zwischen der Grausamkeit eines »inneren Richters« und dem Gequält-Werden des scham- und schulderfüllten Selbst in Erscheinung (Wurmser, Vorwort, in: Novick & Novick, 2004). Es handelt sich um eine alle Psychopathologie durchdringende Psychodynamik, die nicht auf manifeste Perversionen beschränkt ist.

Es besteht eine »beträchtliche Menge an Literatur, Kunst und ähnlichem Material, die das menschliche Interesse widerspiegelt, Schmerzen zuzufügen und Schmerzen zu erdulden«. Dennoch muss sich jede Gesellschaft vor Individuen schützen, »die durch Gewaltanwendung anderen Menschen sexuelle Beziehungen aufzudrängen versuchen« und diese dadurch körperlich und psychisch schädigen. Der Sadomasochismus ist nicht nur in den vielen religiösen Schriften über die Martyrien von Heiligen dokumentiert, sondern auch in Prosadichtungen »über Grausamkeiten, Flagellationen, Folter, Demütigungen, Gefangenenlager und körperliche Strafen« (Kinsey et al., 1954, S. 90).

Schlageimpulse und Masochismus

> »Der Schlagewunsch ist eine Triebrepräsentation, die das Bewusstsein erreicht oder nicht erreicht und abgewehrt oder sublimiert werden oder als Abkömmling in mehr oder weniger großer Distanz zum ursprünglichen Impuls auftreten kann. Die Schlagephantasie stellt eine Erfüllung in Form des bewussten oder vorbewussten Denkens des sexualisierten Wunsches, zu schlagen oder geschlagen zu werden, dar.« (Novick & Novick, 2004, S. 20)

Schlagefantasien haben präödipale und ödipale Determinanten. Schlagefantasien schwer gestörter Kinder können als fixierte Fantasien gelten. Schlagefantasien im Erwachsenenalter lassen sich als Abkömmlinge regressiv intensivierter Schlagewünsche aus der Kindheit verstehen.

Die primären Determinanten von Schlagewünschen in der Fantasie sind präödipal. Schlagewünsche und Schlagespiele, wie auch infantile sadistische Theorien über den Geschlechtsverkehr, können als universal gelten. Schlagefantasien entsprechen bewussten Tagträumen. Sie treten eher selten auf und verweisen meist auf recht schwere Störungen der Ich- und der Triebentwicklung. Kinder mit Schlagefantasien haben zumeist keine angemessene Integration von Körper und Selbst erreicht. Transitorische Schlagefantasien finden sich häufiger bei Mädchen. Fixierte werden zu einem permanenten Fokus im psychosexuellen Leben des Kindes.

Sadistische und masochistische Verhaltensweisen sind in der Kindheit sehr verbreitet. Die entsprechende phantasmatische Grausamkeit, die aus der Vorstellung des Geschlechtsverkehrs als einem sadomasochistischen Vorgang hervorgeht, ist fast immer mit einem Fehlen von Schuldgefühlen verknüpft (Lebovici et al., 1999, S. 1423). Beim Sadismus handelt es sich um sexualisierte Aggression. Sie ist meist ritualisiert und unterscheidet sich auf diese Weise von rein destruktivem Hass. Reaktiv kann der Sadismus der Stabilisierung von Selbstwert und Identität dienen (Berger, 2022). Eine masochistische Haltung kann auf Grund eines intensivsten Konfliktes eintreten, aber auch durch eine Entwicklungsstörung des Selbst bedingt sein (Persano, 2022).

Reik (1939) hält drei Punkte für den Masochismus als charakteristisch: 1. die spezielle Bedeutung der Fantasie, 2. den bestimmten Verlauf von Erregung (suspens) und 3. den demonstrativen Charakter der Phänomene.

1. Die Fantasie dient zum Aufbau einer sexuellen Spannung. Sie ist eine Conditio sine qua non. Oft liegen langdauernden Fantasieaktivitäten als Vorbereitungsaktivitäten für Handlungen zugrunde. Dauert die masochistische Fantasie zu lange, so verliert sie ihren erregenden Charakter. Masochistische Praktiken entsprechen in Handlung umgesetzten, vorausgegangenen Fantasien. Verbale Masochisten drücken sich mittels sprachlicher Erniedrigungen oder Beschimpfungen aus. Oft wird nicht klar, mit wem das fantasierende Subjekt identifiziert ist. Bei Märtyrern besteht eine das Leben tragende, unbewusste, masochistische Fantasie.

2. Ein Verlauf mit »im Ungewissen lassen« oder »auf die Folter spannen« (suspens), d. h. ein Verharren in einer Position zwischen Lust und Angst, dient der Verlängerung der Spannung und Erregung. Dies kann bis ins Unerträgliche gehen. »Alle Lust will Ewigkeit« (Nietzsche). Vor allem die Vorlust soll verlängert werden. Auf diese Weise kann das Ich gequält werden. Die Spannung darf nicht bis zum Orgasmus ansteigen, aber auch nicht abflauen. Es sei denn durch vorgängige Bestrafung, Erniedrigung oder Schmerz.

Der Masochismus ist nicht durch Lust am Schmerz gekennzeichnet, sondern durch eine Lust am erwarteten Schmerz. Bei gut entwickelter masochistischer Fähigkeit entsteht keine Angst, da auch Bestrafung und Erniedrigung selbst reguliert, verwaltet und arrangiert werden. Ein gewisses Ausmaß an Unlust allerdings muss vorhanden sein, damit eine erhöhte sexuelle Lust entstehen kann.

3. Es lässt sich eine gewisse Verbindung zwischen Masochismus und Exhibitionismus erkennen. Die meisten masochistischen Akte haben einen demonstrativ-provokativen Charakter. Wird der Masochismus zu einer dominierenden Lebenshaltung, so wird er zuvor desexualisiert und gleicht einem gehemmten Exhibitionismus. Der Masochismus, d. h. die Glorifizierung eigener Mangelhaftigkeit, die Selbstentwertung und -erniedrigung, braucht einen Zuhörer oder Zuschauer, denn es handelt sich um eine Kompromissbildung zwischen Zeigen und Verstecken,

um eine »coincidentia oppositorum«. Masochisten erscheinen nicht als beschämte Menschen, sondern glorifizieren sogar ihre negativen Anteile. Halb Lust, halb Klage, verlieren ihre Aktivitäten an lustvoller Bedeutung, wenn sie nicht angemessen wahrgenommen werden. Sogar verstecktes Leiden verlangt nach Bewunderung. Auch im Martyrium werden Wunden und Erniedrigungen demonstrativ lustvoll gezeigt: Gott sieht die Flagellanten (Roudinesco, 2009). Das Leiden mit seinen theatralischen Zügen braucht ein Publikum, um seinen ganzen Stolz entfalten zu können. Die eigene Dummheit und Ungeschicklichkeit können, eingebunden in eine intentionale Komik als spezifische Form einer masochistischen Gratifikation, szenisch Andere zum Lachen bringen, zur Not mit einem nur vorgestellten Publikum.

Entwicklungspsychologischer Ansatz

Der *entwicklungsspezifische Ansatz* ist eine Methode zur Organisation klinischer Daten. Alle Entwicklungsphasen üben Einfluss auf alle anderen aus und werden von diesen auch beeinflusst. Transformationen gehören zu den Entwicklungsaufgaben und sind somit konstant aktiv.

Die postpartale Situation verlangt eine enorme Umstellung der Lebensvorgänge: eigene Atmung, eigene Verdauung, Ausscheidung, Verarbeitung einer Überflutung durch Reize, erste Integrations- und Ordnungsschritte, Störung der Homöostase in weit größerem Ausmaß als intrauterin. Verschiedene, angelegte Ich-Funktionen werden notfallmäßig aktiviert.

Die Energie für diese Vorgänge der Entwicklung stammt aus den triebhaften Vorgängen der metabolischen Lebendigkeit des Körpers. Angeborene Schemata rufen nach einer Umwelt, in der sie sich – in einer Art externem Uterus als unabdingbarer Umgebung – angemessen entfalten können. Der Trieb sucht, als vitales Bedürfnis, ein Gegenüber, um sich entwicklungsmäßig zu differenzieren, und versucht, mit diesem in einen Austausch zu treten. Eine förderliche Umwelt – kondensiert in der breitbasigen Empfänglichkeit für die Signale des Neugeborenen und einer empathischen Zugewandtheit eines oder mehrerer erwachsener Menschen – ist mitentscheidend für die Entfaltung des beim Säugling Angelegten.

Ein Baby erlebt basale Gefühle, z. B. ein Wohlgefühl oder die Frustration eines basalen Bedürfnisses, und ebenso Körpersensationen, d. h. etwas, das im Körperlichen, noch in einer Art Gegenstand, abläuft. Bei beidem weiß es aber kaum, wo dieses Erleben situiert ist. (Freud: »Psyche ist ausgedehnt, weiß es aber nicht.«) Die basalen Gefühle (das Mentale) haben etwas mit »mind« zu tun, die Empfindungen aus dem Körper, dem Physischen, mit »Soma«. Beides sind Erfahrungen von einer noch nicht lokalisierbaren Lebendigkeit, die sich bald zu einem Erlebnis- und Vorstellungsprodukt weiterentwickelt.

Die ersten Vorstellungen (Gefühls- und Sensationspräsentanzen für die ersten Ich-Kerne, die, durch Verhalten nach außen gebracht, wieder wie von außen aufgenommen werden können und damit zu Repräsentanzen werden, umfassen sowohl die Gefühls- und Wahrnehmungswelt als auch die Körpererfahrungen. Sie sind anfänglich noch nicht getrennt. Vielleicht kann man sie sich vorstellen wie eine Ellipse mit zwei oder mehr Zentralpunkten. Möglicherweise entspricht dies dem Konzept Winnicotts vom »Psyche-Soma«. Wenn sich diese primären Wahrnehmungs- und Erfahrungsweisen zu differenzieren beginnen, entwickelt sich daraus ein imaginiertes Selbst, eine noch keinesfalls bewusste, trotzdem aber sich abspielende Erlebniserfahrung in einem lebendigen Körper. Aus diesem imaginierten Selbst, einem Teil des primitiven Ichs, differenziert sich einerseits allmählich die Psyche, mit ihrer Beheimatung in der psychisch-körperlichen Lebendigkeit, in den Gefühlen, in den ersten strukturierten Wahrnehmungen, den entstehenden Funktionen und im omnipotent-egozentrischen Denken. Andererseits entsteht daraus eine Körperrepräsentanz, die zuerst weitgehend durch sensorische Zuflüsse und die reifende Motorik gekennzeichnet ist. Die durch das Entgegenkommen der personalisierten Umwelt erleichterte, mühelose Wendung der Aufmerksamkeit und der emotionalen Zuwendung zu den menschlichen Figuren, welche die Befriedigung vitaler Bedürfnisse und vor allem eine Stimulation für körperlichen, emotionalen und kognitiven Austausch garantieren, trägt durch Wiederholung und Vorhersagbarkeit zur Entwicklung eines Kontinuitätsgefühls bei.

Die Bildung von Wohlgefühlen und von Lust wird durch Triebimpulse ausgelöst und durch die Empathie der primären Bezugspersonen unterstützt. So entsteht die Illusion, jegliches Begehren werde durch eine selbstverständliche Befriedigung abgelöst. Wird diese Schlaufe durch etwas im Erleben des Säuglings oder durch eine nicht durchschnittlich genügende primäre Betreuungsperson unterbrochen, kommt es also zur primären Frustration, so entsteht, als angeborener Zustand, ein erregtes Rage-Schreien, das als ein interaktives Signal mit einem Adressaten »to whom it may concern« wirkt. Gelingt es den betreuenden Personen, diese Rage aufzunehmen, d. h. den Säugling zu beruhigen, so macht dieser die Erfahrung, dass ein solcher erregter Affekt transformiert und damit weiterentwickelt werden kann. Gelingt dies nicht, so bleibt dem Säugling nur die Persistenz im Schreien (Schreikinder), eine Umsetzung in ungezielte motorische Aktivität, der Ausdruck über das Soma oder der Rückzug in den Erschöpfungsschlaf. Etwas Fehlendes, für die Entwicklung Unabdingbares, ein nicht angenommener, interaktiver Impuls löst ein ur-aggressives Verhalten, ein mit höchster Vehemenz das Fehlende einforderndes

Signal aus (lat.: »aggredi« heißt, aktiv auf jemanden zugehen). Der sich an eine noch unbestimmte Umwelt richtende, aber in Folge ungenügender Responsivität ins Leere laufende Trieb- oder Liebesimpuls (d. h. die libidinöse Ausrichtung) endet angesichts der totalen Abhängigkeit und Hilflosigkeit des Säuglings zuerst in einer wütenden Verstärkung und schließlich in einer Richtungsumkehr zur eigenen Person (Rückzug, Erschöpfung).

Trifft ein *Säugling* also nicht auf die für die Entfaltung seiner genetischen Schemata nötige Umwelt, so entsteht heftige Frustrationsrage oder es wird – je nach theoretischem Gesichtspunkt – eine »Aktivierung des Todestriebs« in die Wege geleitet. Diese archaische Rage wird sogleich externalisiert (durch Schreien). Gelingt es der primären Betreuungsperson, diese vom Säugling externalisierten, in Verhalten umgesetzten Affekte zu metabolisieren, sie zu transformieren (d. h. sie von Beta- zu Alpha-Elementen im Bion'schen Sinne umzuwandeln), so erhalten sie im Erleben des Säuglings eine Signalwirkung. Der Säugling beruhigt sich und re-introjiziert eine modifizierte Form seiner urspünglichen Rage, die nun, als interaktiv gelernte Wahrnehmung, seinem Repräsentanzenschatz zugefügt werden kann.

Wird dieser Ablauf aus Gründen der Nicht-Verfügbarkeit des Gegenübers gestört und gegebenenfalls erotisiert, so drängt diese Rage kontinuierlich in die Beziehung hinein, um wenigstens Schmerz als Botschaft beim Gegenüber deponieren zu können, und hinterlässt Triumph.

Nach Bildung erster Wertekerne verknüpft sich diese Schmerzverursachung, d. h. der sadistische Impuls, mit Schuldgefühlen, und es kommt zu einer Wendung dieser Impulse gegen die eigene Person, d. h. zu einer Transformation in eine masochistische Haltung, die nun, ohne weitere Aktivitäten des Objektes, vom Säugling automatisiert und generalisiert werden kann.

Der Sadomasochismus zeigt sich im Entwicklungsverlauf in verschiedenen Erscheinungsformen. Eine frühe Störung der Lustökonomie kann als erster Schritt einer *sadomasochistischen Pathologie* angesehen werden. Störungen in den ersten Lebensmonaten – insbesondere eine lust- und freudlose, frühe Dyade von Säugling und primärer Bezugsperson – bilden die präödipalen Determinanten masochistischen Verhaltens und damit auch von fixierten Schlagefantasien. So fanden sich in der Vorgeschichte aller von den Novicks untersuchten Kindern mit fixierten Schlagefantasien Störungen in der Lustökonomie zwischen Mutter und Säugling, vor allem die Unfähigkeit, entstandene Fehlabstimmungen zwischen Mutter und Kind zu korrigieren (Novick & Novick, 2004, zuletzt auch: 2020). Auf unvermeidliche Fehlabstimmungen reagieren Kleinkinder mit aversiven Reaktionen und Rage, ältere Kinder mit Wut. Babys depressiver Mütter beschäftigen sich weniger mit Menschen und gebrauchen mehr Anstrengungen zur Aufrechterhaltung der Selbstregulation. Sie scheinen keine Erfahrungen gemacht zu haben mit Beziehungen, die auf der sensiblen, wechselseitigen Reparatur unvermeidbarer Fehlabstimmungen beruhten. Diese Kinder verzichten schließlich darauf, ihren Zustand der Mutter zu signalisieren, und verlassen sich auf Selbsttröstungen durch Schaukelbewegungen, Rückzug, Schmerzsuche oder Aversion. Sie gewinnen Sicherheit durch die Wahrnehmung, dass sie im Stande sind, regelmäßig Schmerz statt Lust hervorzurufen. Und sie entwickeln die Fähigkeit zu einem intrusiven Interaktionsmodus. Die Anpassung an eine Situation, in der Sicherheit nur mittels einer quälenden Beziehung zur Mutter zu finden ist, unterstützt eine Bindung an Schmerz und das Aufrechterhalten schmerzlicher Objektbeziehungen, bewirkt letztlich somit ein Sich-Festhalten am Unglücklich-Sein. Die Verbindung von Mutter und Unlust hat den frühen Erwerb eines autoplastischen Verarbeitungsmodus zur Folge, um innere und äußere Reize zu bewältigen. Es entsteht ein Bedürfnis nach Schmerz, das zum Kern der Persönlichkeit wird. Die schmerzsuchende Anpassung des Kindes an eine pathologische, frühe Beziehung bleibt in der analen Phase als vorrangiger Modus bestehen, um die Beziehung zum Objekt zu gewährleisten. »Durch die Erfahrung des Schmerzes kann das allmächtige Selbst weiterleben, eine masochistische Fantasie, wie sie auch die großen Religionen repräsentieren.« (ebd., S. 273) Angenehme Gefühle aufrechtzuerhalten, ist mit hartnäckigen Schwierigkeiten verbunden. »Unserer Ansicht nach sind die Anpassungs- und Abwehrmotive für den Masochismus, der der Schlagefantasie zugrundeliegt, präödipal.« (ebd., S. 43)

Im *Kleinkindalter* kommt es bei Kindern mit sadomasochistischer Trieb- und Beziehungsverarbeitung nicht zu einer angemessenen Triebmischung und damit auch nicht zu einer Libidinisierung aggressiver Impulse. Die Fantasiewelt strotzt von unkontrolliertem Verhalten, von Angriffen und Gegenangriffen, von primärprozesshafter, explosiver Zerstörung und fusionärer Nähe. Sind die primären Betreuungspersonen nicht imstande, für die Rage-Impulse des Säuglings/Kleinkindes ein angemessenes Containment anzubieten, so führt dies dazu, dass die entsprechenden Kinder primitive, omnipotente Aggressionen auszuleben versuchen. Meistens fehlt nicht nur die Fähigkeit der primären Betreuungspersonen, ein solches Manko zu »halten«, sondern es kommt zudem noch zu heftigen Projektionen von eigenen Konflikten der primären Betreuungspersonen auf die Kinder, wodurch diese mit deren konflikthaften Triebimpulsen »aufgeladen« werden. Dieser Situation vermögen die entsprechenden Kinder nur durch eine verstärkte, autoplastische Stressbewältigung zu begegnen. Hierbei werden die bedeutungsvollen Objekte oft gezwungen, die präödipalen, libidinösen und narzisstischen Bedürfnisse der Patienten zu befriedigen. Aufgrund der Verleugnung dieser brisanten Konfliktsituation in der Fantasiewelt der Kinder werden die entsprechenden primären Betreuungspersonen dann zu liebevollen und perfekten idealisierten Personen umgewandelt. Dies geschieht mittels omnipotenter Transformationsvorgänge. Der Masochismus wird dann zum Versuch, »die gegen die Mutter gerichteten, destruktiven Wünsche jeder Entwicklungsstufe abzuwehren« (ebd., S. 40). Aggressive Impulse werden überdies auf andere Primärobjekte, zumeist den Vater, verschoben. »Die abhängige Rezeptivität, die eine zentrale Stellung in Masochismus und in den Schlagefantasien einnimmt, kann demnach als Abwehr der Aggression verstanden werden.« (ebd., S. 43)

Kinder werden mit einem *omnipotenten Denken* geboren und entwickeln sich nur langsam und zögerlich in Richtung einer gemeinsam geteilten Realität. Die infantile Omnipotenz ist für die ersten 18 Lebensmonate absolut charakteristisch. Sie ist verknüpft mit einer glückseligen Illusion, im Zentrum des Universums zu stehen und über unendliche Macht zu verfügen.

Sadismus und Masochismus kommen stets miteinander verkoppelt vor. Die Verbindungsbrücke besteht aus magisch-omnipotenten Glaubenseinheiten, die einer zentralen Abwehr gegen Hilflosigkeit dienen. Vor allem die Omnipotenz, dann aber auch die Externalisierung, Verleugnung und Vermeidung stellen wichtige Abwehrformationen zum Schutze des Selbst dar. Das Selbst verändert sich dabei nicht, hingegen ermöglichen diese Mechanismen vor allem eine allmächtige Kontrolle des Gegenübers (Novick & Novick, 2022). Omnipotenz, also eine bewusste oder unbewusste Denkform mit magischer, intrapsychischer Macht, ist eine Qualität, die Wünschen, Gedanken oder Tagträumen zugesprochen werden kann. Solange eine klare Unterscheidung zwischen dem Realen und dem Vorgeblichen (z. B. im Tun-als-ob-Spiel) wie auch zwischen Gedanken und Handlungen besteht, lässt sie sich als lustvolles und harmloses, illusionäres Element von Spiel oder Kreativität verstehen. Wird aber an den frühen omnipotenten Vorstellungen festgehalten, als seien sie Realitäten, so mutieren sie zu zentralen Glaubenssystemen, subjektiven Überzeugungen und fixen Ideen, welche das gesamte weitere Denken und Handeln eines Individuums organisieren.

Während ein zufriedenstellender, freudig-affektiver Dialog in einer hinreichend guten Säuglingsdyade Anlass gibt zur Entwicklung eines komplexen Transaktionssystems und zu längerdauernden Bindungen zwischen Selbst- und Objektrepräsentanzen, ist die frühe Kindheit von schwer masochistischen Patienten von Geburt an durch massive Störungen der Lustökonomie belastet. Die sadomasochistische Lust kann, je nach Ausprägung, eine Unabhängigkeit demonstrieren, die keine ist. Gelingt es dem Individuum, sie immer wieder zu inszenieren, so gewinnt sie einen Suchtcharakter. Bei tief eingeritzten, sadomasochistischen Verhaltensweisen werden die gleichen endogen Opioide im Gehirn ausgeschüttet wie beim Gebrauch von Heroin und Kokain (Rathbone, 2001).

Kompetenz und ein positives Selbstwertgefühl werden durch die Entwicklung der Fähigkeit eines Kindes, eine angemessene Reaktion in der Mutter hervorzurufen, gefördert. Solchen, aufeinander gut bezogenen Beziehungspaaren gelingt es fast immer, die unvermeidlichen Brüche in der empathischen Bindung zu reparieren. Die von beiden Partnern regulierte Dyade erzeugt bei dieser Interaktionsform nicht nur Lust, sondern ermöglicht auch die realistische Wahrnehmung eines Anderen, mit dem interagiert und sich ausgetauscht werden kann.

Kommt es in der frühen Kindheit aber zu häufigen und heftigen Enttäuschungen sowie zum Erleben von Rage, ohnmächtiger Wut und Schmerz, so werden keine Erfahrungen gemacht, wie die Abläufe in Interaktionen kontrollierbar und vorhersagbar sein könnten. Entsprechende Kinder flüchten in eine imaginäre Welt, in welcher Sicherheit, Bindung und omnipotente Kontrolle mit Schmerz assoziiert sind. Häufig werden in solchen Situationen Selbstbehauptungsbestrebungen von unempathischen, primären Bezugspersonen als Trotz und Machtkampf erlebt. »Wiederholte misslungene [emotionale] Abstimmungen sind frustrierend und führen [...] schon bald zum Ausdruck von Hilflosigkeit und Verwirrung.« (Novick & Novick, 2004, S. 68) Die frustrierten Kinder reagieren aggressiv auf aversive oder ärgerliche Reaktionen primärer Bezugsperson mit fehlender Empathie. Ein Circulus vitiosus treibt sie zu Rage, Schuldgefühlen und Schuldzuweisungen. Sie entwickeln omnipotente Fantasien, sie seien für den Schmerz, den Ärger, die Hilflosigkeit sowie die Unzulänglichkeit der primären Bezugspersonen verantwortlich. In solchen Konstellationen entstehen keine Erfahrungen von gemeinsamem Reparieren entstandener Kontaktstörungen. Auch bestehen keine Repräsentanzen von verlässlichen Erwachsenen, die als Polster für die Entwicklung der Selbstachtung zu wirken vermöchten.

Die *pathologische, pervasive Omnipotenz* – ein tiefgehender Ich-Defekt – zeigt sich in feindseligen Fantasien von vollständiger, triumphaler und narzisstischer Kontrolle über das Gegenüber. Im Allgemeinen hat sie sich bis zum Schulalter bereits schon konsolidiert. Oft geht es bei solchen Kindern um die Figur eines wütenden, feindseligen »Tyrannen«, dessen Verhalten von Neid genährt wird. Omnipotenz im Denken und Handeln bildet einen entscheidenden Bestandteil des intrapsychischen Widerstandes gegen Selbsteinsicht und tötet das Gefühlsleben ab.

Neben einem realitätsangemessenen System der Selbstregulation, das aus der kompetenten Interaktionsdyade zwischen Säugling und primärer Betreuungsperson entsteht, besteht oft eine Funktionsorganisation, die sich als Reaktion auf Hilflosigkeit, Frustration und Wut entwickelt. Der primär dysphorische Affekt wird in absolute Macht umzukehren versucht. Diese Funktionsmodalität umfasst die Fantasie, mit Verleugnung und Vermeidung sowie vor allem mit einer omnipotenten, triumphalen Kontrolle die Welt sadomasochistisch beherrschen zu können.

Geschlechts- und Generationenunterschiede, der Ablauf von Zeit und die Unvermeidbarkeit des Todes werden als Beschränkungen der Conditio humana verworfen.

Wird das Unmögliche angestrebt, z. B. »die Handlungen und Gedanken von anderen Menschen zu kontrollieren, das Unbestreitbare zu leugnen, das Unvereinbare zu versöhnen und das Objekt sowohl zu zerstören und dennoch zu erhalten, zu sterben und dennoch ewig zu leben« (ebd., S. 75), so bliebe scheinbar nichts übrig, wenn diese Fähigkeit zu zaubern verlorenginge. Die sadomasochistische Fantasie verhindert somit den vollständigen Rückzug der Besetzung von den Objektrepräsentanzen, garantiert also einen gewissen Überlebenswert.

Mit dem Begriff der *Projektion* werden Prozesse wie Verschiebungen, Generalisierungen und die Externalisierung von Trieben, Introjekten, Aspekten des Selbst, Affekten, Empfindungen, Ich- und Über-Ich-Strukturen etc. beschrieben. Dieser Vorgang dient oft der Abwehr, nicht selten aber auch der Anpassung. Es besteht meist eine partielle Unfähigkeit, das Gegenüber als eine von einem selbst getrennte Einheit wahrzunehmen. Das Funktionsziel solcher Menschen umfasst weniger Lust als vielmehr omnipotenten Triumph über die Kontrolle. Der Schmerz ist der Affekt, »der die Abwehr durch Allmacht hervorruft«. Er rechtfertigt gleichsam »die allmächtige Feindseligkeit und Rache, die der masochistischen Fantasie innewohnen« (ebd., S. 162).

Auf der *phallisch-ödipalen Stufe* sind sadistische Theorien über den Geschlechtsverkehr sehr verbreitet. Fantasien über Geschlagen-Werden oder selbst zu Schlagen bilden eine paradoxe Form, um mit dem Gegenüber in Beziehung zu treten. Sie dienen auf diese Art und Weise dazu, unorganisierte, erschreckende Erfahrungen mit der Urszene zu strukturieren. Sich zu unterwerfen, zu leiden, geschlagen oder gedemütigt zu werden, entspricht einer libidinösen Besetzung von fantasierten Vorstellungen über schmerzhafte Erfahrungen der Eltern-Eltern-(Coitus) oder der Eltern-Kind-Beziehungen aus der präödipalen Zeit. Gleichzeitig bestehen meist ein Ich- und ein Über-Ich-Defekt sowie ein ausgeprägtes Omnipotenzdenken. Väter als schützende Identifikationsobjekte fehlen häufig. »Die aktive Abfuhr des aggressiven Impulses, zu schlagen und zu überwältigen, geht mit der analen Phase einher« (ebd., S. 20). Es wird eine sadistische Theorie des Geschlechtsverkehrs entwickelt.

Das Beziehungskonzept von Kindergartenkindern ist vielfach durch Macht- und Kontrollvorstellungen geprägt. Im Spiel geht es allerdings vor allem darum, nicht wirklich zu verletzten, sondern nur so zu tun »als ob«.

Bilden sich fixierte Schlagefantasien, so entwickelt sich keine *Latenz*. »Keiner der masochistischen Patienten, die wir beobachten konnten, hatte eine normale Latenzphase durchlaufen« (ebd., S. 65). Statt durch Übung die Ich-Funktionen, die Leistung ermöglichen, zu stärken und Kompetenz in der Realität als Quelle von

Lust zu fördern, vollziehen sich bei Kindern mit ausgeprägten sadomasochistischen Tendenzen ähnliche Abläufe nur auf der Ebene von omnipotenten Tagträumen. In der Realität empfinden sich diese Kinder oft als unschuldige Opfer von sadistischen Angriffen anderer. Sie arbeiten nur widerstrebend, bemühen sich nur scheinbar und scheinen Arbeit zu pervertieren.

Der Schmerz dient paradoxerweise auch dem Aufrechterhalten einer Bindung und ermöglicht ebenso einen defensiven Gewinn von Aufmerksamkeit. Das Reißen an den Haaren bis zur Trichotillomanie und das Schlagen des Kopfes an eine Wand können – als schmerzsuchende, masochistische Verhaltensweisen –, neben autoerotischen Aufgaben, auch ein emotionales Sich-verpasst-Haben von primärer Bezugsperson und Baby zum Ausdruck bringen. Das passiv-masochistische Erleiden von Schmerz kann als Abwehr eingesetzt werden gegen eine omnipotente Rage oder heftigste sadistische Impulse. Auf jeden Fall verhindert es Veränderung und Wachstum. Alte Beziehungsmuster werden mit infantilem Lustgewinn wiederholt (Novick & Novick, 2022).

In der *frühen Adoleszenz* entwickelt sich bei der Inbesitznahme des eigenen Körpers und bei der Integration der reifen Sexualität ins eigene Selbstbild ein Scheitern an diesen Aufgaben. Alle Kinder mit einer präadoleszentären, sadomasochistischen Haltung, welche die Novicks untersucht hatten, zeigten eine extrem gestörte Adoleszenz (Novick & Novick, 2004), da es in dieser Entwicklungsphase immer schwieriger geworden war, der Realität auszuweichen, sie zu entstellen oder gar sie zu verleugnen.

Omnipotenz

In einem omnipotenten System haben Kompetenz und Lust keinen Platz, wohl aber sadistischer oder masochistischer Triumph. Ein System omnipotenter Haltungen dient sowohl der Abwehr von Gefühlen hilfloser Wut und Demütigung als auch als Quelle pathologisch-narzisstischer Selbstachtung. Schmerz aktiviert eine omnipotente Abwehr, rechtfertigt gleichsam Feindseligkeit und Rache. In der Adoleszenz bedeutet die Fähigkeit, Impulse in der Fantasie »halten« zu können, eine Entwicklungserrungenschaft. Fixierte Schlagefantasien kombinieren sich oft mit Fantasien über Selbstverstümmelungen, Suizid und Tod. Schlagende Täter erhalten vielfach eine starke männliche Figuration, werden gleichsam zur ersehnten, idealen Vaterfigur; fixierte Schlagefantasien treten an die Stelle eines archaischen Über-Ichs.

Beim Sadismus geht es darum, im Leiden des Anderen Befriedigung (z. B. durch Schlagen, Geißeln, physische oder moralische Erniedrigung) zu finden. Der Sadomasochismus bezeichnet eine habituelle Haltung im Sinne pervertierender Mechanismen, die ihre Befriedigung daraus zieht, einem Anderen Schmerzen zuzufügen und/oder auch solche zu erleiden. Der ursprüngliche, erogene Sadismus entspricht einer frühen Entwicklungsperiode, in welcher »Todestrieb« und Eros noch vereinigt waren und damit mit einem Teil des »Todestriebes«, den die Libido weder in den Dienst des Destruktionstriebes noch in den des Sexualtriebes hat stellen können (Roudinesco & Plon, 2004). Der Masochismus entspricht einer Wendung des Sadismus gegen die eigene Person, damit einer Verkehrung von Aktivität in Passivität. Eine masochistische Haltung kann vom Rest des Erlebens dissoziiert sein. Solche Menschen verhalten sich ihrem Körper gegenüber, als wäre der nicht der ihre. Verlassene, vernachlässigte oder misshandelte Kinder zeigen sehr oft selbstschädigende Haltungen (Persano, 2022). Für massive Destruktivität ist ein hohes Maß an Frustrationserlebnissen erforderlich.

Sadomasochismus

Der Terminus »Sadomasochismus« bezeichnet ein symmetrisches und komplementäres Gegensatzpaar, zwei Seiten der gleichen pervertierenden Mechanismen, deren aktive und passive Form sich beide, allerdings in unterschiedlichen Proportionen, beim gleichen Individuum findet und/oder in der Interaktion mit einem Gegenüber aufgeteilt werden kann (der eine Teil beim Subjekt, der andere beim Objekt). Es ist unmöglich, sie getrennt zu untersuchen. Grausamkeit, Schmerz und andere Unlustempfindungen greifen auf die Sexualerregung über und erzeugen einen lustvollen Zustand. Der Sadomasochismus ist hauptsächlich bei einer analsadistischen Persönlichkeitsorganisation zu beobachten (Laplanche & Pontalis, 1972). Er ist eine bewusste oder unbewusste Haltung, welche daraufhin zielt, seelischen oder körperlichen Schmerz, entsprechendes Leiden oder diesbezügliche Erniedrigung auszulösen. Den Analytiker zur Verzweiflung zu treiben ist auch eine Form des interpersonalen Sadismus; ebenso die andauernde Kreation von Missverständnissen. Es lassen sich folgende, an den erogenen Zonen orientierte Phasen unterscheiden: die oral-sadistische, die anal-sadistische und die urethral-/phallisch-sadistische. Alle können durch Rollenumkehr aktiv oder passiv in Erscheinung treten. Der orale Sadismus umfasst Fantasien von aggressiver Beraubung, von Zerstörung des Primärobjekts (Beißen, Schlagen, Brennen, Einverleiben) und von Neid. Oft besteht eine grausam-entwertende Mutterrepräsentanz mit sadistischen Rachefantasien.

Sadomasochismus bezeichnet das gemeinsame Auftreten sadistischer und masochistischer Fantasien und Impulse. Er bildet zwei Seiten des gleichen Partialtriebs ab. Meistens ist nur eine der beiden Bestrebungen bewusstseinsfähig, und es steht im manifesten Verhalten vor allem eine Seite im Vordergrund. Der Masochismus steht der Neurose näher, der Sadismus der Borderline-Organisation, dem malignen

Narzissmus und der Antisozialität (Berger, 2022). Der Masochismus kann tödlich sein, aber einen Garanten darstellen, der das Leben erhält, denn er vermag auch Destruktivität zu binden.

Bezüglich der Aggressionsverarbeitung stehen die Identifikation mit dem Aggressor und die Wendung der Aggression gegen das eigene Selbst im Vordergrund. Freud verstand die Schlagefantasien als die Essenz des Masochismus (Novick & Novick, 2022).

Wegen der Selbstschädigung (z. B. Selbstverletzung, wie Schneiden) des Körpers und des beständigen Vorhandenseins des Körpers bekommt dieser eine hervorragende Bedeutung, wenn Lust durch Schmerz erzeugt werden soll. Schmerz kann ein körperlicher, ein psychischer oder ein gemischter sein.

Eine pervertierend-narzisstische Organisation besteht aus einem sadistischen Über-Ich und einem masochistischen Ich/Selbst. Der Sadismus des Über-Ichs ist meistens bewusst, der moralische Sadismus hingegen bleibt oft unbewusst (Roudinesco & Plon, 2004).

Der Sadomasochismus ist die wichtigste Form der Triebpervertierungen. Es geht um die Lust an der Grausamkeit. Man spricht von einer *pervertierenden Haltung*, wenn der Sadomasochismus bei allem, vor allem bei allen Beziehungen, im Vordergrund steht oder exklusiv ist. Dies gilt auch für ausagierte Fantasien mit Dominanz über das Objekt. Sie werden zumeist an einem nicht einwilligenden Partner ausgelebt, d. h. dessen Interessen werden nicht wahrgenommen oder übergangen. Es besteht ein großer Unterschied zwischen einem Aushandeln und einem Ausagieren von Wünschen. Die Umsetzung solcher Fantasien wird zum pervertierenden Mechanismus, wenn diese Form der Erregung und der Realisierung die einzige oder weitgehende Voraussetzung für sexuelle Befriedigung darstellt (Berger, 2022).

Der sadomasochistische Teufelskreis ermöglicht den entsprechenden Individuen, sich als eine Ausnahme von den üblichen sozialen Gepflogenheiten zu empfinden. Diese vorgestellte Besonderheit erlaubt ihnen, aufgrund omnipotenter Glaubensinhalte, gleichsam Andere sadistisch zu behandeln oder selbst masochistisch zu leiden, wenn die Opfer der sadistischen Attacken sich zu wehren beginnen.

Sadomasochistische und omnipotente Elemente finden sich bei sehr vielen psychopathologischen Erscheinungen sowie auf allen Ebenen und in sämtlichen sozialen Schichten. Die beiden Systeme sind auf eine anhaltend labile Balance eingestellt.

Eine sadomasochistische Charakterorganisation versucht, einen psychoanalytischen Prozess zu einer nie endenden perversen Befriedigung zu machen. Es handelt sich um eine Pathologie, die äußerst schwer zu handhaben ist. »Feindselige Allmachtsfantasien bilden eine triumphierende, selbstschützende Hülle bei sadomasochistischen Störungen.« (Novick & Novick, 2004, S. 329)

Narzisstisch-pervertierende Phänomene

Der Narzissmus

Der pathologische Narzissmus beschreibt eine übermäßige Liebe für das eigene Selbst mit megalomanen Ansprüchen (alles ist selbstgemacht, es existiert keine Transmission und keine Erbschaft). Der Narzisst sucht Bewunderung durch die Anderen und wird damit auf eine eigenartige Weise abhängig von seinem Milieu.

Der Narzissmus bildet einen integralen Teil der normalen Entwicklung. Narzisstische Konflikte beziehen sich auf Selbst- und Ich-Strukturen, d. h. auf die Fähigkeit, sich zu öffnen oder zu verschließen, zu retinieren oder zu evakuieren (auch Beta-Elemente). Sie sind intrasystemisch, umfassen Körper, Raum, Zeit sowie bestimmte Selbst- und Ich-Funktionen. Ödipal-libidinöse Konflikte aus dem Bereich der infantilen Sexualität kombinieren sich stets mit narzisstischen Konflikten. Vielfach zeigen sich narzisstische Probleme in pervertierendem Verhalten.

Der sogenannte »Rahmen-Narzissmus« hält das Subjekt in seiner körperlichen und psychischen Einheit zusammen. Er ermöglicht die Unterscheidung von Innen und Außen und schafft mit der Repräsentanzenwelt die Voraussetzung für entsprechende Besetzungen des Selbst und der Objekte. Von einem »Narzissmus +1« spricht Eiguer (2021, S. 63), sofern sich der Narzissmus mit den Lebenskräften verknüpft. Als »Narzissmus –1« bezeichnet er die Verbindung von Narzissmus und Todestrieb.

Die spiegelbildliche Verdoppelung in der frühen Kindheit entspricht einem »Trans-Narzissmus«. Später in der Entwicklung ist zwischen einem strukturellen Narzissmus und einer narzisstischen Besetzung zu unterscheiden. Menschen mit einer narzisstischen Psychopathologie verfügen, neben einem miserablen Selbstwertgefühl, welches andauernd nur durch äußere Bewunderung aufrechterhalten werden kann, über massive, abgewehrte Größenfantasien und grandiose Zielsetzungen, welche die Leere überdecken. Sie versuchen deshalb, mittels Macht oder »Schönheit« ihre Defekte zu übertünchen, insbesondere auch ihre mangelnde Empathie für Andere. In narzisstischen Dyaden gliedern sich die Dinge polar. Das »Alles-oder-Nichts-Gesetz« herrscht (z. B. die Perfektion beim Einen, das Nicht-Perfekte beim Anderen). Jeder narzisstisch strukturierte Mensch vermag deshalb leicht narzisstisch-pervertierende Mechanismen zu entwickeln.

Narzisstisch-pervertierende Mechanismen

Der Terminus »narzisstische Perversion« basiert auf Überlegungen von Racamier (1979). Bei dem, was wir hier »pervertierende Mechanismen narzisstischer Art« nennen wollen, handelt es sich um die von Eiguer (2017, 2021) und anderen beschriebenen »Perversionen von primär narzisstisch strukturierten Menschen«.

Freud benannte »Perversionen« als das Negativ der Neurosen. Während sich die relevanten, psychischen Mechanismen bei den Neurosen vor allem in der Fantasie abspielten, käme es bei den sexuellen Perversionen stets zu Handlungen. »Narzisstischen Perversionen« zeigen sich auch im Handeln (z.B. durch große emotionale Distanz vom Anderen, aber gleichzeitig auch heftiger Bemächtigung des Gegenübers). Sie lassen sich als das »Negativ« von Psychosen und Borderline-Störungen beschreiben. Menschen mit narzisstisch-pervertierenden Mechanismen zeigen eine übermäßige, exzentrische Selbstliebe auf Kosten von Anderen. Die Realobjekte sind nicht bedeutungslos wie beim Narzissten, sondern sie werden für die manipulierende Einflussnahme sogar dringend gebraucht. Dennoch besteht bei diesen Menschen oft die Größenfantasie, sich selbst geboren zu haben, d.h. in keinerlei Abhängigkeit oder Filiation zu stehen. Sie tun so, als hätten sie die Position der Eltern selbst übernommen.

Die narzisstisch-pervertierenden Mechanismen umfassen einen ganzen Fächer verschiedenster Erscheinungen. Dieser erstreckt sich von kurzen pervertierenden Momenten zu pervertierenden Phänomenen, die das Ich voll durchstrukturieren.

Narzisstisch-pervertierende Mechanismen stammen direkt aus der Vermeidung einer primären Trauerarbeit. Ist das narzisstisch besetzte Selbst daran, sich zu verlieren, d.h. die Besetzungen von den Selbstrepräsentanzen abzuziehen (bei den sog. sexuellen Perversionen geht es um den Verlust eines Objektes), so setzt es alles ihm zu dieser frühesten psychischen Entwicklungszeit zur Verfügung Stehende daran, dem drohenden Selbstverlust entgegenzutreten.

Die narzisstisch-pervertierenden Abwehrstrategien werden – da effizient – recht viel verwendet, wirken aber ziemlich destruktiv. Geringfügig ausgeprägte oder nur ganz kurzzeitig wirksame, narzisstisch-pervertierende Mechanismen existieren bei allen Menschen. Eine nicht oder nur ungenügend vollzogene primäre Trauerarbeit und ein intensiver Wunsch zur narzisstischen Verführung des Gegenübers, d.h. das unbedingte Begehren, narzisstisch zu gefallen und bewundert zu werden, stehen zumeist am Beginn der Entwicklung solcher Mechanismen. Sie umfassen meist auch eine schwache Erotisierung, eine Spaltung zwischen Selbst und Objekten, eine Externalisierung mittels Projektion in die Außenwelt, ein triumphales Gefühl und den Gebrauch von Objekten, die wie Gegenstände das Externalisierte verschließen sollen. Diese Organisation, die zuerst mit Verleugnung und damit auch mit Ich-Spaltung, danach aber mit Einwirkung auf die Außenwelt operiert, ermöglicht eine Überbesetzung des Selbst. Externalisiert werden die schmerzhaften, verleugneten Konflikte und Kränkungen. Die Besetzungen des Selbst erhöhen sich auf Kosten einer Besetzungsreduktion einer Alterität, eines eigenständigen Gegenübers. Das Individuum immunisiert sich sowohl gegenüber seinen inneren Konflikten, Schmerzen und Spannungen als auch gegenüber der Attraktion durch die Objekte. Objekte werden nicht geliebt, sondern benutzt, ausgebeutet, disqualifiziert und nur bezüglich ihrer Verwendbarkeit besetzt. Der Konflikt eines Subjekts wird, nach der Externalisierung auf ein reales Gegenüber, gleichsam auf dessen Rücken ausgetragen. Es wird nur genommen, nicht gegeben. Niemandem gegenüber existiert eine Verpflichtung, jegliche Abhängigkeit wird verleugnet. Die phantasmatische Produktion ist gering, nicht aber die Planungen in der Außenwelt. Damit solche überhaupt ablaufen können, braucht es eine zugängliche Umgebung oder entsprechend günstige Umstände. Natürlich gibt es auch fließende Übergänge zur sogenannten psychopathischen Persönlichkeitsstruktur.

Menschen mit narzisstisch-pervertierenden Strukturen sind dadurch gekennzeichnet, dass sie versuchen, sich einer anderen Person zu bemächtigen, sie in eine spezifische Abhängigkeit zu bringen, die schließlich oft in einer reziproken Abhängigkeit resultiert. Eiguer (2021) spricht von einem »Trans-Narzissmus«, bei welchem narzisstisch hochbesetzte Teile des Selbst eines Subjektes projektiv in ein Objekt verlagert werden, als wäre dieses ein Teil des Selbst. Das Objekt wird durch die Botschaften des Subjektes gleichsam penetriert. Dieser faszinierende Vorgang läuft nach dem Muster einer paradoxen Kommunikation über präverbale oder verbale Kanäle ab und wird durch Handeln in die Wege geleitet. Die Gleichzeitigkeit von Impulsen völliger Unterschiedlichkeit und absoluter Gleichheit kennzeichnen ein paradoxes Funktionieren. Eine paradoxe Kommunikation bewirkt sehr viele Missverständnisse, die ein echtes Verstanden-Werden erschweren. Logische Klärung wird durch die paradoxe Kommunikation verunmöglicht.

Narzisstisch-pervertierende Mechanismen dienen dazu, unter der Führung von Größenvorstellungen eine Bindung zu einer zweiten Person aufzubauen und diese Person bezüglich ihrer narzisstischen Integrität zu entwaffnen. Sie schaffen damit Abhängigkeitsbeziehungen. Das Gegenüber wird zu einem negativen Spiegelbild, da es durch die omnipotente Überblähung des Subjektes in seiner Eigenständigkeit disqualifiziert, erniedrigt und verzerrt wird. Der interpersonale Raum – und damit die Alterität – werden dabei aufgehoben. Ein omnipotentes, narzisstisches Universum schließt alles Dritte aus und verhindert den Bezug auf eine gemeinsam geteilte Realität. Oft besteht zwischen Subjekt und Objekt eine Art narzisstisch-pervertierender Komplizenschaft. Nicht selten externalisiert der narzisstisch-pervertierende Mensch eine Psychose ohne Symptome und zwingt das Gegenüber mit Handlungen, diese wie eine Deponie anzunehmen.

Zur Persönlichkeit dieser Menschen gehört, niemandem etwas schuldig und von niemandem abhängig zu sein, von niemandem etwas zu erwarten, das Gefühl zu haben, jedermann überlegen zu sein, die Anderen für alles, was man anrichtet, bezahlen zu lassen, kein schlechtes Gewissen zu haben, insbesondere keinerlei inneres Leiden zu verspüren. Hauptziel ist, nie von einem anderen Menschen abhängig zu sein und sich nie als schlecht zu empfinden. Die Objekte sind austauschbar. Sie entsprechen reinen Marionetten in den eigenen Szenarien, werden nicht objektal-libidinös besetzt und sind nur erträglich, wenn sie dominiert, sadistisch schlecht behandelt und auf jeden Fall kontrolliert werden können. Keinesfalls dürfen sie über eine Autonomie verfügen. Das Gegenüber wird disqualifiziert, um vom Subjekt möglichst nicht angezogen zu werden. Die Disqualifizierung erfolgt dadurch, dass die anderen in ein Dilemma gebracht oder paradoxen Zwängen ausgesetzt werden, die sie nicht lösen können. Die Wahrheit ist den narzisstisch-pervertierenden Menschen total gleichgültig. Nicht das Sein ist für sie entscheidend, sondern die Erscheinung. Sie sind nicht authentisch, aber oft Mythomane mit Verachtung der Wahrheit. (Die Um-Besetzung von »Realobjekten« auf »Gegenstandsobjekte« kann auch in jeder fetischistischen Beziehung nachgewiesen werden.) Paradoxerweise brauchen diese Menschen von Anderen andauernde Bestätigung, sie sind angewiesen auf ein Publikum. Die Aufrechterhaltung dieses narzisstisch-pervertierenden Gleichgewichts vermittelt ihnen einen narzisstischen Triumph.

Das Denken dieser Menschen interessiert sich nicht für komplexere, affektive oder szenische Fantasmen, weder bei ihnen selbst noch bei Anderen. Die soziale Realität hingegen steht im Zentrum ihres Interesses, um handeln, sich bemächtigen oder manipulieren, d. h. die Stärken und Schwächen des Gegenübers ausnützen zu können. Ihr Denken wirft sich intrusiv über die Beute, gebraucht Andeutungen, Lügen und Verleumdungen, wirkt wie ein Gift, dass jegliches andere Ich fragmentiert, es desorientiert und in seiner Funktion behindert. Nicht-Denken wird weitergegeben. Die Auflösung von Zusammenhängen und Verbindungen steht im Zentrum. Die Anderen werden auf diese Art und Weise zum Leiden gebracht, manchmal mit Riesenschäden.

Racamier (1987, 1992) unterscheidet:

a) narzisstisch-pervertierende Züge bei jedem Menschen,
b) eine narzisstisch-pervertierende Organisation eines Individuums und
c) Phasen oder Zeitabschnitte narzisstisch-pervertierenden Funktionierens.

Die »Täter«-Person droht häufig manipulativ dem »Opfer«-Objekt mit Intrusion und Inbeschlagnahme, was noch mehr Angst als Penetration auslöst. Die Grenzen zwischen Subjekt und Objekt sind in solchen Situationen bei beiden Protagonisten zumeist porös. Was innen ist, ist gleichzeitig auch außen. Das Subjekt lebt nicht von innen heraus, es betrachtet sich vor allem von außen her. Das Denken ist konkretistisch, kaum symbolisch oder metaphorisch. Alles wird sofort in Handlung umgesetzt. Oft bindet sich das Subjekt in frühkindlicher und überanhänglicher Art an das Objekt, das auf diese Art und Weise kontrolliert und in Abhängigkeit gehalten wird.

Diese Menschen manifestieren sich vor allem in Handlungen und im Verhalten. Ihre Ziele und Absichten sind versteckt und unerkenntlich gemacht, sie handeln im Dunkeln und hinter den Kulissen. Ihr Handeln ist meist sehr schnell und überraschend, es soll das Gegenüber überlisten und verängstigen.

Gelingt die pervertierende Lösung nicht, so droht das Versinken in eine narzisstische Depression oder in ein paranoides System, das durch paranoide Ängste (Auflösung und Verlust des Selbst, d.h. der eigenen Person) oder depressive Ängste (Objektverlust und Trauer) gekennzeichnet ist. Eine paranoide Abwehr hält das Objekt in einer bestimmten fixen Distanz, da Liebesgefühle und Attraktivität mit einem Selbstverlust verknüpft wären. Der Hass hält das Objekt fern. Die Paranoia ist stärker mit der Analität verbunden, verfügt über mehr Abwehrformen und steht auch dem Delir näher als die narzisstische Perversion. Ist sie erfolgreich, so scheint sie wie ein Delir, welches sich in die sozialen Strukturen einschreiben konnte.

Ein Mensch mit ausgeprägten, narzisstisch-pervertierenden Abwehrmechanismen ist jemand, dem es gelungen ist, seine inneren Konflikte und Verluste dadurch wirksam zu bekämpfen, dass sie anderen Menschen übergebürdet wurden. Anlässlich eines geeigneten Geschehens in der Umwelt kann der narzisstische Gewinn wie aus einer kleinen Glut zu einem großen Feuer werden, Anlass für eine maniforme Haltung (möglicherweise noch durch Alkohol, Drogen oder Hypersexualität unterstützt) liefern oder zum Gegenteil, einem Zusammenbruch, Suizid oder der Etablierung von Depressionen führen. Eine solche maligne Megalomanie scheint nicht mehr aufhaltbar, da das Subjekt lange vom Phantasma einer Unverletzbarkeit getragen worden ist. Nichts mag den Triumph aufzuhalten, alles muss sich der Omnipotenz der entsprechenden Person unterwerfen. Der Triumph steht über allem, das Objekt soll total erniedrigt werden. Unter dem Phantasma der Omnipotenz wächst die Grenzenlosigkeit, allerdings um den Preis völliger Verleugnung.

Geringfügig ausgeprägte, partielle oder vorübergehende, narzisstisch-pervertierende Erscheinungen können durch vieles ausgelöst werden. Aber auch sie entsprechen einer Abwehr der Trauerarbeit und zeigen – kombiniert mit Blindheit für das eigene Innenleben – eine Neigung zum Handeln und zum Manipulieren von Anderen.

Will man einen Menschen verstehen, der habituell narzisstisch-pervertierende Mechanismen einsetzt, ohne ein solcher zu sein, so wird man leiden, denn für die Betroffenen ist es ein Hauptziel, selbst nicht zu leiden. Diese Menschen möchten niemandem etwas schuldig sein, sich ja nicht entschuldigen oder dankbar sein müssen. Sie manipulieren die Anderen nach Belieben und ohne jegliche Rücksicht auf deren Eigenbedürfnisse.

Beim sogenannten *pervertierenden Kern* handelt es sich um eine dynamische, lange bestehende, organisierte Konfiguration, die parasitären Charakter hat und von tiefen omnipotenten Überzeugungen getragen wird, nämlich unverletzlich und unzerstörbar zu sein – dies allerdings auf Kosten der Anderen. Der Kern arbeitet im Geheimen und mittels Einschüchterung, ohne jegliche Berücksichtigung der eigentlichen Wahrheit. Bezüglich allgemeiner Regeln ist er grenzüberschreitend, ausbeutend und sucht sich aktiv Opfer.

Üblicherweise vollziehen sich narzisstisch-pervertierende Aktivitäten im Feld einer gemeinsam geteilten Realität. Es wird gehandelt und etwas bewirkt. Oft wird mittels Anspielungen kommuniziert und eine Haltung zwischen Vertrauen und Verdacht eingenommen. Gefühle, Reaktionen, Hemmungen etc. werden mithilfe von Anweisungen oder Verführung (z. B. demagogische Schmeicheleien) ausgelöst. Narzisstisch-pervertierende Menschen möchten die emotionalen und vitalen Qualitäten des Gegenübers an sich reißen und diesen Raum durch eine Art enge Abhängigkeit mit einer omnipotent-kontrollierten Beziehung festigen. Das Objekt muss durch eine spezifische Triebbefriedigung andauernd manipuliert und verführt werden, damit es sich ja nicht auflehnt, sondern in der Position eines lebendigen Fetischs verharrt. Oft spielt die Nötigung des Gegenübers, sich mit projiziertem Material des Verführers zu identifizieren, eine große Rolle. Personen, welche vor allem über narzisstisch-pervertierende Mechanismen verfügen, versuchen gleichsam, in die Innenwelt des Gegenübers einzumarschieren, d. h. wie eine Besetzungsmacht zu handeln. Dies geschieht besonders leicht, wenn sich das Gegenüber in krisenhaften Zuständen befindet, seien diese zum Beispiel Trauer, eine existenzielle Krise, die Adoleszenz oder psychische Unreife. Vor allem die Adoleszenz mit ihrer Nötigung zu Trauer, Regression und schnell wechselnden, durch Omnipotenz verstärkten Zuständen erleichtert das (Wieder-)Auftreten narzisstisch-pervertierender Mechanismen. Mystifizierung und/oder Einschüchterungen (Angsterzeugung), aber auch Angebote besonders lustvoller Art werden oft als Mittel zum Zweck eingesetzt. Ein Teil solcher Personen verfügt sogar über eine narzisstisch-pervertierende Artistik, welche die gesamte Persönlichkeit durchsetzt (z. B. die Realitätsverleugner, die Lügner, die Hochstapler, die Mystifikatoren, die Sadisten, die Voyeure, die Brandstifter, die Mythomanen oder die Kleptomanen). Die Auswirkungen von narzisstisch-pervertierenden Aktivitäten des

Einen zeigen sich beim Anderen. Das Selbst des einen pumpt sich zu Ungunsten des Anderen auf. Transgressionen entsprechen der Regel. Eine mutuelle Beziehung wird scheinbar gesucht, aber nie gefunden. Die Schaffung eines emotionalen und kognitiven Durcheinanders beim Gegenüber erleichtert dessen »Kapitulation«. Die Idolbildung auf der einen oder eine enthumanisierende Fetischisierung des Gegenübers auf der anderen Seite unterstützen solche Vorgänge. Das Gegenüber wird zur Sache verdinglicht. Dennoch kann die Beziehung zeitweilig die Qualität einer schwärmerisch-exaltierten Idealisierung erhalten.

Der Glaube, beim Gebrauch von narzisstisch-pervertierenden Mechanismen über ein Geheimnis von besonderer Genussfähigkeit zu verfügen, das nur Neid erzeuge, ist weit verbreitet, ebenso auch die Überzeugung, biologisch andersartig zu sein. Der Wunsch, aufgrund eines omnipotenten Glaubens, Proselyten zu machen, lässt sich immer wieder beobachten. Dennoch wird oft auch ein Bedürfnis geäußert, in Ruhe gelassen zu werden, um die pervertierenden Aktionen ausüben zu können.

Menschen mit vorwiegendem Gebrauch narzisstisch-pervertierender Mechanismen erweitern also ihren Herrschaftsbereich über das eigene Selbst hinaus in andere Menschen hinein. Sie benutzen ein Gegenüber ohne jegliche Scham, um sich selbst zu bestätigen. Auf diese Art und Weise stabilisieren sie ihr Selbstgefühl auf Kosten der Anderen. Die Dominanz erstreckt sich nicht so sehr auf die Sexualität, sondern auf die gesamte Person des Gegenübers, die auf sämtlichen Ebenen manipuliert und instrumentalisiert wird (zum Teil, um sich deren Fähigkeiten und Fertigkeiten anzueignen).

Die »Täter« dringen psychisch ins »Opfer« ein, steuern es gleichsam von innen. Sie schaffen eine Atmosphäre der Machtausübung, mittels welcher sie durch Andere validiert und anerkannt werden sollen. Die »Opfer« sind zumeist völlig verwundert, wie gelähmt, und akzeptieren – entgegen ihrer Überzeugung – eine Art Unterwerfung. Sie werden dabei zu unbewussten, völlig ausgelieferten Komplizen.

Beziehungen werden (mittels einer Atmosphäre von Perversität, die produziert wird, denn die Täter agieren diabolisch, perfide und das Gegenüber korrumpierend) durch Dominanz geregelt. Die Dominanz tritt in Form von Macht (mittels Kenntnissen, Erfahrungen, sozialer Stellung, Privilegien, Geld, Alter oder hierarchischer Position), sanft oder gewaltsam, in Erscheinung. Dem Gegenüber werden die größenwahnsinnigen Prinzipien der narzisstischen Person, die einer Führungsgestalt in einem totalitären Staat gleicht, aufgezwungen. Seine Unterwerfung wird banalisiert. Der Vampir ernährt sich auf Kosten Anderer. Bei Pygmalion versucht eine Person, meist ein Erwachsener, auf die Bildung einer Anderen (oft auch auf ein Kind oder einen jugendlichen Menschen) drängend einzuwirken, da dieser, beruflich oder sozial, noch völlig ungeformt ist. Dominanz und Unterwerfung kennzeichnen sämtliche Beziehungen. Der Wille des Einen herrscht über die Psyche des Anderen. Zwang, geforderte Opferbereitschaft, asketischer Verzicht oder hohe Ansprüche dienen der Erfüllung gestellter Aufgaben. Hass und Groll des »Täters« werden – unkenntlich gemacht – auf das Opfer verschoben. Es entfaltet sich eine Ideologie der Misshandlung.

Beziehungen sind beim Gebrauch narzisstisch-pervertierender Mechanismen durch eine große, asymmetrische Abhängigkeit – wie zwischen Herr und Sklave – gekennzeichnet. Die »Täter« besitzen eine ausgesprochen verfeinerte Fähigkeit, das Gegenüber zu verführen und es zu überzeugen. Ihre Rede ist oft von Paradoxien durchsetzt, nützt Verletzlichkeiten schamlos aus, beansprucht völlige ethisch-moralische Reinheit und verkehrt das Ungewollte zu etwas vom »Opfer« Gewollten. Überraschungshandlungen, angedrohte Überwältigung und emotionale Ausbrüche der »Täter« kennzeichnen ihre Beziehungsart. Nicht selten bezeichnen sich »Täter« als »Opfer«, insbesondere von erlittenen Ungerechtigkeiten. Hauptziel aber bleibt, sich des Anderen durch Infiltration zu bemächtigen. Die »Opfer« sind für Menschen, die narzisstisch-pervertierende Mechanismen gebrauchen, reine Funktionen. Sie werden in ihrer Rolle eingesperrt und darin gefangen gehalten, wobei die »Täter« taktisch-strategisch und planend vorgehen.

Die Sexualität und vieles andere (z.B. Zivilisationsansprüche) dienen gierig-skrupellosen Menschen mit narzisstisch-pervertierenden Mechanismen höchstens als Vorwand für die Realisierung ihrer Dominanzansprüche. Das Gegenüber wird nicht als eine eigene Person wahrgenommen, d.h. als eine Alterität, zu der sich eine emotionale Austauschbeziehung mit mutuellem Wachstum entwickelt, sondern es erfüllt eine gegenständliche Funktion zur psychischen Stabilisierung des narzisstisch strukturierten Menschen. Die in einer Beziehung manifest werdenden Bedürfnisse des Einen dienen dem Anderen als Mittel zur Macht. Das sexuelle Begehren des Einen wird z.B. vom Anderen zu narzisstisch-pervertierenden Zwecken ausgenützt. Sexuelle Befriedigung kann bei Fügsamkeit und Unterwerfung als Belohnung eingesetzt werden. Das hilflos-ausgelieferte Leiden eines masochistischen »Opfers« bereitet den sadistischen »Tätern« Triumph- und Dominanzgefühle und soll, gleichsam experimentell, so lange wie möglich ausgedehnt werden (Eiguer, 2017, 2021).

Die Sprache von Menschen, welche sich mittels narzisstisch-pervertierender Mechanismen seelisch stabilisieren, dient einerseits der Beeinflussung und Betörung des Gegenübers, andererseits auch der Festigung von Dominanz (der Wolf hat Kreide gefressen). Je verunsicherter, abhängiger, ausgelieferter und doziler der Andere geworden ist (je mehr also der Mensch, der narzisstisch-pervertierende Mechanismen gebraucht, seine Unsicherheit projektiv »losgeworden« ist), desto sicherer fühlen er oder sie sich. Zweifel und Verdacht werden beim Gegenüber geschürt. Skepsis, Zynismen und Sarkasmen kommen für eine Verunsicherung, Überredung und Indoktrination des Gegenübers schamlos und unter Ausschluss von Gefühlen zum Einsatz. Die Dialoge sind durchsetzt mit zynischen Intrigen und einer Lust zu zersetzen. Sie drehen sich auf der letzten Ebene meist um taktisch geplante Erniedrigungen des Anderen. Bei den »Opfern« entstehen, da sie sich gegen die Macht der Nötigung, sich projektiv mit dem Abgespaltenen und Projizierten des Anderen zu identifizieren, nicht oder nur schwach wehren können, Konfusion, Mutlosigkeit und unerklärliche, psychosomatische Beschwerden. Ihr Denken erscheint gestört, sie wirken unkonzentriert, wiederholen oft Dinge und verlieren ihre Arbeitsfähigkeit. Sie werden zu immer größerer Anstrengung getrieben, erhalten aber zunehmend weniger Anerkennung.

Eine berechnende Omnipotenz beim Gebrauch narzisstisch-pervertierender Mechanismen steht im Dienst einer megalomanen Dominanz und Kontrolle, bleibt aber verdeckt, nicht offen und zeigt sich nur in der Form einer »hidden agenda«. Das Fantasieleben der »Täter« ist karg und ärmlich. Die fraglos erfolgende Übergriffigkeit geht stets auf Kosten des Gegenübers. Alles geschieht, als gäbe es kein Unbewusstes. Es besteht eine sadistisch gefärbte Moral: triumphale Sicherheit durch Erniedrigung, Misshandlung, Quälerei, kaum Lust. Bei dieser moralischen Pervertierung bestehen weder Scham noch Schuld. Rücksichtslos, respektlos und taktlos wird Macht ausgeübt, werden Eigeninteressen durchgesetzt. Das Gemeine wird banalisiert. Ein megalomanes Ich-Ideal eines »Täters« will alles und sofort. Der pervertierende Mechanismus besteht darin, dem Anderen unerträglichen Schmerz zuzufügen, um diesen als lebendiges, gleichberechtigtes Gegenüber von sich fernzuhalten. Es ist gleichsam erlaubt – mittels konstanter Nötigung zu projektiver Identifizierung –, Schmerz und Paradoxes im Anderen zu versorgen. Dies geht nur mit einer Strategie des Missbrauchs und der Misshandlung. Nach Vorarbeit in Form von Spaltungen, Verleugnungen und Rationalisierungen erfolgt die Machtergreifung des »Täters« mit Hilfe einer konstanten Nötigung des »Opfers«, sich mit den abgespaltenen Einheiten des »Täters« zu identifizieren. Die »Täter« deponieren ihre schmerzlichen, unerwünschten, unerträglichen und paradoxen Teile ins Gegenüber. Verzichteten sie darauf, d.h. würden solche Abwehren abgewehrt, so würde ihr Erleben fade, seicht und öde. Es hinterbliebe die Fantasie eines Lebens ohne konstante Erregung und Triumph, gefüllt mit tiefer Verunsicherung und dem Fehlen von jeglicher Übertünchungsmöglichkeit.

Menschen, welche bevorzugt narzisstisch-pervertierende Mechanismen in ihrem Leben gebrauchen, stammen oft aus siegesorientierten Familien, in welchen Leiden als Schwäche gilt, Niederlage vernichtender Scham gleichkommt und Gewaltsamkeit wie selbstverständlich toleriert wird. Die entsprechenden Menschen haben kaum je Repräsentanzen von Primärobjekten gebildet, in welchen sich emotional relevante Beziehungen und Bindungen zwischen Eltern und Kindern nachweisen lassen. Sie verhalten sich emotional sehr distanziert, leiden häufig unter emotionaler Deprivation und instabilen Beziehungsrepräsentanzen und manifestieren ein Unvermögen, sich ihre Herkunft als eine Bewegung, d.h. aus einem Zustand fördernder Abhängigkeit in erarbeitete Unabhängigkeit vorstellen zu können. Oft wird deshalb mit mythomanischen Mitteln eine Ersatzfamilie gesucht oder aufgebaut. Sehr oft besteht auch eine massiv abgewehrte Scham, sich niemals in eine Filiationsreihe eingeschrieben gefühlt zu haben.

Hauptsächlichstes Beziehungsziel dieser Patienten besteht in der gewaltsamen Transformation des Gegenübers, das mit Überredung und Verführung oder enthumanisierenden Mitteln (wie z.B. Drohung und Anlockung) als ein Fetisch-Äquivalent und als ein Gebrauchsgegenstand eingesetzt wird. Sicherheit des Einen entsteht aus einer sklavischen Abhängigkeit des Anderen.

Narzisstisch-pervertierende Mechanismen finden sich nicht nur bei einzelnen Menschen, sondern auch in Familien, Unternehmungen, Institutionen, Sekten, der Mafia oder anderen sozialen Gruppierungen (wie z.B. autoritär-politischen Parteien). Zumeist besteht ein Hauptziel darin, diejenigen zu trennen, die sich wirklich mögen oder eigentliche Liebesbeziehungen eingegangen sind. Immer geht es darum, die Untergeordneten und Abhängigen weiter zu erniedrigen und leiden zu machen, sodass sich bei ihnen Konfusion, Handlungsunfähigkeit, Depressionen oder psychosomatische Störungen etc. einstellen. Grundsätzlich wird die Eigenständigkeit des Anderen verleugnet, er oder sie haben nur zur Verfügung zu stehen. Dazu gehört ein alltäglicher Gebrauch von Transgression, d.h. die Grenzen des Gegenübers nicht zu berücksichtigen.

Psychoanalytische Arbeit

Ziel jeder psychotherapeutischen Arbeit mit Menschen, die bevorzugt narzisstisch-pervertierende Mechanismen in ihrem Beziehungsfeld einsetzen, ist somit in erster Linie der gemeinsame Aufbau einer neuen, andersgearteten Beziehungsform. Diesem Vorhaben steht beim Patienten oft der anhaltende Anspruch auf Allmächtigkeit entgegen. Oft muss sich der Analytiker über längere Zeit mit der Zeugenposition eines Dritten zufriedengeben. Er darf emotional und beziehungsmäßig nicht zu abrupt ein eigenständiger Anderer werden, muss dies aber konstant sein. Der Weg durch die Verleugnung, das Einschmelzen der Omnipotenz und das Finden anderer Formen von innerer Sicherheit ist für entsprechende Patienten nicht einfach. Manchmal aber gelingt es ihnen, ein tiefes, verleugnetes Beziehungsbedürfnis aufzuspüren und den Verlust der Allmächtigkeitsansprüche zu ertragen. Dies ist vor allem dann der Fall, wenn die Erfahrung gemacht werden kann, dass der Kontakt mit einer Alterität, einer Andersartigkeit eines doch auch ähnlichen Gegenübers, das sich gegen Übergriffe zu schützen weiß und sich nicht für Angriffe rächt, erst wirklichen Austausch und eigentliche Entwicklung ermöglicht.

Wegen der partiell fließenden, strukturellen Übergänge innerhalb der Psyche bestimmter Menschen existieren bei »inhomogen« strukturierten Patienten natürlich auch keine starren Abgrenzungen zwischen einerseits sexuell und andererseits narzisstisch ausgerichteten pervertierenden Mechanismen.

Dennoch lohnt es sich, diese Unterscheidungen so weit wie möglich vorzunehmen, da unterschiedliche Ich-Funktionszustände mit diesen beiden pervertierenden Manifestationsarten verknüpft sind. Narzisstisch-pervertierende Mechanismen sind mit viel archaischeren psychischen Funktions- und Beziehungsformen verbunden als Spielformen sexuell-pervertierender Mechanismen, die auf reiferen Ich-Funktionen und den entsprechenden Beziehungsformen aufbauen, über klarer getrennte Selbst- und Objektrepräsentanzen verfügen und bei denen auch die übrigen Abwehrarten entwickelter sind.

Die Übertragung

Wird der Vorgang der Übertragung pervertiert, so entspricht dies einer anhaltenden psychischen Organisation, welche den gesamten analytischen Prozess zu unterminieren versucht.

Eine pervertierende Übertragung entspricht einem sporadischen und umschriebenen Ablauf, der eine Veränderung zu blockieren sucht. Es handelt sich um einen aktiven Versuch, bestimmte Schritte in der Kur zu verunmöglichen. Dieser kann sich z. B. zeigen in:

- dem Angebot eines Paktes, gewisse Dinge auszulassen oder den Rahmen zu verändern;
- der Übererotisierung der analytischen Beziehung, welche ein eigenes Begehren des Analytikers mobilisiert;
- der Fetischisierung des analytischen Prozesses, der zur Exhibition und zur Übertünchung von Leeregefühlen missbraucht wird;
- der Ideologisierung der Analyse;
- dem Lächerlich-Machen und Entwerten des analytischen Prozesses; und schließlich in
- der anhaltenden Verwirrung des Denkens und Fühlens des Analytikers.

Gelingt es den Patienten, ihre Analytiker im wörtlichen Sinne zu gebrauchen, d.h. sie zu missbrauchen und zuzulassen, dass sich ihre narzisstisch-pervertierenden Mechanismen in die Übertragung infiltrieren, so kann sich der Analytiker dieser Tatsache zuerst kaum erwehren. Er wird gleichsam zur Deponie des Unbelebten oder muss abgespaltene Dinge des Analysanden beherbergen. Erst wenn es ihm gelingt, mittels Eigenanalyse aus dieser Verführungs- und/oder Bemächtigungssituation wieder herauszukommen, vermag er – meist durch viel psychische Arbeit – sein Setting und seine analytische Funktion wiederherzustellen.

In der Gegenübertragung üben diese Menschen mit immer neuen Überraschungen eine Faszination aus. Sie erzeugen wegen der Erniedrigungen und des tiefen Hasses, die aus den entsprechenden narzisstischen Verletzungen hervorgehen, auch heftige Gegenübertragungsfühle. Die Schwierigkeit für ein Gegenüber besteht darin, unbeschadet aus einer solchen Beziehungsform herauszukommen. Gelingt dies nicht, so wird gleichsam die Haut ihres Ichs zerrissen und zerfetzt.

Auch die Ausbildung eines ausgeprägten Masochismus in der analytischen Beziehung kann einem pervertierenden Übertragungstriumph entsprechen. In solchen Situationen triumphiert die Autokastration über die Gefahr des Kastriert-Werdens. Lieber tue ich mir selbst weh, als dass ich verletzt werde (Meurs & Bürgin, 2023).

Patientenkategorien

Narzisstisch-pervertierende Abwehrmechanismen können Borderline-Patienten, Menschen mit psychotischen Erkrankungen oder schweren Toxikomanien, aber auch Patienten mit psychosomatischen Störungen manchmal Schutz bieten. Der narzisstische Rahmen ihrer Funktionen ist aber schwer beeinträchtigt. Sie bemächtigen sich deshalb des interpersonalen Raumes, indem sie sich den Raum des Gegenübers wie selbstverständlich oder mittels entsprechender Verführung aneignen. Heterogen strukturierte Menschen mit einem gespaltenen Ich, bei welchen – nebeneinander – teils gut funktionierende und teils bizarr-pervertierende Teile existieren, zeigen manchmal eine Beziehungsform, bei welcher ein Ich-Teil von anderen Ich-Instanzen abgelehnt und verurteilt wird.

Familienstrukturen

Oft wird zwischen Partnern versucht, sich wegen Dominanz- und/oder Machtansprüchen die Triebwelt des Anderen zu eigen zu machen, um sie bis zur Zerstörung, dem Wiederaufbau und erneuter Zerstörung zu manipulieren. Gelingt es nicht, den Anderen zu besitzen, so wird versucht, ihn wenigstens durch List oder Erregung zu dominieren.

In nicht wenigen Familien bestehen *asymmetrisch-toxische Beziehungen* von narzisstisch-pervertierender Art, zumeist gemischt mit einer Ideologie des Missbrauchs. Nicht selten besteht dort ein latenter Vertrag, bei welchem Unerträgliches nach einem spezifischen, nicht selten transgenerationalen Muster auf die verschiedenen Familienmitglieder aufgeteilt wird, was oft Anlass für die Entwicklung von psychosomatischen oder anderen seelischen Erkrankungen bietet.

Ein familial geteilter *Mythos* betrifft ein gemeinsames, nicht ausgesprochenes Phantasma. Mit Ritualen, die ein überlegendes Wissen ersetzen, soll magisch und omnipotent erreicht werden, was im kritischen Denken oder reflektierenden Handeln nicht möglich ist. Oft wird ein unbewusstes Gruppenphantasma gebildet, welches einer mächtigen, familial-organisatorischen Kraft gleichkommt und weitgehend der Gruppenkohäsion dient.

Narzisstisch-pervertierende Interaktionen bilden einen Teil der Beziehungsstrukturen von Toxikomanie-Familien (inkl. Alkohol- oder Medikamentenabusus). Oft besteht in diesen Familien mit unklaren Generationengrenzen das Phantasma, einerseits müsste irgendwelchen psychischen Schwierigkeiten, die aufträten – wegen der bestehenden Frustrationsintoleranz – sofort medikamentös begegnet werden, andererseits seien irgendwelche Vorfahren, welche illegale Handlungen vollzogen hätten, in transgenerationaler Weise für die akuten Schwierigkeiten verantwortlich.

Entsteht in einer Familie das Phantasma eines *»Roboter-Kindes«* (Eiguer, 2021), so soll dieses Wesen leblos, wie eine Maschine, fraglos folgsam sein und sich nie gegen den »Hersteller« auflehnen. Es soll keine eigenen Wünsche und Affekte besitzen, nicht über eine eigene Besetzung seines Körpers verfügen. Ein solches Kind entspricht einem reifizierten Sektor einer amorph-psychotischen Familie, die über keine Unterscheidung von Geschlechtern und Generationen verfügt. Ein solches Kind erfüllt oft die Funktion eines Ersatzkindes. Entsprechenderweise zeigt sich meistens auch eine spezifische psychotische Variante des Familienromans: Das Kind hat sich parthenogenetisch selbst erzeugt oder ist von einem Gott oder Roboter geschaffen worden. Es gibt keine übliche Elternschaft. Solche Kinder sollen zu einem Ideal werden, das die Allmacht und die Allwissenheit des psychotischen Familiensystems dokumentiert. In narzisstisch-pervertierenden Familien tauchen Roboter-Kinder bevorzugt auf. Zu ihnen besteht meist eine enthumanisierte und verfremdete Beziehung.

Pervertierende Manifestationen bei Frauen

Missbrauch in der Kindheit trägt bei Frauen oft bei zur Entwicklung einer Perversion. Übermäßige, fehlende oder eine eigenartig verzerrte Stimulation durch die primären Betreuungspersonen mit Permeabilitätsveränderungen zwischen Innen und Außen bewirken Hass, Destruktivität, Erotisierung und Identifizierung mit dem Aggressor. Die Entwicklung einer pervertierenden Lösung mag der Stabilisierung einer fragilen und fragmentierten Persönlichkeit dienen und einen psychischen Zusammenbruch verhindern. Eine Traumatisierung in der frühen Kindheit transformiert sich dadurch in einen adoleszentären oder adulten Triumph. Das im Einzelfall jeweils zu Tage tretende, pervertierende Element enthält verschiedene Transformationen, die wegen ihres schließlich maniformen und lustvoll-triumphalen Charakters im Stande waren, den ursprünglichen, darin enthaltenen Erfahrungskern unsichtbar zu machen, die dazugehörige Vergangenheit wie auszuradieren.

Die von der männlichen unterschiedliche, weibliche Anatomie der Sexualorgane und der Geschlechtsfunktionen hat zur Folge, dass pervertierende Phänomene in anderer Form in Erscheinung treten als beim Mann. Der ganze Körper wird einbezogen (Selbstbeschädigungen, Essstörungen), aber auch die Beziehung zum eigenen Kind, das ihnen als ein narzisstisches Selbstobjekt gilt. Oft finden sich zudem Schwankungen in der Intensität der Störungen, die einen zyklisch-menstruellen Charakter haben.

Der langdauernde Missbrauch eines Kindes kann mit einem Seelenmord (Shengold, 1995) verglichen werden. Wird das Kleinkind – als verlängerter Selbstteil einer primären Betreuungsperson – einer übertriebenen, fehlenden oder verzerrten Qualität und/oder Quantität physischer, sexueller oder emotionaler zwischenmenschlicher Stimulierungen ausgesetzt, so werden die jeweiligen Kompensationskapazitäten seines Ichs schlicht überschritten, es bleibt unerträglichen Affekten ausgesetzt. In seiner noch vollständigen Abhängigkeit verlangt diese Situation nach einer Erleichterung, die ein Überleben möglich macht. Die Rage des enttäuschten Opfers sucht nach omnipotenter Kontrolle und entwickelt sadomasochistische Fantasien (Milton, 1994).

Pervertierende Mechanismen bewirken Triebabweichungen. Jeder Trieb kann der Pervertierung unterliegen, wenn er sich manifestiert. Im analen Universum sind alle Unterschiede aufgehoben. Die Umkehrung des Narzissmus zeigt sich im Schmutzigen, im Dekadenten wie auch im mit Schmerz und Demütigung verknüpften Märtyrerdasein. Alles kann verdreht werden, wodurch stets repetitiv-zwanghaft Macht missbraucht wird. Kommt es zu einer Sexualisierung des Verlangens nach menschlichem Kontakt, so geschieht es leicht, dass das Gegenüber auf der Ebene eines Doppelgängers oder eines Partialobjektes fixiert wird, das der Omnipotenz des Subjektes untersteht und durch seine Nicht-Individuation entmenschlicht wird (pervertierende Form der Objektbeziehung mit Spaltung, projektiver Identifizierung und Sexualisierung/Aggressivierung).

Die fehlende Fähigkeit, in einer intimen Liebesbeziehung mit einem anderen Menschen genital-sexuelle Befriedigung zu erlangen, bei gleichzeitigem intensivem Bedürfnis nach Nähe, bedarf eines zwanghaften, wiederkehrenden Verhaltens, um dennoch eine zeitweilige Entspannung zu erreichen. Diese Situation kann das gesamte Leben dominieren oder nur einen abgespaltenen Teil der Person betreffen. Zumeist besteht eine massive Störung der frühkindlichen Beziehung von Mutter und Kind, und es »fehlt« ein Vater. Unbewusster Hass als Bindungselement erzeugt Angst und möglicherweise eine sadistische Haltung. Eine Identifikation mit dem Aggressor bewirkt ein pervertiertierendes, destruktives Verhalten, als wolle das physisch, sexuell oder emotional misshandelte Kind den seelischen Schmerz immer von Neuem in einem Racheakt loswerden. Passivität wird, als Überlebenstechnik, in Aktivität pervertiert. Die pervertierenden Strukturen bestehen aus einem organisierten System von Abwehren gegen früheste Ängste vor psychotischer Fragmentierung, Verwirrungs- und Fragmentierungszuständen sowie Hilf- und Hoffnungslosigkeit und garantieren ein Überleben im Sinne einer »vita minima«. Das Inkrafttreten dieser sehr regressiven Strukturen kann die Form einer vorübergehenden Psychose annehmen. Fast immer ist eine ausgeprägte sadomasochistische Neigung zu beobachten. Die entsprechenden Adressaten der in Handlung umgesetzten Botschaften sollen sichtbar leiden müssen (Lloyd-Owen, 2003).

Menschen mit pervertierenden Aktivitäten fühlen sich überwältigt von zwanghaften, repetitiven, unerklärlichen und bizarren Aktivitäten, die ein zyklisch auftretendes, unerträgliches und damit immer wieder ansteigendes sexuelles oder aggressives Bedürfnis begleiten. Oft bildet sich nach längerem ich-synthonem Kampfe gegen das Ausagieren einer Fantasie eine Art Notsituation, bei welcher das Ich unter dem Triebdruck nachgibt. Viele dieser Aktivitäten entsprechen einer manischen Abwehr. Meist besteht keine Beziehung zu einem ganzen Objekt, zu einer Alterität, sondern es handelt sich um eine Beziehung zu Partialobjekten, die weitgehend kontrolliert werden müssen. Feindselige Impulse oder solche, welche der Erniedrigung des Objektes dienen, werden auf ein Gegenüber (das in eine Konspiration oder Kollusion gebracht wird) oder auch auf die eigene Person gerichtet, vor allem wenn es sich um die dringliche Abwehr einer inneren, unerträglichen Situation handelt. Ziel dieser komplexen Aktivitäten ist eine sexuelle oder aggressive Entspannung. Vielfach besteht ein unbewusster Wunsch, andere oder sich selbst zu beschädigen. Im Allgemeinen wird der Körper hierzu einbezogen. Diese Aktivitäten sind meistens vom Rest der Persönlichkeit abgetrennt. *Was als genitale Sexualität in Erscheinung tritt, ist Ausdruck von prägenitaler Sexualität.* Nach den entsprechenden Handlungen stellen sich oft Schuldgefühle, Selbstentwertung, Scham oder Depression ein.

Gewisse pervertierende Formen der Interaktion (z. B. das Begehren, ein Gegenüber zu umschlingen, es zu enthumanisieren, in es einzudringen, es völlig zu kontrollieren oder mit ihm zu verschmelzen) treten bei Frauen vielfach erst in Erscheinung, wenn sie Mütter werden. Wenn Impulse der Selbstschädigung sich mit den reproduktiven Funktionen kombinieren, entstehen oft Psychopathologien wie Anorexia nervosa, Bulimie, Selbstschädigung (wie z. B. Sich-Schneiden/Sich-Ritzen oder auch Prostitution) oder der sexuelle oder physische Missbrauch von Kindern. Dies vor allem, wenn eine unbewusste Identifizierung mit dem Aggressor besteht (z. B. einer infantilen, erotisierten Mutterrepräsentanz, die sowohl als sehr stimulierend erlebt als auch gleichzeitig gehasst wurde), die für das psychische Überleben lebensnotwendig erschien (Welldon, 1996).

Die Wahrnehmung des *Geschlechtsunterschieds* stimuliert ab etwa dem Ende des ersten Lebensjahres die Bildung diverser Theorien zur möglichst plausiblen Erklärung dieses Faktums. Ob die Geschlechtsorgane des anderen Geschlechts als Ergänzung des eigenen gelten oder ob auf eine Mono-Sex-Theorie zurückgegriffen wird, ist entscheidend für die sich ausbildende Fantasiewelt. Knaben realisieren ihre Fantasien in erster Linie im äußeren Raum, Mädchen legen das Schwergewicht auf den inneren.

Der frühe Wechsel des Liebesobjektes schafft bei der Entwicklung des Mädchens einen großen Unterschied zu dem des Knaben. Der drohende Verlust der Mutter ist immer ein zentrales Geschehen. Knaben lösen ihre Identifizierungen mit der Mutter früher als Mädchen, die stets auf eine Restidentifizierung angewiesen bleiben. Mütter vermögen die Beendigung von Identifizierungen mit ihnen zu fördern oder zu behindern.

> Pervertierende Mechanismen, Handlungen und Fantasien bewirken etwas, was den Anschein von genitaler Sexualität oder Aggressivität trägt, aber gänzlich prägenitalen Zielen dient (McDougall, 1997; Kaplan, 1989).

Das erste Liebesobjekt eines Mädchens, die Mutter, ist gleichgeschlechtlich. Man könnte von einer homoerotischen Beziehung sprechen. Separation ist oft mit einer tiefen narzisstischen Kränkung und Liebesenttäuschung an der Mutter verbunden. Nicht selten zeigen sich melancholische Identifizierungen. Das Mädchen tritt deshalb anders in die ödipale Triade ein als der Knabe. Die primäre, frühinfantile Triade prägenitaler Art wird in der Nachträglichkeit nochmals umgestaltet. Da die Mutter einen Mann begehrt, jemanden, der anders ist als das Mädchen, entsteht in jener Zeit das Gefühl einer weiteren Zurückweisung des eigenen Begehrens, die einer nochmaligen, essentiell-narzisstischen Kränkung bzw. Traumatisierung entspricht. Kränkend bleibt auch, dass die Mutter nicht der Omnipotenz des Mädchens untersteht. So richten sich Ohnmachtsgefühle, Ausgeliefert-Sein und eventuell Hass gegen die mütterlichen Funktionen auf den eigenen weiblichen Körper, wenn die Anerkennung des eigenen Geschlechtes hochgradig vermisst wird, nachdem weder die Mutter noch das Mädchen selbst der eigenen Weiblichkeit Wert zu verleihen vermögen. Viel hängt somit davon ab, wie eine Mutter auf die homoerotischen Liebeswünsche ihrer Tochter eingehen, wie sie mit deren Neid-, Raub-, Rage- bzw. Hassimpulsen umgehen kann, und ob der Vater bei den Ablösungsversuchen des Mädchens von der Mutter diesem behilflich sein kann. Bei Frauen zeigt sich – wie bereits von Freud erwähnt – später eher eine narzisstische Objektwahl, bei Männern mehr eine solche nach dem Anlehnungstypus.

In der Adoleszenz wird von der jungen Frau das erste Partialobjekt, die Mutter-Brust, am eigenen Körper gefunden und oft sehr ambivalent »besetzt«. Sexuell pervertierende Fantasien oder Handlungen erstrecken sich stets auf den eigenen Körper oder den einer anderen Person. Es kommt entweder zur Fetischisierung des Körpers oder zur Ausbildung entsprechender *Äquivalente* (z. B. der Fetischisierung des Uterus). Das pervertierende Handeln zeigt sich dann in Schwangerschaften oder Abtreibungen, dem narzisstischen Missbrauch eines Kindes (das als manipuliertes Partialobjekt misshandelt, überstimuliert, narzisstisch oder sexuell ausgebeutet wird) oder der pervertierenden Verwendung des ganzen weiblichen Körpers (Prostitution, Selbstverstümmelung, Anorexie, Bulimie) (Welldon, 2003).

Haben sich bei einem Mädchen Gefühle von Unzulänglichkeit und Unsicherheit bezüglich der eigenen Weiblichkeit entwickelt, so vermag es oft nicht, seine inneren Räume symbolisierend zu fantasieren. Es setzt den Körper konkret ein und wird schwanger. Eine Schwangerschaft kann dann einem Akt der Rache an der Mutter entsprechen. Sie öffnet – wie jede Übergangsperiode – Tür und Tor für frühere, ungelöste Konflikte und Ängste. Es ist zu unterscheiden zwischen dem Wunsch, schwanger zu werden, und dem Wunsch, Mutter zu werden. Was bedeutet es für eine Frau, ein Wesen mit dem anderen Geschlecht in ihrem Körper zu beherbergen? Frauen verfügen über einen Körper, der sowohl für sexuelle Lust als auch für prokreative Beherbergung ausgestattet ist.

Pervertierende Mechanismen dienen auch beim Mädchen und der Frau zumeist dem *Ungeschehen-Machen von schmerzlichen, frühkindlichen Erfahrungen*, die möglicherweise einen traumatisierenden Charakter hatten. Es muss allerdings unterschieden werden zwischen pervertierenden Beziehungen, Übertragungen, Fantasien, Masturbationstechniken und Handlungen anderer Art.

Welches sind die *Unterschiede zwischen pervertierenden Phänomenen bei Männern und Frauen?* Bei Männern werden die Partialobjekte in die Außenwelt projiziert. Bei Frauen wird der eigene Körper oder der einer »eigenen« Kreation (Baby) hierfür gebraucht. Der eigene Körper oder dieser eines Babys werden wie dehumanisierte, fetischistische Partialobjekte behandelt, über welche das Subjekt eine völlige Kontrolle ausübt. Anders als Männer, sind Frauen meistens recht stark gebunden an die Objekte der Übergriffe und leiden auch sichtlich darunter. Dies mag damit zusammenhängen, dass bei der Frau die Trennung von der Mutter nie eine vollständige ist, über die eigene Weiblichkeit stets eine intime Bindung erhalten bleibt, beim Mann hingegen die adoleszente Trennung von der Mutter für seine männliche Identitätsbildung von größerer Bedeutung ist.

Je fremder einem die frühe Mutter war und je weniger Bindung in der Beziehung zum Partialobjekt Mutter bestand, desto förderlicher ist dies für die Entstehung von pervertierenden Aktivitäten. Für beide Geschlechter bleiben der weibliche Körper und die mütterlichen Attribute das attackierte Objekt. Zumeist fehlt die triangulierende Präsenz des Vaters. Pervertierende Phänomene zeigen eine bessere Prognose bei Frauen, da dort im Allgemeinen mehr Verantwortlichkeit, ein stärkeres Erleiden von seelischem Schmerz und eine größere Flexibilität bei der Wahl des Ausdrucksmittels vorhanden sind.

Beim weiblichen Geschlecht wird im Allgemeinen also der eigene Körper, vor allem das reproduktive System, oder es werden eigene Körperprodukte wie eigene Kinder als Austragungsort pervertierender Aktivitäten ausgewählt.

Frauen fetischisieren eher Fortpflanzungsfunktionen und -organe, Männer mehr phallische Funktionen (Cassel-Bähr, 2013). Andererseits werden primäre Identifikationen vor allem durch das visuelle Wahrnehmungssystem gefördert. Beim Mann ist deshalb Fetischismus viel auffälliger und damit anscheinend häufiger, weil eine fehlende Erektion und damit eine mangelnde Orgasmuspotenz beim männlichen Genitale sichtbar werden können. Der Fetischismus bei Frauen zeigt sich häufiger in verschleierter Form, z. B. als Drogen- und Medikamenteneinnahme, Kleptomanie, religiöse Praktik, in der Verwendung von Glücksbringern oder als Fantasien oder in Ritualen (Greenacre, 1955).

Raphling (1989) berichtete über eine 22-jährige, depressive Frau, die diverse, harte und weiche Gegenstände (Stachelschuhe, Dildos, Steine, weiche Tücher, Leder) bei autoerotischen Aktivitäten oder heterosexuellem Sexualkontakt (Masturbation oder Fellatio, keine Penetration) gebrauchte, um mit verschiedensten, omnipotenten Fantasien (ein Mann sein, der sie als Frau befriedigt: »Nur ich kann mich zum Orgasmus bringen«) zu einem Orgasmus zu gelangen und die Zweigeschlechtlichkeit zu verleugnen. Diese Fantasien ermöglichten ihr, die Widersprüchlichkeiten der Conditio humana zu überwinden. Die Patientin besaß auf diese Weise ein Gefühl von illusionärer, omnipotenter Kontrolle und Macht.

Bei Frauen wird beim Einsatz pervertierender Mechanismen vor allem der fetischisierte Körper eingesetzt. Fantasien der Macht werden durch die eigenen Fortpflanzungsorgane zu realisieren versucht. Verschiedene, geschlechtstypische Formen pervertierender Mechanismen finden wir bei Frauen in einer pervertierten Mütterlichkeit (das Kind wird zum manipulierten, beherrschten Partialobjekt), dem Einsatz von Macht über Innenräume und der fetischisierenden Funktionalisierung des ganzen Körpers als Partialobjekt, über welches das Individuum die gesamte Macht besitzt, was sich klinisch z. B. in den Bildern einer Anorexie, Bulimie, von Fress-Brech-Anfällen, in Prostitution, Inzest durch die Mutter, Selbstverletzungen, autodestruktiven Partnerbeziehungen, im »Schneiden«, Verbrennen, Verätzen der Haut, im Herbeiführen von Operationen oder auch in einem Schmerzmittelabusus zu manifestieren vermag. Die Entwicklung aus einem Inzest hinaus geht meist in Richtung Prostitution, Promiskuität oder sexueller Kälte.

Viele solche Impulse nehmen die Gestalt von inszenierten Rachefantasien an. Selbstschädigende Rache ist dann mit fantasierter Macht verknüpft (masochistischer Triumph). Eine ganz tiefe Unzufriedenheit und ein archaisches Verletzt-Sein kommen z. B. dadurch zum Ausdruck, dass dem eigenen Körper Schaden zugefügt wird. Dies als Rache gegenüber der Mutterrepräsentanz, die einen mit diesem Körper ausgestattet hat. Pervertierende Mechanismen werden nicht nur *mit* dem, sondern auch *am* eigenen Körper aktiv. Die zwanghafte Repetition dient schließlich der Regulierung des Selbstwertgefühls. Ganz besondere Formen bilden narzisstisch-pervertierende Mechanismen, welche (mittels Nötigung zu projektiven Identifizierungen) einen Partner (oder einen Psychotherapeuten) einsetzen, um sich zu realisieren. Mittels der pervertierenden Mechanismen und Handlungen wird ein *Kindheitstrauma in den scheinbaren Triumph eines Erwachsenen umgewandelt.* Pervertierende Mechanismen zeigen sich bei Frauen somit in Feldern, die weniger als direkt »sexuell« konnotiert sind. Solche Unterschiede pervertierender Mechanismen bei Männern und Frauen dürften teilweise von den anatomischen Unterschiedlichkeiten und deren Beziehungsverarbeitung in der Entwicklung herrühren.

Pervertierende Mechanismen treten bei der Frau also im Allgemeinen in anderen Erscheinungsfeldern auf als beim Mann. Denn der weibliche Körper dient speziell dem »Zur-Verfügung-Stellen« eines Entwicklungsraums und danach dem Gebären von Kindern. Er ist als Ganzes ein Geschlechtsorgan und hat seine eigene »biologische Uhr« (Menarche, Menses, Fertilitätszeit, Schwangerschaft von neun Monaten, Menopause, Infertilität) (Welldon, 2003). Die Mutterfunktion eröffnet – auf Grund der vollkommenen Beherrschung der Situation und damit der Gelegenheit für eine leichte Ausbeutung und Misshandlung – die Möglichkeit, sie zu pervertieren (pervertierende Fürsorge). Zum Beispiel dann, wenn das Kind als Verlängerung des Körpers der Mutter empfunden wird und es die unbewussten Bedürfnisse der Mutter befriedigen soll: »Die Mutterschaft stellt für manche Frauen ein ausgezeichnetes Mittel dar, um ihren Kindern gegenüber [...] pervertierende Haltungen zum Ausdruck zu bringen und sich an ihrer eigenen Mutter zu rächen.« (ebd., S. 89) »›Pervertierende Haltungen‹ lassen sich über mindestens drei Generationen zurückverfolgen.« (ebd., S. 78) Mütter sind eben auch Kinder ihrer Mütter. (Nicht selten finden sich Aufspaltungen der Weiblichkeit in die Bilder einer Madonna und einer Hure.)

Einst Opfer, kehren die Betroffenen die Situation um, pervertieren sie, werden Täterinnen und machen Andere zu Opfern. (Vielfach ist diese Opfer/Täterkonstellation über mehrere Generationen zurückzuverfolgen, nicht selten mit einem Rollentausch innerhalb der Generationen.) Ehemals erniedrigt und durch widersprüchliche Botschaften verwirrt, erniedrigen die betroffenen Frauen nun selbst und geben widersprüchliche Botschaften weiter. Bei den pervertierenden Mechanismen ist deshalb stets ein Stück Feindseligkeit und Sadismus mitbeteiligt.

Die Gesellschaft verherrlicht und idolisiert Mütterlichkeit. Es besteht ein universaler Widerstand gegen die Anerkennung der Möglichkeit einer mütterlichen Kindstötung. Die Kindsopferung durch den Vater ist als Möglichkeit viel breiter akzeptiert. Bei der Prostitution entsteht wegen der damit verbundene Machtstellung (gewollt zu werden) für eine kurze Zeit möglicherweise ein Hochgefühl, das aber rasch Affekten von Enttäuschung und Ekel weicht und manchmal von bewussten oder unbewussten Rachegefühlen begleitet ist. Die manische Abwehr kann zur Abwehr einer Trauer im Zusammenhang mit Hilflosigkeit und Hoffnungslosigkeit eingesetzt werden.

Menschen beiderlei Geschlechts, die intensive pervertierende Mechanismen entwickelt haben, zeigen oft Mühe, zufriedenstellende heterosexuelle Beziehungen herzustellen. Sie sind auf die Kollaboration eines entsprechenden Gegenübers angewiesen.

Die Behandlung solcher Patientinnen und Patienten belastet die Therapeuten oft bis an die Grenzen ihres Vermögens, solche archaischen Gefühle zu bewahren und sie den Worten zuzuführen. Ihre eigene Verletzlichkeit, ihr persönlicher Hass und auch die in ihnen situierte Grausamkeit und Hilflosigkeit werden aktiviert. Sie können bis zum Burnout führen und auch therapeutische Spaltungen aufnötigen.

Es besteht eine konstante Verführung, die Dinge nur auf der ödipalen und nicht auch auf der präödipalen Ebene zu verstehen. Die fehlende dritte Person muss oft durch einen supervidierenden Kollegen ausgeglichen werden, um nicht die reflektierende Position zu verlieren. Die Geschichte der Patienten wie auch des analytischen Paares wird dauernd umgeschrieben. Gegenwart wird in Vergangenheit und Zukunft projiziert und erschwert damit das Nachdenken über das Verwirrliche und Angstvolle im Präsens. Idealisierungen und Erotisierungen sollten nicht nur ertragen, sondern vor allem auch durch Denken der Bearbeitung zugeführt werden. Der emotionale wie auch der phantasmatische Druck, unter den die analytische Person vom Patienten gesetzt wird, ist immer wieder sehr hoch und bedarf einer konstanten Selbstwiederherstellung (Milton, 1994).

Philosphische Aspekte

Sloterdiyk (2010) hat aus *philosophischer Sicht* Zustände beschrieben, die denen ähnlich sind, welche bei einem ausgedehnten Gebrauch pervertierender Mechanismen zu beobachten sind. Der desinteressierte Mensch – ein Toter auf Urlaub, ein Lebender bei den Zombies, einer, der sich zu Lebzeiten in einen Zustand des temporären Gestorben-Seins begeben hat – versucht, sich durch Selbstformung und -erzeugung in einem System der Selbstverwandlung vom Kerker des Alltäglichen zu befreien. Er hält mit dieser Abwehrform das Sein auf Distanz, übt das Nicht-Mitmachen, sowohl mit sich als auch mit den Anderen; er baut sich »ein Haus zur Weltausschaltung und zur Sorgeneinklammerung, ein Asyl für die rätselhaften Gäste, die wir die Ideen und Theoreme nennen« (ebd., S. 56). Die erkenntnisverhindernde Funktion des leiblichen Daseins, d.h. das Übel, im eigenen Leib gefangen zu sein, scheint wahre Erkenntnis ohne Entkörperung fast unmöglich zu machen. Der gut getarnte Scheintote vermag seine physische Subjektivität einzuklammern. Es resultiert eine ausgekuppelte Denkseele mit ihrem Verlangen nach höherem Leben. Solche Menschen zentrieren sich auf ein Aufmerksam-Werden des Geistes, auf sein eigenes Operieren. Sie versuchen, triviales Alltagsleben gegen erregendes Leben im Geiste einzutauschen. Der einzige Anspruch und die alleinige Forderung an sich selbst bleiben, »sich in der intensivsten Möglichkeitsform zu bewahren« (ebd., S. 122). Es handelt sich um den paradoxen, Münchhausen'schen Versuch, Selbstgewinnung durch Weltvernichtung zu erreichen.

Primäre Trauer

Früheste Verluste

Kaum hat sich ein Ich-Kern oder eine primitive, primäre Selbstrepräsentanz gebildet, werden diese auch bereits mit *Verlusten* konfrontiert. Verlustarbeit begleitet alle Entwicklungsstadien bis hin zum Tod. Geht man bei diesen Primärzuständen von einer primären Omnipotenz und narzisstischer Ungetrenntheit aus, so bildet jegliche Trennung einen Verlust wie auch eine Einschränkung der Omnipotenz.

Die Reifungs- und Entwicklungskräfte zwingen die Psyche zu andauernden Verlusten und damit verbundener psychischer Trauerarbeit. Die ersten Weichen, die beim Verlusterleben gestellt werden, sind von absolut erstrangiger Bedeutung. Jeglicher Besetzungsrückzug, sei er von Selbst- oder Objektrepräsentanzen, von bedeutungsvollen intrapsychischen Dingen, von äußeren Objekten oder von Angelegenheiten in der Welt, löst Verlustreaktionen aus. Nach der ersten Verlustreaktion ist nichts mehr gleich wie vorher. Das sich in Entwicklung befindliche Ich bildet sich anhand dessen, was es verliert.

Säuglinge orientieren sich an der transformierenden Fähigkeit der Primärobjekte, loszulassen und Trennung zu erlauben oder zu unterstützen. Im Idealfall ist Trennung verknüpft mit der Gewissheit des Wiederauftauchens und einer zwischenzeitlichen Explorationsmöglichkeit. Im ungünstigen Fall vermittelt Getrenntheit nur bodenlose Angst, Hilflosigkeit und Schutz durch Rückzug.

Die Verlustreaktion ist ein zentraler Vorgang in der Psyche. Sie betrifft die Entwicklung, alle Altersklassen, die Interaktionen und die kulturellen Umgangsformen. Es handelt sich im Allgemeinen um einen langsamen, stetigen, prozesshaften, existenziellen Vorgang, der zutiefst mit der Entwicklung der Alterität, d. h. der Unterschiedlichkeit, aber auch der Entwicklung von Menschen verknüpft ist.

Säugling und primäre Betreuungsperson befinden sich in einem Zustand unvermeidbarer, gegenseitiger, narzisstischer Verführung. Das Realobjekt, welches vorhanden ist und gleichsam auch auf den Säugling wartet, muss von diesem entdeckt oder erfunden werden. Auf Grund der beidseitigen Verführung bildet sich auf beiden Seiten so etwas wie das Phantasma, dass es nur einen Gesamtkörper gäbe. Dabei existiert eine gegenseitige und zirkuläre Bewunderung. Die sich allmählich entwickelnde Unterschiedlichkeit impliziert Trennung und Begehren. Die Trauer, welche aus dieser innigsten Verbindung hinausführt, entspricht, wie jede Trauer, einem Prozess und nicht einem einmaligen Geschehen.

Trauerarbeit des Säuglings

Die *Trauerarbeit des Säuglings* ist ein (inter-)aktives Geschehen, das mit Abwendungsschritten beginnt, für welche ein Stück Aggressivität bez. Destruktion notwendig ist. Zuerst ist der Verlust, dann erst folgt die (Neu-)Entdeckung. Die entsprechenden Schritte erfolgen durch triebhafte Abläufe wie Hunger und Befriedigung, d.h. durch den Entwicklungsdruck, der angeboren ist, gegen den man sich nicht stemmen kann und der einem programmatischen Ablauf entspricht. Er durchzieht nicht nur die frühere und spätere Kindheit und Adoleszenz, sondern das gesamte Leben. Wachstum ist – neben Gewinn – somit Quelle von Trauer, Schmerz und Leiden. Das Durchlaufen der ersten Verlustreaktionen ist eine notwendige Vorbedingung jeglichen möglichen Wachstums. Ohne Verlust- und Trauerreaktion kann sich keine Autonomie entwickeln, sondern können höchstens pathologische Formen des Trauerns und Leidens entstehen.

Wenn der Säugling sich gesättigt von der Mutter abwendet, verliert er sie als äußeres, libidinös besetztes Objekt. Seine Omnipotenz hat aber, zusammen mit einer durchschnittlich guten Umwelt, das Phänomen der Illusion kreiert. Die primäre Trauer vollzieht sich im Rahmen der Desillusionierung, einem schmerzlichen Prozess. Man könnte von einer mehr oder weniger großen Desillusionierungskapazität des Mutter-Kind-Paares sprechen. Zu dieser gehört auch eine Internalisierungskapazität des Säuglings und seine Fähigkeit, ein Stück harter psychischer Arbeit zu ertragen. Das Kind selbst weiß noch nicht so recht, was es verliert. Es wendet sich von einer Mutter ab, die mehr eine Atmosphäre verkörpert. Es entdeckt dafür, dass es eine Objektrepräsentanz gebildet hat, auf welche sich das weitere Begehren zuerst ausrichtet, bevor es wieder den Weg zum Realobjekt findet. Hierbei hat sich ein Innen von einem Außen abgetrennt. Es handelt sich dabei nicht um eine Abspaltung, sondern um eine Aufteilung in zwei Bereiche, die miteinander verbunden bleiben, aber trotzdem deutlich voneinander getrennt sind.

Die sanfte Desillusionierung durch die primäre Pflegeperson ist ein außerordentlich subtiler Vorgang. Die schmerzliche Frustration bei der Infragestellung der Omnipotenz erzeugt Rage und Traurigkeit. Sie wird als von außen kommend empfunden. Die Rage wendet sich entsprechender Weise gegen das frustrierende Objekt, Das Selbst fürchtet gleichsam Traurigkeit, da es noch nicht recht weiß, ob und, falls ja, wie dieser Affekt wieder weggeht. Die Quantifizierung der Frustration und der Umgang der primären Pflegepersonen mit der Rage und der schmerzlichen Traurigkeit des Säuglings bilden entscheidende Teile des weiteren Verlaufs. Die Besänftigung und Abmilderung der wütenden Erregung des Säuglings, des Schmerzes und der traurigen Gefühle in den ersten drei bis vier Lebensmonaten durch die Mutter spielen eine große Rolle. Gelingt es ihr, die Rage anzunehmen, sie zu bewahren und sie in aufrechterhaltene Zuwendung zu transformieren und dem Säugling behilflich zu sein, die Traurigkeit abklingen zu lassen und sie durch liebevolle Freude zu ersetzen, so gestaltet sie einen Interaktionskreis mit, der Erregung und Unlust reduziert und eine rasche Rückkehr des Säuglings zur Homöostase erlaubt. Dieser hat einen wohltuenden Beziehungsablauf erlebt, den zu internalisieren sich lohnt, da er zur späteren Selbstberuhigung gebraucht werden kann. So wird die Rage zwar externalisiert und projiziert, aber durch die Wiederaufnahme nicht wirklich abgespalten und schon gar nicht verleugnet. Fehlt diese transformierende Funktion der primären Pflegeperson, dann wird die beim Verlust empfundene Rage abgespalten und verleugnet, bevor sie externalisiert und in Andere hineinmanipuliert werden kann. Wie bei jeder Abspaltung findet dann ein Verlust im Selbst der abspaltenden Person statt.

Pathologische Trauer

Bei der *pathologischen Trauer* verleugnet das jeweilige Ich den Verlust und die Gefühle von Schmerz, Traurigkeit und Rage. Das Abgespaltene verbleibt im Inneren des Subjekts. Die dann zumeist aktivierte Verleugnung defiguriert das Abgespaltene, die Abspaltung selbst immobilisiert und entfremdet das Abgespaltene vom Selbst. Das Nicht-Betrauerte wird damit sowohl ruhiggestellt als auch verzerrt. Es ist auf diese Art und Weise aber auch aus dem Fantasiebereich entfernt (dephantasmatisiert und dementalisiert) und zu einer Art Fremdkörper gemacht worden (fäkalisiert). Das Nicht-Betrauerte kann gegebenenfalls kaum mehr vom Depressiven unterschieden werden. Das psychisch Koagulierte, Defigurierte und seines potenziell-imaginären Inhaltes Entleerte liegt gleichsam zur Ausstoßung aus dem Körper oder zur Elimination in den interpersonalen Bereich bereit. Im zwischenmenschlichen Bereich erfolgt die Externalisierung mittels interaktiver und manipulativer Nötigung eines Gegenübers zu projektiven Identifizierungen.

Wird der Säugling bei seinen ersten Trauerversuchen nicht nur nicht unterstützt, sondern durch ihn festlegende Projektionen der Eltern in eine spezifische Position und in ein ihm fremdes Verhalten gezwungen – ich denke hierbei z. B. an eine transgenerationale Weitergabe schmerzlicher Inhalte –, so steigert sich die für ihn zu leistende Arbeit massiv. Die Autonomie des Ichs und des Selbst des Säuglings werden bei derartigen Nötigungen überhaupt nicht beachtet, sondern der Säugling wird intrusiv zu einem Lastenträger disqualifiziert, dessen Fähigkeit, diese Last zu tragen, gar nicht zur Frage steht. Die Herkunft der Last wird vernebelt, weshalb solche Situationen einer nicht-geleisteten, ausgestoßenen und weitergegebenen Trauer oft mit Geheimnissen und Inzest verknüpft sind.

Findet eine solche, von den bedeutungsvollen Erwachsenen unbewusst aufgezwungene Externalisierung in den interpersonalen Bereich statt, so hat dies äußerst negative Konsequenzen für den Übergangsbereich, der gleichsam kollabiert und in welchem dann Handeln statt Denken und Kreieren vorherrschen. Man kann dort von einem transpersonalen und einem transkörperlichen Vektor sprechen, der entsprechende »Migrationen« (Racamier, 1992) zur Folge hat. Entweder erkrankt der eigene Körper oder der der anderen Person. Beide Formen können sich aber auch mischen oder gemeinsam vorhanden sein.

Der Expulsator verschiebt das Auszustoßende unbewusst. Der Vorgang verläuft somit unbeobachtet. Die kontaminierte Person wird regelgerecht infiziert. Sie kann dem Aufgenommenen keine Eigenständigkeit zukommen lassen, es nicht in den eigenen phantasmatischen Bereich aufnehmen, sondern höchstens noch den Impuls verspüren, das gewaltsam Aufgenommene, »Giftige«, später gewaltsam auch wieder weiterzugeben. So können ganze Handlungskaskaden mit einer Vielzahl von Betroffenen entstehen.

Wird im Leben des Erwachsenen eine Trauer exportiert, so besteht beim Exporteur zweifellos eine narzisstische Wunde. Noch im Inneren des Exporteurs wird die Verlustsituation – noch vor der Ausstoßung – mitsamt ihren Gefühlen und Fantasmen zu einer neuen Version verzerrt. Die exportierende Person zeigt oft ein völlig unschuldiges Gesicht, selbst wenn sie mit großer Gewalt im Außenfeld agiert. Der Adressat für das Exportierte wird gut ausgewählt, so dass er vom Expulsierten klar kontaminiert werden kann. Er wird – als Lastenträger in diesem toxischen Prozess – durch die Aufnahme des von der anderen Personen Exportierten ausgefüllt, verzerrt und oft der eigenen Fantasieaktivität beraubt sowie häufig dazu gebracht zu handeln. Verschiebt er selbst das Aufgenommene und stößt es aus, so mutiert er zum Multiplikator. Daraus entsteht ein maligner Prozess. Verarbeitet er das vom Gegenüber Ausgestoßene in günstiger Art, so handelt es sich um einen benignen Prozess.

Die Vorwegnahme der Wachstumsschritte mit den entsprechenden Verlustreaktionen durch die Mutter hat einen kreativen Wert und schafft die Voraussetzung für alle weiteren Verlust- und Trauerreaktionen, die im Verlaufe der Entwicklung notwendigerweise auftreten. Verlust- und Trauerarbeit hinterlassen primäre Narben.

Erfolgreiche Verlust- und Trauerarbeit

Erfolgreiche Verlust- und Trauerarbeit unterstützen die Entwicklung von Selbstvertrauen und ermöglichen die Besetzung neuer Objekte. Eine einigermaßen angemessen verlaufene primäre Trauer verleiht dem Ich eine relative Psychoimmunität gegen die notwendigerweise folgenden, weiteren Trennungs- und Verlusterfahrungen, genügend Grundvertrauen und das Wissen um eine kreative Potenz. Bei einer erfolgreichen primären Trauer lernt das Ich, schrittweise vorzugehen, Aufgaben sorgfältig zu lösen, sich zu identifizieren, Neubesetzungen zu machen und Affekte neu zu verteilen.

Trauer und Schmerz

Jede *Trauer ist mit Schmerz* verknüpft und wirkt wie eine Wunde, die sich schließen muss. Bei der narzisstischen Trauer ist oft kein Objekt erkennbar. Sie spielt sich im Untergrund ab und bleibt wie eine offene Wunde bestehen.

Bei der *eingefrorenen Verlustreaktion* entwickelt sich kein Trauerprozess. Ein solcher kann aber Jahre bis Jahrzehnte später reaktiviert werden. Die Wahl oder Bildung eines Ersatzkindes scheint auch eine Form pathologischer Trauer von Eltern zu sein, die ihre Trauerarbeit nicht leisten. Deren Trauer wird verleugnet oder vermieden (es kommt zu einem emotionalen Missbrauch eines Kindes).

Depression wehrt Trauer ab, bildet eine Form der pathologischen Trauer. Sie selbst kann mittels Fetischisierung, Realitätsverkennung, Somatisierung, Abspaltung oder Manie abgewehrt werden. Damit sich die Gestalt einer Depression überhaupt entwickeln kann, braucht es schon ein gar nicht so schlecht entwickeltes Ich. Bei den sogenannten larvierten, verkleideten, ausgestoßenen, exportierten oder verdünnten Depressionen wirken die Patienten nicht deprimiert. Bei der melancholischen Depression haben sich die Besetzungen ins Ich zurückgezogen und sind nicht mehr imstande, für Neubesetzungen wiederverwendet zu werden, sie sind gleichsam die Gefangenen in einem narzisstischen Käfig.

Sofern sich beim Säugling und Kleinkind keine Verlust- oder Trauerreaktion hat einstellen können, entsteht aus dem Selbstobjekt ein Fetischobjekt mit einem falschen Selbst des Subjekts. In seltenen Fällen wird eine Person auch wie eine Droge behandelt (Toxikomanie des Objekts). Manchmal werden Kinder als Personen fetischisiert und finden aus dieser Position nicht mehr heraus.

In anderen Fällen lehnt sich das Individuum gegen solche malignen Zuschreibungen auf, sofern es stark genug ist, was die ausstoßende Person nötigt, ein anderes Opfer zu suchen. Therapeuten müssen sich in solchen Übertagungssituationen psychohygienisch selbst wiederherstellen.

Phantome oder Geister sind konstant überlebende Überbleibsel einer nicht geleisteten Trauerarbeit. Das verlorene Objekt wird in einer Krypta isoliert und verfügt über keinen spezifischen Platz in der Psyche. Geister oder Phantome sind die weiter bestehenden Überbleibsel einer nicht geleisteten Trauerarbeit. Das verlorene Objekt wird oft in einer Krypta eingesperrt und isoliert. Da es keinen eigenen Platz hat, existiert es zwischen einer falschen Existenz und einem falschen Tod, ist zugleich tot und lebendig, präsent und absent im gleichen Moment! Der Geist zeigt sich nie als das, was er wirklich ist. Aber er tritt in diesen Widersprüchlichkeiten in Erscheinung, ist nirgends und überall. Das Geistobjekt ist ein paradoxes Objekt. Es ist seiner Bedeutungssubstanz entleert worden, kann nicht zugrundegehen, wohl aber sich verzehren.

Trauer und narzisstische Verführung

Therapeut und Patient befinden sich in einer Beziehung, welche als unumgängliche, gegenseitige, *mild positive Verführung* charakterisiert werden kann. Als Analytiker müssen wir die Trauerarbeit leisten, den Patienten nicht heilen zu wollen oder zu können. Natürlich ist es unmöglich, für Andere zu trauern, man kann sie höchstens bei ihrer Trauer begleiten. Allerdings besteht ein Dilemma: Existiert beim Analytiker gar kein Heilungswunsch, so ist das für den Prozess nicht gut. Sind zu viele Heilungswünsche vorhanden, so ist das ebenso ungünstig. Wir heilen nicht, sondern schaffen höchstens Möglichkeiten zur Selbstheilung. Heilung selbst ist, wie Wachstum, ein biopsychosozialer Vorgang.

Gesellschaftliche Produktion pervertierender Strukturen

Pervertierende Strukturen können in großen und kleinen Gruppierungen, Institutionen, Gruppen, Familien, Triaden oder Dyaden (folie ou délire à deux) oder auch bei Individuen beobachtet werden und besitzen einen infektiösen Charakter. Innerhalb dieses Kerns gilt nach außen Schweigepflicht. Dem entsprechenden Führer wird nach dem Munde geredet. Oft lassen sich die Rollenverteilungen nicht genau erkennen. Ein solcher Kern wächst nur unter bestimmten Außenbedingungen. Die Teilnehmenden sind zumeist nicht allzu differenziert, haben wenig intellektuelle Argumente, aber starke Überzeugungen. Viele Menschen werden von einem derartigen, virulenten Kern angezogen und gruppieren sich um das Verführungszentrum. Die Zugehörigen werden indoktriniert, die Anderen diskriminiert und erniedrigt. Wer die entsprechende Sicht nicht teilt, wird heftig zurückgestoßen. Rekrutierung und Proselyten-Machen sind wichtig und werden mit Geschick – sowie eventuelle Schwächen ausnutzend – in die Wege geleitet. Der pervertierende Kern wächst infiltrativ, verknüpft mit Schlauheit und Frechheit. Die Anderen werden für dumm verkauft und schamlos belogen. Rollen und Funktionen werden unterlaufen. Der Kern wirkt wie ein sehr gefährliches Gift auf einen Organismus, der als Beute ausersehen ist. Die Mitglieder sind mittels intensiver Identifizierungen in Form von unsichtbaren Loyalitäten und Größenfantasmen sowie tiefsten Allmachtsüberzeugungen miteinander verknüpft.

Man kann von pervertierenden Dyaden oder Triaden sprechen (pathologische Koalitionen einer Kernfamilie, vom Elternpaar oder von einem Elternteil mit einem Kind). Die entsprechenden Personen sind durch eine geheime, pervers-inzestuöse Beziehung miteinander verbunden.

Ein pervertierender Kern einer Gruppierung übt einen geheimen Einfluss auf das gesamte psychische Leben der beteiligten Individuen aus. Beim Individuum bildet er eine Art Kommandozentrum, welches machtvoll über die Persönlichkeit verfügt. Er ernährt sich parasitär von der Umgebung, in welcher er sich gebildet hat, und bildet Abwehrhüllen, die ihn schützen. Oft bleibt er lange versteckt oder wird »toleriert«, d.h. in seiner Gefährlichkeit nicht erkannt. Bricht er zusammen, so schützt sich das Ich der Betroffenen akut entweder mit Depression oder Desorganisation. Wird der Kern aufgedeckt, dann zerfällt seine Macht, es entsteht ein Zusammenbruch. Mit dem Kern ist das Leben schwer, ohne ihn aber fühlt sich ein *anfälliges Individuum* ohne Ausrichtung und verloren.

Pervertierende Mechanismen

Pervertierende Mechanismen als sekundäre Schutzmaßnahmen

Pervertierende Mechanismen sind Sekundärphänomene. Sie werden als kreative Schutzmaßnahmen gegen früheste, existenzbedrohende Erfahrungen entwickelt, die einem frühkindlichen Trauma gleichkommen können.

Der psychoanalytische Ansatz beschäftigte sich weitgehend damit, wie pervertierende Mechanismen den ödipalen Konflikt verformen. Hier wird die These vertreten, dass es sich bei diesen Erscheinungen um Sekundärmanifestationen handelt, die sich wegen der hohen, später damit verbundenen Erregung gut eignen, vom primären Geschehen abzulenken. Das primäre, potenziell traumatisierende, eigentlich aber pathogene Geschehen besteht aus einer Ich-Überforderung in der frühesten Kindheit, die wegen der für das infantile Ich unerträglichen Schmerzen mit pervertierenden Mechanismen (und später pervertierenden Funktionen) notfallmäßig aus dem Zustand der Virulenz beseitigt werden sollen. Diese pervertierenden Mechanismen entwickeln sich mit dem ganzen psychischen Apparat, können große oder kleine Teile davon zu Schutzzwecken beanspruchen und beeinflussen als pervertierende Funktionen die Charakteristika der ödipalen Triangularität, des Latenzverlaufs, in starkem Ausmaß die adoleszenten Umstrukturierungen und schließlich auch das Erwachsenenleben.

Die Symbolisierungsfähigkeit dieser Menschen ist gering. Dort, wo eigentlich symbolisiert werden müsste, hinterbleibt eine innere Leerstelle. Das Individuum versucht, sie durch ein Objekt oder eine sexuelle Situation in der Außenwelt auszufüllen. Auf diese Weise können Rage oder mörderische Impulse aus der intrapsychischen Welt ferngehalten werden. Alle Perversionen bauen auf zentralen Illusionen auf, die nicht angerührt werden dürfen. Die pervertierenden sexuellen Szenarien stehen an Stelle von Illusionseinbrüchen, d. h. von Desillusionserinnerungen mit ihrer gesamten Rage und Vernichtungsangst.

Pervertierende Mechanismen: aus der Not geboren

Pervertierende Mechanismen und Funktionen werden meistens durch ein infantiles Ich aus der Not geboren und dienen später, als spezifische, ins Handeln umgesetzte psychische Aktionen, sowohl der Abwehr als auch der Anpassung und/oder der Homöostase der gesamten Psyche.

Sie haben zumeist sehr frühe Wurzeln, können aber zu jeder Entwicklungszeit des Individuums spezifisch modifiziert werden. Die Fähigkeit zu szenischen Gestaltungen, eine Ich-Leistung spezifischer Art, die wir im Fantasieren, Träumen und bei jedem kreativen Prozess wiederfinden, liegt ihnen zu Grunde. Entsprechende Realisierungen können in ihrem Erscheinungsbild somit aus den verschiedensten Reifungs- und Entwicklungsphasen des Ichs stammen.

Überforderung, Misshandlung und Traumatisierung bewirken einen Besetzungsrückzug mit nachfolgenden Gefühlen von Leere, masochistischer Passivität und eventueller Identifizierung mit einem sadistischen Aggressor. Traumatisierung kann somit die Entwicklung von pervertierenden Mechanismen begünstigen. Beim Versuch, Zustände von Hilflosigkeit, übermäßiger Abhängigkeit oder von Übergriffen verschiedenster Art mit den damit verknüpften Gefühlen von Ausgeliefertsein und Hilflosigkeit zu verändern, wird in der Innenwelt eines Säuglings, Kleinkindes oder Vorschulkindes immer wieder nicht nur auf das Hilfsmittel der Omnipotenz zurückgegriffen, sondern ebenso auf die jeweils abrufbaren Lebens- und Todes- bzw. Vernichtungskonzepte. Das Gesamt der daraus resultierenden, omnipotenten und nach szenischer Umsetzung in Handlung auftauchenden, spezifischen Fantasien, Abwehrformen und Externalisierungsvorgänge nennen wir *pervertierende Mechanismen*, da sie mit der äußeren Realität so umgehen, als entspräche diese der inneren. Da sie meistens ursprüngliches Erleben, zwecks Unkenntlichmachung, ins Gegenteil umwandeln, d. h. verkehren, nennen wir sie: pervertierend.

Ist die Fähigkeit, schmerzliche Affekte und schreckliche Vorstellungen auszuhalten und zu elaborieren, zu gering, so wird das Individuum, um psychisch zu überleben, gleichsam zu ersten Notfallkreationen gezwungen. Bei den eigentlichen pervertierenden Mechanismen, die sich vor allem in dramatischen Inszenierungen zeigen, lassen sich hinter dem manifesten Inhalt zumeist die latenten Elemente der Verdichtung, Verschiebung, Zeitlosigkeit und der symbolischen Äquivalenz erkennen, die zum Primärprozess gehören. Die Zeit, in welcher sie primär ausgebildet werden, unterliegt praktisch immer der frühkindlichen Amnesie, da die entsprechenden Beziehungskonfigurationen nur prozedural und nicht evokativ gespeichert wurden. Die sekundären Manifestierungen aus der Ödipalität, der Latenz und der Adoleszenz scheinen wenig inneren Zusammenhang aufzuweisen.

Im Anwendungsbereich der *sexuell gefärbten*, pervertierenden Mechanismen wird die Urszene omnipotent verleugnet, ein Geschlecht eliminiert und die Welt neu erfunden. Die am Ort der Verleugnung neu gestaltete, fingierte, phantasmatische Urszene gibt Anlass zu einem privaten Mythos, der wie eine Teilrealität neu erfunden wird. Er ist mit dem Versuch verknüpft, die als Folge der Verleugnung von Sinneswahrnehmungen entstandene Leerstelle auszufüllen. Die entwickelten pervertierenden Elemente durchziehen in quantitativ und qualitativ individuell unendlich variierter Form alle menschlichen Beziehungsbereiche und Lebensvernetzungen eines Individuums.

Die *narzisstisch gefärbten* pervertierenden Mechanismen verleugnen die Realität eines vom eigenen Selbst getrennten Anderen, der über eine Selbstbestimmung verfügt, und unterwerfen diesen machtvoll und mit Geschick der eigenen Omnipotenz.

Es handelt sich beim Gebrauch von pervertierenden Mechanismen – wenn wir McDougall folgen – um seelische Organisationsstrukturen, die im klassischen Sinne weder als neurotisch noch als narzisstisch oder psychotisch zu bezeichnen sind. Je nach der Grundstruktur des Individuums finden sich mehr spezifische oder mehr gemischte Formen am Werk. Stets aber sind sie wie in abgegrenzten Bereichen, in speziellen, aufgesplitterten, infantilen, psychotiform-illusionären Ich- und Selbst-Bereichen angesiedelt. Während Neurotiker um ihre Sexualität kämpfen und Psychotiker ums Überleben, nehmen Menschen mit dieser dritten Funktionsform eine Mitte ein, bei der ein psychischer Tod vermieden und die eigentliche, eigene sexuelle Identität verleugnet wird (McDougall, 1985, S. 133ff.).

Ähnliche Phänomene finden sich, wenn auch längst nicht so ausgeprägt, bei vielen Patienten mit schweren Charakterneurosen, Süchten, bei Dissozialität oder psychosomatischen Phänomenen und sogar auch – wenngleich nur in spärlichem und ausgesprochen limitiertem Ausmaß – bei Gesunden. Fast immer handelt es sich um pathologische Identifikationen mit frühen Elternfiguren und um die Erotisierung bzw. Aggressivierung der Abwehr.

Die zentrale Entdeckung des Säuglings, dass die ihn versorgende Person, von der er oder sie völlig abhängig ist, weder zu seinen Selbstrepräsentanzen gehört, noch je zu ihnen gehören wird, diese Abschlussphase der Desillusionierung, ist mit einem grundsätzlichen Anerkennen der Existenz eines Anderen verknüpft. Je nach der »Sanftheit« bzw. der Brüskheit, mit der eine Desillusionierung erfolgt, kann sie – z. B. bei mangelndem Holding und Containment des Umfeldes – zu einer Überflutung des infantilen Ichs mit unregulierbarer Rage und – als Folge davon – mit Existenz- bzw. Vernichtungsangst oder dem Empfinden von psychischer Auslöschung verbunden sein. Angemessene Unterstützung der Ich-Entwicklung durch ein empathisches Gegenüber und eine ausgeprägte schöpferische Kapazität des Säuglings selbst können das Schlimmste auffangen und erträglich machen. Wenn der Säugling, empathisch geliebt und akzeptiert, wahrnimmt, dass er gerade die andere Person sucht und mit ihr in Interaktion treten möchte, so vermag sich die Fähigkeit entwickeln, relativ angstfrei von einem Anderen abhängig sein zu können. Dies bedeutet dann, »die grundlegende Unfähigkeit des Menschen zu akzeptieren, allein sich selbst zu genügen, und die Anerkennung der Tatsache, dass die Menschen zur

Befriedigung aller ihrer Bedürfnisse und ihres Begehrens auf einen Anderen angewiesen sind« (McDougall, 1985, S. 142). Eine solche Unfähigkeit kann aber phobisch verleugnet werden.

Angesichts der Tatsache, dass jeder Mensch *nur zu einem Geschlecht* und damit nur zu einer Hälfte der Menschheit gehört, muss die Fantasie, beide Geschlechter in sich zu vereinen – ein hermaphroditisches Ideal – als reparatives, wunscherfüllendes Phänomen bezüglich der Wunden, welche die Realitätswahrnehmung der narzisstischen Omnipotenz auferlegt, wahrscheinlich zu den Urfantasien der Menschen gezählt werden. Sie geht von einem Ideal-Ich und Ideal-Selbst aus, in welchem es keine Entbehrung gibt.

Das Ich und das psychische Gleichgewicht von Menschen mit pervertierenden Funktionen sind fragil. Es kommt nicht selten zu Episoden von Depersonalisation und Gefühlen des Verfolgt-Werdens. Sie haben keine Wahl, müssen ihr »Ding« in Handlung umsetzen. Die *pervertierende Organisation* entspricht einem komplexen, infantilen Triebimpuls, der nicht der Verdrängung anheimgefallen ist. Es gibt keine spezifisch pervertierenden Fantasmen. Die Urszene umfasst eigentlich sämtliche möglichen unbewussten, sexuellen Fantasmen. Pervertierende Mechanismen dienen somit der psychischen Stabilisierung. Die Partnerperson ist auf ein Partialobjekt reduziert, erfüllt eine magische Aufgabe und wird deshalb stark besetzt. Geht man von einer sehr frühen Störung aus, so hat die Ödipalität meist keine strukturierende Funktion mehr, sondern wirkt bezüglich der pervertierenden Mechanismen im Gegenteil de-strukturierend. Die pervertierenden Aktionen auferlegen der Außenwelt ein Stück der inneren Realität des Patienten. Sie entspricht einer multipel elaborierten Szene, die – ähnlich wie der Traum – als sekundärprozesshaft umgestalteter, manifester Inhalt auf einem latenten, primärprozesshaften Geschehen basiert. Das Gegenüber hat – durch die ihm aufgetragene Rolle – eine magische Aufgabe zu erfüllen, nämlich einen Schutz gegen Depression und Identitätsverlust zu vermitteln.

Personen mit größeren oder kleineren pervertierenden Bereichen wollen sich und die anderen Menschen davon überzeugen, dass sie über das Geheimnis des sexuellen Begehrens verfügen. Dieses besteht darin, dass es keinen Geschlechtsunterschied gibt und dass damit die Urszene verleugnet wird. Dahinter liegen diverse Ängste vor Zerfall und Identitätsverlust. Ist weit im Prägenitalen eine von der Mutter geschaffene emotionale Leerstelle entstanden – die später auf der ödipaleren Ebene zu einer Nicht-Penis-Stelle umgewandelt wurde –, wird in einer übermächtig-omnipotenten Bewegung ein eigenes Produkt an diese Stelle platziert, das sie wie eine »Plombe« (Morgenthaler), auf welcher Ebene auch immer diese konzipiert wird, ausfüllen soll.

Die primäre Beziehungsperson trug in ihrer Innenwelt entweder eine Vorstellung von Weiblichkeit als Kastriertheit/Frustration oder verschob eine eigene Rage unbewusst und willkürlich auf ihr Kind; ihr fehlte einfach die Fähigkeit, sich in den Säugling und das Kleinkind empathisch einfühlen zu können, oder sie musste die Zweigeschlechtlichkeit in sich selbst verleugnen und trug eine solche Konstellation unbewusst in ihre Beziehung zum Kind hinein. Ob solche Faktoren ihrer eigenen Innenwelt im Zusammenspiel mit den Beziehungsfaktoren übriger Beziehungspersonen (z. B. dem emotional oder dem real absenten Vater) – also vor allem in der präödipalen Zeit, der ödipalen Phase, in der Latenz oder in der Adoleszenz des Kindes – wirksam wurden, trägt neben den Beiträgen des Kindes selbst (z. B. eine Überempfindlichkeit, eine Symbolisierungsschwäche oder ein zerbrechliches Ich) wesentlich zum Schicksal der Entwicklung pervertierender Mechanismen bei.

Der Mensch mit pervertierenden Mechanismen vermittelt der Welt, man müsse nicht unter dem Nicht-Existenten, dem Erwünschten, aber nicht Erhaltenen, leiden. Diese Form der »Kastration« sei nicht irreparabel, sondern sogar die Grundbedingung für den Genuss. Es ist, als würde ein Kind Sexualität spielen. Die Geschlechtsorgane der Eltern gelten nicht als einander ergänzend, es besteht auch kein wechselseitiges Begehren, so lautet die Fiktion. Überdies bin ich nicht durch das geschlechtliche Zusammensein der Eltern, einen Vorgang, von welchem ich als gezeugte Person ja auf ewig ausgeschlossen wäre, geschaffen worden, so die Fiktion weiter.

Solche intrapsychisch gebildeten Basisannahmen sind der Grund für anhaltende Auseinandersetzungen mit der Realität und den eigenen, sensorischen Wahrnehmungen. Sensorische Perzeptionen, die stören, aber anscheinend nicht verdrängt werden können, werden anscheinend einfach blockiert. Dies vermag einerseits so zu geschehen, da die Symbolisierungsfähigkeit ja reduziert ist, andererseits aber auch wegen einer massiven Überbesetzung der Illusionsbildung. Es wird gleichsam eine neue, magische und absolut subjektive Realität geschaffen, die an die Stelle des verleugneten sensorischen Inhaltes tritt.

Die grandiose Tat soll von einem Zuschauer wahrgenommen werden. Dem unbedarften Zuschauer, der nicht versteht, was passiert, wird die ursprüngliche Position des Kleinkindes zugesprochen, so dass er oder sie nun Leere und Manko, enttäuschtes Begehren, d. h. Frustration, empfinden soll. Mit dem pervertierenden Akt und der Manipulation der Szenerie ist das Subjekt nun in der Position des Kontrollierenden, agiert gleichsam als herrschende Figur über die Erregung des Gegenübers. Das Objekt erleidet, was das Subjekt früher einst durchgemacht hat (McDougall, 1972).

Konzepte über Leben und Tod

Die Entwicklung der Konzepte über Tod und Leben, über Sein oder Nicht-Sein scheinen bei allen Formen pervertierender Erscheinungen von zentraler Bedeutung zu sein. Freud hat in seinen Schriften diesbezüglich bereits vieles vorweggenommen, was später von verschiedenen Autoren detaillierter ausgeführt worden ist. Er hat unzählige Denkanstöße vermittelt, die nach ihm zu neuen Einsichten führten. So hielt er bereits in der *Traumdeutung* (1900) fest, wie wenig die kleinkindlichen Vorstellungen von »Gestorben-Sein« denen der Erwachsenen gleichen: »Gestorben-Sein« heißt für das Kleinkind – welchem meistens erspart wird, die Szenen des Leidens vor dem Tode wahrzunehmen – gleichviel wie »fort sein, die Überlebenden nicht mehr stören. Es unterscheidet nicht, auf welche Art diese Abwesenheit zustande kommt, ob durch Verreisen, Entlassung, Entfremdung oder Tod.« (Freud, 1900, S. 260)

Am Beispiel eines vierjährigen Kindes verweist Freud auf den Unterschied, den ein vierjähriges Kind zwischen »fortsein« und »totsein« bereits vollzieht. In *Totem und Tabu* (1913) stellt er die Frage, wodurch die von ihm sog. »primitiven Menschen« zu den dualistischen Grundanschauungen ihres animistischen Systems bewogen worden sind:

> »Man meint, durch die Beobachtung der Phänomene des Schlafes (mit dem Traum) und des ihm so ähnlichen Todes, und durch die Bemühung, sich diese jeden Einzelnen so nahe angehenden Zustände zu erklären. Vor allem müsste das Todesproblem der Ausgangspunkt der Theoriebildung geworden sein. Für den Primitiven wäre die Fortdauer des Lebens – die Unsterblichkeit – das Selbstverständliche. Die Vorstellung des Todes ist etwas spät und nur zögernd Rezipiertes, sie ist ja auch für uns noch inhaltsleer und unvollziehbar.« (Freud, 1913, S. 95)

Die folgenden Passagen stammen aus »Zeitgemäßes über Krieg und Tod« (Freud, 1915b):

> »Wenn man uns anhörte, so waren wir natürlich bereit zu vertreten, daß der Tod der notwendige Ausgang alles Lebens sei, daß jeder von uns der Natur einen Tod schulde und vorbereitet sein müsse, die Schuld zu bezahlen, kurz, daß der Tod natürlich sei, unableugbar und unvermeidlich. In Wirklichkeit pflegten wir uns aber zu benehmen, als ob es anders wäre. Wir haben die unverkennbare Tendenz gezeigt, den Tod beiseitezuschieben, ihn aus dem Leben zu eliminieren. Wir haben versucht, ihn totzuschweigen, wir besitzen ja auch das Sprichwort: man denke an etwas wie an den Tod. Wie an den eigenen natürlich. Der eigene Tod ist ja auch unvorstellbar, und so oft wir den Versuch dazu machen, können wir bemerken, daß wir eigentlich

als Zuschauer weiter dabeibleiben. So konnte in der psychoanalytischen Schule der Ausspruch gewagt werden: Im Grunde glaube niemand an seinen eigenen Tod, oder, was dasselbe ist: im Unbewußten sei jeder von uns von seiner Unsterblichkeit überzeugt.« (ebd., S. 341)

Das Phänomen Tod bzw. Nicht-Sein wird zwar allmählich kognitiv akzeptiert – emotional aber nur, wenn es den Tod des Anderen betrifft. Gegen die emotionale Anerkennung und Vorstellung des eigenen Todes als des vollständigen Endes aber werden intensivste Gegenkräfte mobilisiert:

»Der Gefühlskonflikt beim Tode geliebter und dabei doch auch fremder und gehaßter Personen hat die Forschung der Menschen entbunden. Aus diesem Gefühlskonflikt wurde zunächst die Psychologie geboren. Der Mensch konnte den Tod nicht mehr von sich ferne halten, da er ihn in dem Schmerz um den Verstorbenen verkostet hatte, aber er wollte ihn doch nicht zugestehen; da er sich selbst nicht tot vorstellen konnte. So ließ er sich auf Kompromisse ein, gab den Tod auch für sich zu, bestritt ihm aber die Bedeutung der Lebensvernichtung, wofür ihm beim Tode des Feindes jedes Motiv gefehlt hatte. An der Leiche der geliebten Person ersann er die Geister, und sein Schuldbewußtsein ob der Befriedigung, die der Trauer beigemengt war, bewirkte, daß diese erstgeschaffenen Geister böse Dämonen wurden, vor denen man sich ängstigen mußte. Die Veränderungen des Todes legten ihm die Zerlegung des Individuums in einen Leib und in eine – ursprünglich mehrere – Seelen nahe; in solcher Weise ging sein Gedankengang dem Zersetzungsprozeße, den der Tod einleitet, parallel. Die fortdauernde Erinnerung an den Verstorbenen wurde die Grundlage der Annahme anderer Existenzformen, gab ihm die Idee eines Fortlebens nach dem anscheinenden Tode.« (ebd., S. 347)

Die Konzeptualisierung von Tod und Trauer wird also, unter Mithilfe des Gedächtnisses, als wesentliches Agens zentraler kultureller Schöpfungen angesehen.

»Erst später brachten es die Religionen zustande, diese Nachexistenz für die wertvollere, vollgültige auszugeben und das durch den Tod abgeschlossene Leben zu einer bloßen Vorbereitung herabzudrücken. Es war dann nur konsequent, wenn man auch das Leben in die Vergangenheit verlängerte, die früheren Existenzen, die Seelenwanderung und Wiedergeburt ersann, alles in der Absicht, dem Tode seine Bedeutung als Aufhebung des Lebens zu rauben. So frühzeitig hat die Verleugnung des Todes, die wir als konventionell-kulturell bezeichnet haben, ihren Anfang genommen.« (ebd., S. 348)

Der Preis allerdings ist der einer Verleugnung eines Stücks Realität. Die fehlende Repräsentanz des Todes im Unbewussten kommt einer solchen Grundhaltung entgegen:

> »Was wir unser ›Unbewusstes‹ heißen, die tiefsten, aus Triebregungen bestehenden Schichten unserer Seele, kennt überhaupt nichts Negatives, keine Verneinung – Gegensätze fallen in ihm zusammen – und kennt dann auch nicht den eigenen Tod, dem wir nur einen negativen Inhalt geben können.« (ebd., S. 350)

Die Konzeptualisierung von Tod setzt eine solche von Leben voraus. »Das Unheimliche« kommt nach Freuds Meinung (1919) zustande, wenn verdrängte infantile Komplexe durch äußere Eindrücke wiederbelebt werden oder überwunden geglaubte Überzeugungen wieder bestätigt erscheinen: »Auf kaum einem anderen Gebiet hat sich unser Denken und Fühlen seit den Urzeiten so wenig verändert, ist das Alter unter dünner Decke so gut erhalten geblieben, wie in unserer Beziehung zum Tode.« (ebd., S. 255)

Das *Modell einer Persistenz früherer psychischer Erscheinungen mit konsekutiver Überschichtung* (Sandler & Joffe, 1967) impliziert, dass bei jedem Menschen, seiner psychischen Entwicklung entsprechend, verschiedene Vorstellungen von Leben und Tod in einer Art hierarchischen Ordnung vorhanden sind, die entweder jederzeit regressiv wiederbelebt werden oder bei Verminderung der Abwehrleistung des Ich – in homogener oder inhomogener Form – ins bewusste Erleben einfließen können. In der »Neuen Folge der Vorlesungen zur Einführung in die Psychoanalyse« (1933) führte Freud aus:

> »Es gehört bereits ein gutes Stück intellektueller Schulung dazu, um an den Zufall zu glauben; der Primitive, der Ungebildete, gewiß auch das Kind wissen für alles, was geschieht, einen Grund anzugeben. Vielleicht war es ursprünglich ein Motiv im Sinne des Animismus. In manchen Schichten unserer Bevölkerung kann noch heute niemand sterben, der nicht von einem anderen umgebracht worden wäre, am besten vom Doktor. Und die regelmäßige neurotische Reaktion auf den Tod einer nahestehenden Person ist doch die Selbstbeschuldigung, daß man selbst diesen Tod verursacht hat.« (ebd., S. 131)

Er weist hier also nochmals auf das Weiterbestehen infantil-animistischer Vorstellungen hin, trotz Neuakquisition eines kognitiven Elementes, des Wissens um die Gesetze der Zufälligkeit, d.h. der Wahrscheinlichkeit. Die Erschaffung eines Doppelgängers – einer »energischen Dementierung der Macht des Todes« (Rank, 1914) – erkauft um den Preis einer differenzierten Aufteilung des Selbst, führt Freud (1933) auf die frühe Phase des primitiven Narzissmus zurück: »Mit der Überwindung dieser Phase ändert sich das Vorzeichen des Doppelgängers, aus einer Versicherung des Fortlebens wird er zum unheimlichen Vorboten des Todes.« (ebd., S. 247) Mit der Verdoppelung, einerseits also der Schaffung eines Spiegelobjektes und andererseits einer Abwehr gegen die Vernichtung, einer sehr frühen Selbstschutzleistung der kindlichen Psyche, weist Freud auf die ersten Spuren eines Todeskonzeptes im Säuglingsalter hin, ein Gedanke, der später von Melanie Klein (1940) systematisiert wieder aufgenommen worden ist. In *Jenseits des Lustprinzips*, drei Jahre vor der Manifestierung einer eigenen karzinomatösen Erkrankung, postulierte Freud (1920) in Analogie zum biologischen Modell von Anabolismus versus Katabolismus den dualistischen Antipoden zu den lebenserhaltenden Kräften, den »Todestrieb«. Dieses mehr philosophische, denn aus der klinischen Phänomenologie erwachsene Konstrukt weist dem Tod, der ursprünglich nur als Negation von Lebensprozessen aufgefasst wurde, nun eine machtvolle, stille, dynamische Komponente zu. Dem Vorwurf, das seien ja nur aufgewärmte Gedanken von Schopenhauer, begegnet er vorwegnehmend: »[...] nicht einmal richtiger Schopenhauer. Wir behaupten nicht, der Tod sei das einzige Ziel des Lebens; wir übersehen nicht neben dem Tod das Leben. Wir anerkennen zwei Grundtriebe und lassen jedem sein eigenes Ziel.« (ebd., S. 115) In *Neue Folgen der Vorlesungen zur Einführung in die Psychoanalyse* präzisiert Freud (1933) die Unterteilung der Triebe in zwei Gruppen, in die

> »erotischen, die immer mehr lebende Substanz zu größeren Einheiten zusammenballen wollen und (die) der Todestriebe, die sich diesem Streben widersetzen und das Leben in den anorganischen Zustand zurückführen. Aus dem Miteinander- und Gegeneinander-Wirken der beiden gehen die Lebenserscheinungen hervor, denen der Tod ein Ende setzt.« (ebd., S. 114)

Eine *Entwicklungslinie*, ein Terminus von Anna Freud (1963), der verschiedene deskriptive wie auch bewusste und unbewusste, psychodynamische Aspekte mit der Progression des Lebensalters vereint, entspricht einem in der Zeitachse längs gerichteten Kontinuum, das unterschiedlich lang und breit, aber stets unzählig querverästelt ist, in welchem sich während des psychischen Reifungsprozesses progressive Entwicklungen vollziehen, die im Idealfall parallel, harmonisch ausbalanciert und phasenadäquat zu denen der diversen anderen Entwicklungslinien verlaufen. Lewin (1950) beschreibt die Erfahrung eines »guten«, d. h. ungestörten, libidinösbefriedigenden, und eines »schlechten«, d. h. durch Hunger, Schmerz, andere organische Stimuli oder emotionale Frustrationen gestörten Schlafs von Säuglingen als erste Kristallisationspunkte späterer Vorstellungen vom Tode. Es ergeben sich dann zwei Vorstellungskreise über den Tod, die nach den frühen Erfahrungen mit dem Schlaf und der analog dazu strukturierten Repräsentanz des Primärobjektes »Mutter« geformt werden: die Idee eines »guten« und die eines »schlechten« Todes, welche in der späteren Entwicklung in ein einziges, allerdings nur instabil integriertes Konzept vom Tod zusammenfließen. Die Zeitlosigkeit im strukturell Unbewussten und in den ersten Lebenstagen hebt eine Unterscheidung zwischen Vernichtung und Unsterblichkeit auf. Später erst werden die Zeitlosigkeit wie auch die Immortalität reflektiert, externalisiert und, zusammen mit Glückseligkeit oder Jammer/Elend, dem Wertesystem (oder religiösen Systemen und damit Gott bzw. dem Teufel) zugeschrieben.

Gillespie (1995) modifizierte das Todestriebmodell, indem er die Ansicht vertrat, der Säugling strebe nicht nach einer Rückkehr ins Anorganische, sondern nach einer solchen in einen Zustand »totaler Nichtexistenz«. Nicht das Prinzip des Todes, sondern das eines Ersatzes, einer »Revivifikation«, habe als das Übergeordnete zu gelten. Implizit liegt solchen Überlegungen ein Modell der Existenz, des »Seins«, des Lebens als primärem Zustand, zu Grunde. Tod wäre dann Negation des Lebens.

Ein ähnliches *Modell von Tod (und Trauer) im 1. Lebensjahr* wurde von Melanie Klein (1940) und Hanna Segal (1958, 1969) vertreten. Beide gingen von der Annahme aus, dass von Geburt an ein Ich bestehe, das imstande sei, Angst zu empfinden, Abwehrmanöver zu gebrauchen und sowohl in der Fantasie als auch in der Realität primitive Objektbeziehungen aufzubauen. Die »unbewussten« Fantasien seien die durch Vermittlung des Ich hervorgerufenen, psychischen Manifestationen der Triebe. Sie besäßen eine ähnliche Einwirkung auf das Ich wie die äußere Realität, deren Wahrnehmung sie oft dadurch verzerrten, dass sie die Sequenz der Zusammenhänge eigenmächtig festlegten. Erstes Ziel des Säuglings sei der Aufbau, die Erhaltung und die Identifikation mit einem »idealen« Objekt. Jede Störung dieses Prozesses rufe paranoide Ängste hervor. Der angeborene Todestrieb werde vom Ich, das sich dabei spalte, zum einen Teil nach außen auf die Partialobjekte projiziert, die somit in der Fantasie zu bedrohlichen und verfolgenden »bösen« Objekten würden. Zum anderen Teil werde er teilweise in aggressive Impulse umgewandelt, mittels welcher die »bösen« Objekte attackiert und abgewehrt würden, damit das in der Fantasie »idealisierte« Partialobjekt vor einer Zerstörung durch das »böse« Objekt ein Stück weit geschützt werden könne. Partialobjekt und frühes Selbst, welche in diesem Stadium noch sehr konfus miteinander vermischt seien, unterlägen einer Spaltung. Die fantasierte Omnipotenz manifestiere sich sowohl in den aggressiv-destruktiven als auch in den reparativ-idealisierenden Fantasien. Beide gestatteten bis zu einem gewissen Ausmaß die Verleugnung unliebsamer Wahrnehmungen oder förderten die magische Vorstellung einer völligen Vernichtung des bedrohlichen »bösen« Objekts. Befriedigende Erlebnisse mit dem Realobjekt der Außenwelt stärkten durch Introjektion die Fantasien eines »guten« inneren Objekts; unbefriedigende intensivierten diese über ein »schlechtes« inneres Objekt und würden projektiv abgewehrt. Je mehr es der äußeren Realität gelinge, die aus der inneren Welt stammenden Befürchtungen und Ängste zu zerstreuen, sie gleichsam zu entschärfen, oder, anders formuliert, je mehr das Ich imstande sei, die externe Welt zum Wachstum zu benutzen und sich ein möglichst unmodifiziertes Bild von ihr zu machen, desto weniger bestehe die Gefahr einer Fragmentierung und Desintegration des Selbst, welche als »ultima ratio« bei drohender Überwältigung durch paranoide Ängste zur Abwehr eingesetzt werde. In dieser »paranoid-schizoiden Entwicklungsposition« sei Tod gleichbedeutend mit Vernichtung durch ein übermächtiges, äußeres (Partial-)Objekt, welchem eine eigenständige Gefährlichkeit zugesprochen werde (= projizierter Todestrieb) oder das aus Neid (oder zwecks Abwehr) mittels aggressiv-destruktiver Attacken beschädigt und erniedrigt, sich nun, in Umkehrung dazu, auf gleiche Weise rächen würde. Schreite die Entwicklung durch ein Überwiegen »guter« Erfahrungen über die unvermeidlichen »schlechten« fort, so gewinne das »idealisierte« Objekt und damit auch das Selbst, das sich damit identifiziere, eine größere Stabilität. Die Ängste verminderten sich ohne ausgedehntere Anwendung ungünstiger Abwehren, da die Toleranz gegenüber den eigenen Impulsen zugenommen habe. Die Spaltung zwischen dem gefährlichen »bösen« Objekt und dem »guten« verringere sich, die Integration der beiden auf einen Nenner rücke näher. Damit werde eine bessere Differenzierung zwischen einem ganzen Selbst und einem ganzen Objekt mehr und mehr möglich. Diese Modifikation in der Perzeption sei mit einer Modifikation der Ich-Funktionen verbunden. Das Primärobjekt werde jetzt zum »Liebesobjekt«, zu dem das Selbst in totaler Abhängigkeit stehe. Zudem träten nun auch Eifersucht und Angst, das Liebesobjekt als Folge der eigenen allmächtigen, destruktiven Impulse zu verlieren und damit die Idee der Selbstverschuldung, hinzu. Sehnsucht und Separationsreaktionen bei Trennung vom Liebesobjekt seien zu beobachten. Diese depressiven Affekte mobilisierten den Wunsch nach Reparation. Der Hauptkonflikt in der »depressiven Entwicklungsposition« bestehe aus dem anhaltenden Widerstreit zwischen destruktiven Impulsen, Liebe und Reparationswünschen. Äußere und innere Realität würden einander stets von Neuem gegenübergestellt. Die Macht der eigenen Fantasien werde an den äußeren Objekten getestet, die Unverletzlichkeit des Liebesobjekts infrage gestellt, geprüft und in den fortwährenden Interaktionen mit dem realen äußeren Objekt auch ausprobiert, was beruhigend und kränkend zugleich sei. Die eigenen Grenzen würden ausgelotet. Verdrängung als horizontale Abspaltung vom Ich löse allmählich die vertikale Ichspaltung der Verdoppelung ab. Verschiebung und Hemmung von Impulsen, Sublimation und Symbolbildung träten zunehmend in Erscheinung. Verlust und Wiederfindung, Trennung und Wiedervereinigung würden als vom Ich bewirkte Destruktion durch Hass und Neuschaffung durch Liebe empfunden. Tod bedeute in diesem Moment Trennung und Verlust des Liebesobjekts. Infolge der Omnipotenz und Reparationsmöglichkeit sei er etwas Reversibles. Leben werde symbolisch mit der Neuschaffung durch Liebe gleichgesetzt. Gegen die depressiven Affekte (Kummer, Abhängigkeit, Schuld) müssten neue, d.h. besser organisierte Abwehren eingesetzt werden. Die manische Abwehr habe zum Ziel, mit omnipotenter Kontrolle, Triumph, Entwertung des Objektes und Verleugnung der Affekte von Trauer die Abhängigkeit vom Objekt zu verringern. Sie impliziere natürlich auch die Vorstellung einer gleichen Haltung des Objekts gegenüber dem Selbst, allerdings mit umgekehrten Vorzeichen. Sei sie ungenügend, so habe dies eine Regression auf die paranoid-schizoide Position zur Folge. Depression oder Zwangsmechanismen zur Abwehr paranoider Ängste würden in solchen Momenten mobilisiert. Gelinge es aber, das Liebesobjekt immer wieder zu restaurieren, so gewinne es mehr und mehr Stabilität und könne in einer Art Trauerprozess schließlich als ein eigenständiges, vom Selbst klar getrenntes Individuum wahrgenommen werden. Der Weg für die Weiterentwicklung in die verwirrende Welt triangulärer Beziehungen sei jetzt frei.

In zwei sehr kondensierten Artikeln hat sich René Spitz (1973) mit der Entwicklung des *Unterscheidungsvermögens von Belebtem und Unbelebtem im Säuglings- und Kleinkindalter* auseinandergesetzt. Ausgangspunkt seiner Überlegungen sind folgende Fakten: Das Unbelebte, das die Illusion des Lebendigen erweckt (z.B. das Wachsfigurenkabinett), ist gerade wegen dieser Scheinwelt für die Menschen faszinierend. Desgleichen das Lebendige in der Pose des Unbelebten (z.B. »Maschinenmenschen« auf Jahrmärkten).

In seinen berühmt gewordenen Versuchen einer Aufzucht von Affen mit Surrogatmüttern (mit Frotteestoff überzogene Drahtgestelle) konstatierte H.F. Harlow (1986) neben anderen, schweren, psychischen Schäden die Unfähigkeit dieser Tiere, übliche Sozial- und Sexualkontakte aufzunehmen. Sie konnten sich nicht reproduzieren. Der destruktive Einfluss auf die Entwicklung kam offenbar aus einem Mangel an wechselseitigem Austausch zwischen Muttersurrogat und Rhesuskind zustande.

Spitz folgerte: Das Unterscheidungsvermögen zwischen Belebtem und Unbelebtem unterliegt einem Entwicklungsprozess, ist nicht schon bei der Geburt vorhanden. Es handelt sich dabei um eine Ich-Funktion von enormer Bedeutung, die in der dialogischen Interaktion zwischen Säugling und Mutter ihre Vorläufer besitzt. Die Stillsituation ist der erste derartige »diatrophische« Kreisprozess. Gefühle, d.h. Erwartungseinstellungen, dass etwas aus der Initiative des Dialogpartners geschieht, sind die bewegenden Kräfte derartiger zirkulärer Prozesse. Die Interaktionen zwischen Säugling und Mutter bilden als Vorläufer eines verbalen Dialogs eine archaische Form des Gesprächs, einen intersubjektiven Austausch des Tuns und Reagierens. Es handelt sich dabei um fortgesetzte, wechselseitig sich stimulierende Rückkoppelungsprozesse, die üblicherweise zu beidseitig befriedigenden Erlebnissen beitragen: »Das komplizierte, subtile Wechselspiel der Triebe des Kindes mit der Persönlichkeit und Triebstruktur des lebendigen Partners, ihre Befriedigung innerhalb des Dialogs, erlauben dem Kind und regen es an, Wege der Triebabfuhr zu entdecken, die oft lustvoll sind.« (Spitz, 1973, S. 707) »Der Dialog ist nur eine Seite der Objektbeziehungen; er ist ihr sichtbarer Teil und gleichzeitig ihr Instrument.« (ebd., S. 710) Und:

> »Jeder dieser Kreisprozeße mündet in einer Befriedigung oder Versagung und hört dann auf. Es bleiben jedoch Spuren davon in der Psyche und im Gedächtnis beider Partner erhalten. Diese Spuren modifizieren dann den nächsten Kreisprozeß schon zu Beginn oder in der Form, dem Ablauf oder dem Ziel, das er erstrebt, so daß der Dialog dauernd an Komplexität gewinnt.« (Spitz, 1972, S. 256)

Die ungenügende Rückkoppelung, das Unvermögen des Unbelebten mit dem Kind einen Dialog zu führen, und seine starre Reaktionslosigkeit stellen sich als das Hauptkriterium dar, an welchem das Kind Belebtes von Unbelebtem zu unterscheiden lernt. Es versucht immer wieder, mit den Dingen einen Dialog aufzunehmen – und scheitert:

> »Die einzige Funktion, zu der sich unbelebte Objekte anscheinend gut eignen, ist die Abfuhr des Aggressionstriebes. Da das unbelebte Objekt nicht reagiert, sich nicht rächt, eignet es sich dazu, geschlagen, gebissen, zerbrochen und weggeworfen zu werden, gleichgültig, wie oft und in welchem Ausmaß das Kind dies tut.« (Spitz, 1972, S. 257)

In der Beziehung zur primären Betreuungs- und Bezugsperson, d. h. meist der Mutter, die üblicherweise das Ausmaß aggressiver Aktionen limitiert, bezieht das Kind aber emotionale Gratifikationen, die diese Einschränkung ausgleichen. Es wird so zum Aufbau anderer Praktiken für die Abfuhr aggressiver Impulse genötigt, die, wenn erfolgreich, als ich-syntone Leistungen die Angst vor Überflutung durch aggressive Impulse einschränken.

Bezüglich der Datierung solcher Entwicklungsschritte greift Spitz (1969) auf die früher von ihm beschriebenen Modelle des 1. und 2. Organisators zurück. Um den dritten Lebensmonat herum, in der Phase des 1. Organisators (Indikator: blickerwiderndes Lächeln) sind wohl die ersten »sozialen Reaktionen« mit Einleitung einer Wahrnehmung zwischen Ich und Nicht-Ich zu konstatieren, aber es wird noch kein Unterschied zwischen einem lebendigen Gesicht und einer unbelebten Maske gemacht. In der Phase des 2. Organisators (Indikator: Acht-Monats-Angst) entwickelt sich eine Unterscheidung innerhalb des Belebten, zwischen dem libidinös besetzten und dem »fremden«, potenziell phobisch vermiedenen Objekt. Bei einem Drittel der untersuchten Kinder aber, vor allem bei solchen, die eine Trennung erlebt hatten, fand Spitz auch Angstreaktionen auf unbelebte Gegenstände. Diese waren besonders dann zu bemerken, wenn ein unbelebtes Objekt wie ein menschliches Wesen aussah, aber nicht die richtige Größe besaß, oder wenn das unbelebte Objekt sich bewegte oder Laute von sich gab, d.h. wenn die Unterscheidung zwischen belebt und unbelebt nicht mit Sicherheit vollzogen werden konnte:

> »Diese Beobachtungen führten mich zu dem Schluss, dass der zweite Organisator der Psyche die Phase markiert, in welcher das Kind eine Entwicklung durchmacht, in deren Verlauf es u.a. nicht nur fähig wird, das Liebesobjekt vom Fremden zu unterscheiden, sondern auch das Belebte vom Unbelebten.« (Spitz, 1972, S. 253)

Die Unterscheidung zwischen Belebtem und Unbelebtem wird, was das Handeln und Tun angeht, spätestens zwischen dem 9. und 12. Monat erworben. Der mehr und mehr verbale Dialog zwischen dem 12. und 18. Monat entwickelt sich zu einem immer wirkungsvolleren Werkzeug. Er erlaubt durch den Beginn des Gebrauchs von Wortsymbolen und besserer Realitätsprüfung eine zunehmend genauere Diskrimination zwischen Belebtem und Unbelebtem. Durch die präziseren Unterscheidungen im gegenseitig sich fördernden Wechselspiel werden die Begriffsbildung und das Sprechvermögen verbessert. Umgekehrt erfolgt durch den sicheren Gebrauch der Sprache auch eine weitere Schärfung des Unterscheidungsvermögens.

Die große psychische Leistung, ein unbelebtes Ding mit den Attributen eines lebendigen Objektes auszustatten, es zu einem »Übergangsobjekt« (Winnicott, 1969) zu machen, gestattet dem Kind eine gewisse Autonomie vom »libidinösen« Objekt, indem Fantasien daran agiert, mit Konfliktlösungen experimentiert und so Trennungserlebnisse gemildert werden können.

Nach der vollständigen Trennung von Selbst- und Objektrepräsentanzen, in der Separations-Individuations-Phase, d.h. etwa von der 2. Hälfte des 1. Lebensjahres an, bietet die Progredienz des Sprachverständnisses und dann auch des Sprech- und Denkvermögens dem Kind zunehmend mehr Möglichkeiten, sich in seiner Welt zu orientieren. Die in den Interaktionen mit der Mutter ausgebauten Vorstellungen über die Funktionen oder Dysfunktionen des eigenen Körpers und seiner Produkte werden in derartige primitive Konzepte einbezogen. Körperprodukte und Fantasien können – je nach dem Grad der Zugehörigkeit zur Innen- oder zur Außenwelt – »verlebendigt« oder »totgemacht« werden.

In diese Zeit fallen, zusammen mit der zunehmenden Ausweitung des kindlichen Lebensraums, die Ausdehnung des Begriffs »belebt« und die Beobachtungen und

Experimente über die Veränderung von Belebtem zu Nichtbelebtem. Am Absterben von Pflanzen, Insekten und anderen Tieren realisiert das Kind Transformationen und versucht, sie mit den ihm zur Verfügung stehenden Mitteln seines Denkapparats in die Gesamtheit seiner übrigen Erfahrungen einzuordnen. Totsein kann bestenfalls in Analogie zu bisherigen Erfahrungen gesetzt werden, z. B. zu Schlaf, Trennung, dem Fehlen einer bekannten Funktion oder zu Erfahrungen wie Einschränkung der Bewegung oder der Nahrungszufuhr. Die Feststellung von derartigen außergewöhnlichen Veränderungen ist mit den Affekten des Erstaunens und des Sich-Wunderns verbunden.

Das magisch-omnipotente Denken dieser Zeit enthält den Glauben, dass alles so erfolgt, wie es gedacht oder gewünscht wird. Es steht im Dienst der Bedürfnisbefriedigung und der Stabilisation des Selbstgefühls und unterstützt die Ordnung psychischer Funktionen nach dem Lustprinzip (Fraiberg, 1972). Alles, was das Kind an unbekannten oder unerklärlichen Phänomenen in seiner Welt entdeckt, wird als Folge menschlicher Aktivität angesehen. Die grandiose, infantile Egozentrizität reduziert die Quelle aller Ursachen auf die eigene Person. Analogien werden in Ähnlichkeiten, und Ähnlichkeiten in Gleichheiten verwandelt. Alles ist reversibel, auch Geburt und Tod. In bewussten und unbewussten Fantasien aggressiv-destruktiven oder libidinösen Inhaltes werden immer neue Varianten von Konfliktlösungen und vorläufigen Kausalitätstheorien ausgearbeitet und als Glaubensinhalte oder mehr oder weniger bewusste Hypothesen festgehalten oder verdrängt. Das Interesse an dem Phänomen der Veränderung von Belebtem zu Unbelebtem ist oft sehr brennend, wechselt aber vielfach zu einem brüsken Desinteresse, sei es wegen einer zu großen inneren Angst, die notfallmäßig eine rapide Verschiebung der Aufmerksamkeitsbesetzung bewirkt, sei es, dass das Kind auf das mobilisierte Unbehagen in seiner Umgebung reagiert.

Finales und kausales Denken beginnen sich verstärkt zu entwickeln. Die Kenntnis der Umstände, die ein Erreichen eines Wunschzieles fördern oder hemmen, vertieft sich. Verifizierung oder Falsifizierung von Erwartungseinstellungen tragen zur fortschreitenden Unterscheidung zwischen äußeren und inneren Ursächlichkeiten bei. Nach der Enttäuschung über das Unvermögen, mit dem Erwerb der Sprache die ursprüngliche, als total fantasierte Omnipotenz wiederzuerlangen, bietet sich jetzt ein neuer Anreiz; versteht man die Kausalzusammenhänge der Phänomene, so lässt sich diese Kenntnis ausnützen, um die eigenen Bedürfnisse besser zu realisieren. Die Unterscheidung zwischen Ursache und Wirkung, das Erkennen eines funktionalen Unterschiedes zwischen den Dingen, die bisher füreinander substituiert werden konnten, logisches Folgern und verstärkte Abstraktionen, kurz, die Beziehung zwischen den Dingen, werden zum Fokus des Interesses.

Die Entwicklung der Vorstellung von Tod und von Leben verläuft parallel zur Reifung der intellektuellen Kapazität. Es beginnen sich Querverbindungen zwischen diesen und anderen Konzepten zu bilden. Nun werden die Konzepte »Leben« und »Tod« durch Verstrebungen mit Fantasien (v. a. bildlichen Vorstellungen über Geburt, Sexualität, Schlaf-Wachzustand; Trennung-Wiedervereinigung) und mit libidinösen wie auch aggressiven Impulsen zunehmend mit Affekten besetzt. Die konsequente Weiterverfolgung logischer Schlüsse, die Vorstellung einer ubiquitären Kausalität, die Entwicklung der Konzepte über Zeit (Eissler, 1958; Piaget 1955), Zahl und Endlichkeit/Unendlichkeit (kondensiert im Begriff »Alter«) bewirken schließlich eine Verknüpfung der Konzepte von »Leben« und »Tod« mit den Vorstellungen über das Selbst.

Das Kind bekommt eine Ahnung, dass das, was es für Andere erkennt, auch für es selbst zutreffen mag. Die Ergebnisse von Folgerungen, die den Tod und die eigene Person zusammenbringen, werden mit großer Heftigkeit abgewiesen. Äußere Realität und innere Wunschwelt, primär- und sekundärprozesshaftes Denken vermischen sich vermehrt und wirken tröstlich und angstmindernd, indem sie die bittere Unabänderlichkeit der äußeren Realität mittels der manipulierbaren Süße magisch-animistischer Innenwelt erträglicher machen. Der *subjektive Altersbegriff* wird allmählich mit der Körpergröße verbunden:

> »Noch klarer als auf anderen Gebieten wird also bei dem Altersbegriff die Zeit intensiv von den Bewegungen aus, d. h. zuerst nur nach ihren Endpunkten (im besonderen Fall: der Körpergröße) erfasst. Nach einer Phase der Differenzierung, im Laufe derselben die Geschwindigkeiten nicht mehr nur an die Anschauung vom Überholen gebunden sind, sondern ein fortschreitendes In-Beziehung-Setzen von Zeit und durchlaufener Strecke verlangen, trennt sich die Zeit von dem Raum und erwirbt im 3. Stadium eine eigene Struktur aufgrund der Einschachtelung der Zeitstrecken (Alter) und der Reihenfolge der Zustände (Geburten und Geburtstage), die beide in einem einzigen System koordiniert werden.« (Piaget, 1955, S. 309/310)

Entwicklungspsychologisch gesehen, treten Gedanken an Sein und Nicht-Sein, an Leben und Tod sowie an Entstehen und Vergehen also viel früher auf, als gemeinhin angenommen wird. Sie bilden eine mächtige Kraft in Bezug auf die gesamte Entwicklung eines Kindes, auf die Entstehung der Religionen oder Philosophien und auch auf den Sozialisationsprozess. Um das erste Kernkonzept gruppieren sich zunehmend Kenntnisse, die von historischen, kulturellen, sozialen, familialen und individuellen Determinanten abhängig sind. Erwachsene halten oft mit großer Hartnäckigkeit das ganze Leben über an ihren infantilen Lebens- und Todeskonzepten fest und kehren in regressiven Zuständen schnell auf diese harte Matrix von Glaubensinhalten zurück, die tief emotional verankert ist.

»Tot« ist also ein Konzept der menschlichen Psyche, das nicht starr vorgegeben ist. Neben kulturellen, sozioökonomischen, historischen, familialen und individuellen Determinanten spielt der Stand der psychischen Entwicklung eines Individuums in der Bildung von Konzepten eine sehr wesentliche Rolle. Die Bedeutung des Begriffs Tod ändert sich mit der Entwicklung des Kindes bis zur durchschnittlich zu erwartenden Todesvorstellung des Erwachsenen in der jeweiligen Kultur. Das Todeskonzept der Kinder im Raume der westlichen Zivilisation steht in engem Zusammenhang mit der allgemeinen Tabuisierung des Todes in unserer Gesellschaft und mit der damit verbundenen erzieherischen Haltung der Eltern. Auch die Zugehörigkeit zu einer bestimmten sozioökonomischen Schicht färbt die kindliche Konzeptualisierung der Todesvorstellung. Kenntnisse über den Tod sind also nicht angeboren. Sie sind erworben und sozialer Herkunft. Die kindliche Neugierde erstreckt sich über die Phänomene des Sterbens und des Todes genauso wie über die Phänomene der Ungleichheit der Geschlechter, der Zeugung, der Schwangerschaft und der Geburt. Aufgrund der individuellen Erfahrungen lernt das Kind zunehmend mehr Fakten über diese so geheimnisvollen Dinge kennen. Todesvorstellungen – die durch das soziale Milieu, vor allem die Familie, zur Verfügung gestellt werden – werden wie vorgeformte Hilfen übernommen. Der übrigen psychischen Entwicklung entsprechend, gesellen sich altersentsprechende Fantasien hinzu. Das daraus resultierende individuelle Todeskonzept ist schließlich ein Gemisch aus den persönlichen Beobachtungen, der kindlichen Fantasiewelt und der von der sozialen Umwelt gelieferten Information.

Das *vierjährige* Kind hat noch recht vage Vorstellungen vom Tod. Es sind bei ihm keine besonderen Affekte mit dem Begriff Tod verbunden. »Tot« heißt: die Lebensfunktionen sind herabgesetzt. Totsein ist etwas Graduelles. Beim *Fünfjährigen* gestaltet sich das Todeskonzept bereits etwas detaillierter. Der Tod ist eine Form von Ende. Er ist aber zeitlich limitiert und reversibel, also nicht endgültig. »Tot« ist so etwas wie unbeweglich. Zur Exploration dieses Zustandes gehören Experimente mit Insekten wie auch Soldaten-, Indianer- und andere Spiele, bei denen getötet und wiederbelebt wird. Erste Vorstellungen davon, dass Tod und Alter zusammenhängen können, treten auf. Wirklich tote Dinge werden gemieden. Neben »Alter« wird auch erstmals »Krankheit« mit dem Tod verbunden. Tod ist Bestrafung, nichts Natürliches. Er ist die Folge der Feindlichkeit Anderer. Die sogenannte Todesangst ist in diesem Lebensabschnitt vor allem eine Angst, verstümmelt oder umgebracht zu werden. Ein eigener Tod wird noch nicht in Betracht gezogen. Das *sechsjährige* Kind vermag sich bereits mit Totem zu identifizieren. Sterben heißt umfallen, vergraben werden. Tot ist ein steigerungsfähiger Begriff: tot, töter, am tötesten. In der *Latenzzeit* verändert sich das Todeskonzept weiterhin bis zur *Präpubertät*. Kennzeichen dieser Phase ist, dass der Tod zunehmend personifiziert wird. Er geht umher und versucht, Menschen zu fangen. Die Vorstellung, Tote könnten zu Säuglingen schrumpfen, zeigt, wie nahe Geburts- und Sterbevorstellungen zusammenliegen. Je älter das Kind wird, desto mehr finden sich Kenntnisse über die Veränderung physiologischer Funktionen: Ein Toter atmet nicht, sein Herz schlägt nicht, er bewegt sich nicht, er spürt nichts. Tod ist ewiger Schlaf und Alleinsein. Der personifizierte Tod lebt, da er sich ja bewegt. Das Kind beginnt, sich zunehmend für Todesursachen zu interessieren. Fragen, was nach dem Tode sei, werden mit besonderer Deutlichkeit gestellt.

Beim *Sieben- bis Achtjährigen* heißt tot sein: schlafen, still liegen oder entfernt sein. Das *neunjährige Kind* weiß um das eigene Sterben, zeigt aber kein besonderes Interesse daran. Alle *Zehnjährigen* haben sich schon mit dem Tod beschäftigt, meist auch mit dem eigenen. Personifizierende Schilderungen vom Knochen- und Sensenmann wechseln mit realistischen Angaben über Beerdigung und Verwesung. Mit Eintritt des *14. Altersjahres* ist das Todeskonzept des Erwachsenen im Allgemeinen annähernd voll ausgebildet.

Parallel zu den Vorstellungen über den Tod entwickeln sich diese über das, was *Leben* bedeutet. Für das *Kleinkind* und seine magische Welt ist alles »lebend«, was irgendeine Form von Aktivität besitzt, zum Beispiel auch ein Ofen, »denn er kocht ja«. Vom *sechsten bis zum achten* Lebensjahr ist etwas »lebend«, wenn es sich bewegt (z. B. Wasser, Wolken oder Velos). Leben kann von außen auf ein Objekt gebracht werden (z. B. durch den Fahrer auf das Velo) (Piaget, 1926).

Das Verbindende von Lebens- und Todeskonzepten in diesem präpubertären Zeitabschnitt ist das äußere Agens, das Leben oder Tod auf ein Objekt bringt, etwas leben oder sterben macht, etwas gehen oder halten lässt.

In der Zeit vom *achten bis zum elften* Lebensjahr schreibt das Kind all dem Leben zu, was eine Eigenbewegung besitzt. Leben ist also ein innerer Prozess. *Nach dem 11. Lebensjahr* nähert sich das Konzept des Lebens dem der Erwachsenen: Leben ist auf Pflanzen, Tiere und Menschen beschränkt.

Mit der *Pubertät* gelingt es dem Kind, Leben und Tod als Vorgänge zu konzipieren, denen ein inneres Agens entspricht, bei denen also etwas vom Körperinneren für ihr Bestehen verantwortlich ist, etwas Inneres von selbst geht oder von selbst stoppt. Die Sequenz der beschriebenen Abläufe ist in unserem Kulturbereich meistens dieselbe. Das genaue Alter aber, in dem ein Kind ein jeweiliges Stadium durchmacht, wird durch individuelle und durch Milieufaktoren deutlich beeinflusst.

Die Wahrnehmung eines unausweichlichen und alle Menschen betreffenden, unwiderruflichen Endes wird im Allgemeinen durch magische Allmachtvorstellungen überblendet. Eine Vorstellung, der Tod sei rückgängig zu machen, kommt einem Triumph über menschliche Grundbedingungen (Sterblichkeit, Verletzbarkeit) gleich, dient aber in erster Linie der Abwehr von Angst und Hilflosigkeit und damit der Homöostase der noch recht zerbrechlichen psychischen Organisation. Im Verlaufe der weiteren Reifung entwickeln die Kinder ein zunehmend umfassenderes Todeskonzept. Sie beginnen, Kausalität, Dysfunktionalität, Universalität und Unwiderruflichkeit zu verstehen. Mit zunehmender Akzeptation der äußeren Realität während der *Zeit zwischen Schuleintritt und Pubertät* gelangt der objektive Tatbestand der Endlichkeit des Lebens mehr und mehr zur bewussten Wahrnehmung. Die eigene Sterblichkeit wird zwar anerkannt, aber, da sie dem Selbstgefühl völlig zuwiderläuft und somit unerträgliche Gefühle auslöst, schnell und mit verschiedensten Mitteln vom bewussten Erleben wieder ausgeschlossen. Die Vernichtung wird auf der Zeitachse sehr weit hinausgeschoben. In vorbewussten Ich-Anteilen wogt der Kampf zwischen der (aufgenötigten) Akzeptation des Unvermeidlichen und der selbstherrlichen Verwerfung des eigenen Todes aber unverändert weiter. Von dort her stammen die Vorstellungsinhalte bewusster oder unbewusster Fantasien. Der Tod, ein buchstäblich noch nie erlebtes, unvorstellbares Ereignis, wird bevorzugt in Analogien zu fassen gesucht (Bürgin & DiGallo, 1997). Eine detaillierte Schilderung von experimentell gewonnenen Daten, von Informationen aus Beobachtungen von Kindern, die einen Objektverlust erlitten haben (Tod von Eltern oder Geschwistern) und von Rekonstruktionen Erwachsener über ihre eigene Kindheit findet sich bei Bürgin (1978).

Pervertierende Mechanismen und Fantasien

Bei den pervertierenden Mechanismen wird stets eine Sexualisierung oder eine Aggressivierung verwendet. Triebe werden also nicht als eigenständige Impulse zugelassen, sondern im Dienst einer Betätigung eingesetzt. Das Sexuelle oder das Aggressive ist zwar »lärmig«, dient aber oft nicht primär sexuellen oder aggressiven Zielen. Die Triebimpulse vermitteln gleichsam die nötige Erregung, welche die Aufmerksamkeit und den Schmerz von den zu Grunde liegenden, unerträglich erscheinenden Zuständen abzulenken vermag. Es ist zu unterscheiden, ob das Triebziel der eigene Körper oder ein anderes menschliches Wesen ist, dem eine Eigenständigkeit zugestanden oder nicht zugestanden wird; oder ob es sich um ein Tier handelt, das verführt wird, oder ob es schließlich um eine Sache bzw. einen Gegenstand geht (z. B. einen Fetisch oder Rauchen, Kat kauen, Alkohol/Drogen konsumieren). Gewisse pervertierende Mechanismen schreiben sich also in zwischenmenschliche

Beziehungen ein, andere nicht oder erst sekundär (z. B. durch soziale Verwahrlosung bei schweren Süchten).

Eissler (2021 [1946–48]) fragte sich in der Zusammenfassung seiner Erfahrungen als Armeepsychiater in der US-Army im Zweiten Weltkrieg, welche Verhaltensmuster dem durchschnittlichen Soldaten zur Verfügung stehen, »wenn er die verheerenden Übergriffe der Armee abwehren« will (S. 972). Er kam zum Schluss, es seien vier Beschäftigungen, die dem Soldaten ein Ventil bieten, ihm als Stütze dienen würden. Ohne diese würde der normale Heeresverband zusammenbrechen, falls der Soldat ohne eine oder alle davon auskommen müsste. (In den vergangenen 50 Jahren sind noch eine Vielzahl von weiteren, z. T. potenteren »Drogen« dazugekommen.) Die vier Stützen der soldatischen Aktivität sind: Rauchen, Trinken, Glücksspiel und Kino. Alle vier können als eine Art *Fetische zur Stabilisierung des Selbstgefühls* betrachtet werden.

Rauchen ist wie eine Währung, in die alle Affekte konvertierbar sind. Es vermittelt die Sicherheit und Gewissheit, dass Affekte einen nicht überwältigen, und liefert ein subjektives Gefühl von Beherrschung. Das Objekt verschwindet vor den eigenen Augen im Organismus und kehrt in der veränderten Gestalt einer gasförmigen Substanz wieder zurück, wird also zerstört und neu geschaffen. Das Zerdrücken des Zigarettenstummels markiert das Ende des destruktiven Tuns. »Man nehme den Menschen die Zigarette, und sie werden reizbar, unduldsam im Alltag, ungeduldig und jähzornig.« (Eissler, 2021, S. 975)

Auch das gewohnheitsmässige Trinken von Alkohol erleichtere die Abfuhr von Gefühlen. Beim Glückspiel werde jemandem unweigerlich Schaden zugefügt. Der Spieler unternehme alles, um diesen Nachteil nicht zu haben. Der Zufall und eine höhere Macht kombinierten sich oft in der Vorstellung des Gewinnens. Filme entsprächen verbotenen Tagträumen. Sie kreisten zumeist um wenige Grundsituationen, die den Tagträumen von Heranwachsenden gleichen würden.

Es ist »davon auszugehen, dass ein Heeresverband ohne diese Institutionen nicht lange« [überleben können wird] (ebd., S. 980). »Diese vier Funktionen [bilden] ein mächtiges Gegengewicht gegen die schwere Last, die der Soldat zu tragen [hat].« (ebd., S. 981) Mit ihnen gelingt es ihm immer wieder, Ungerechtigkeit, Versagen und Brutalität auszuhalten und mitanzusehen – das Einsamkeitsgefühl wird aufgehoben.

Vom Standpunkt einer Prävention aus gesehen, zahlt eine Armee im Kampf also einen riesigen Preis angesichts der vielen jungen Menschen, die kaum mehr ohne diese Substanzen sein können.

Pervertierende Mechanismen können einerseits nur partielle Bereiche der Persönlichkeit betreffen oder andererseits aber quantitativ so viele Bereiche der Psyche durchsetzen, dass sich die gesamte Persönlichkeitsorganisation und damit die psychische Struktur deformiert entwickeln. Oft auf Grund einer frühen Deprivation, Isolation oder Überstimulation ziehen sich die Patienten früh aus der äußeren Realität in eine spezifische, sexualisierte, masturbatorische Fantasiewelt zurück, wo sie sich stundenlang in erregende Fantasien versenken können. Dadurch wird die Entwicklung hin zu anderen Arten der Liebesbeziehung eingeschränkt. In der Übertragung ist fürs Erste einmal keine Erotisierung/Sexualisierung oder Aggressivierung festzustellen. Entsprechende Sexualbeziehungen, in denen weitgehend pervertierende Mechanismen (und vielfach auch gewisse Zwänge) und damit auch sexuelle oder aggressive Erregung zur Geltung kommen, fehlt es zumeist an Liebe. Bei ein und derselben Person lassen sich – als Ausdruck einer gewissen Inhomogenität der Struktur – wie in verschiedenen Zimmern einer Wohnung – sehr verschiedene Persönlichkeitsanteile erkennen, die ohne größere Konflikte nebeneinander bestehen. Bereiche mit pervertierenden Mechanismen sind oft gut getrennt – wenn nicht sogar dissoziiert oder als »Krypten« abgespalten – von solchen ohne größere Konflikte. Bei Funktionsarealen mit pervertierenden Mechanismen zeigen sich oft phobische Elemente und ein Triumph über sexuelle und aggressive Antriebe, die vom Ich – das ursprüngliche Triebziel pervertierend – gleichsam für eine andere Sache eingesetzt werden.

Die sexuelle, wie auch die durch aggressive Dominanz gefärbte *Masturbation* ist eine bewusste Ich-Handlung und bestärkt das Ich in seiner Identität. Bei der Masturbation wird eine hermaphroditische Illusion aktiviert. In der autoerotischen Welt ist die Erfüllung aller Triebansprüche möglich, wenn die Omnipotenz die primärprozesshaften Anforderungen an die Darstellbarkeit erfüllt. Entweder wird ein Szenario mit aggressiven oder libidinösen Impulsen, zusammen mit einer spezifischen (Partial- oder Selbst-)Objektrepräsentanz, aufgebaut, oder es können auch Repräsentanzen von Körperfunktionen, Exkretionen oder Gegenstände an deren Stelle treten. So werden Illusionen geschaffen, welche die verlorene Unabhängigkeit omnipotent ausgleichen sollen. Die *zwanghafte* Masturbation ist den sexuell-pervertierenden Mechanismen sehr ähnlich, denn es werden zumeist autoerotische Vorstellungen direkt in Handlungen umgesetzt.

Die Funktion des pervertierenden Geschehens lässt sich, Morgenthalter (1985) folgend, am besten als »Plombe, Pfropf, als ein heterogenes Gebilde beschreiben, das die Lücke schließt, die eine fehlgegangene narzißtische Entwicklung geschaffen hat« (ebd., S. 31). Die pervertierenden Symptome organisieren sich als Zwischenglieder. Ihre Funktion ist recht festgefügt und dauerhaft. Sie reicht von »stummen Mikroplomben« bis zu »schwer pathologischen, psychischen Defektentwicklungen« (ebd., S. 33).

Kleinere, vielfach kaum bemerkbare pervertierende Mechanismen finden sich bei vielen Menschen. Sie fügen sich zumeist so gut in die Gesamtpersönlichkeit ein, dass sie nur schwer aufzuspüren sind. Im analytischen Prozess hingegen zeigen sie sich bald, sofern der Analytiker sie zu erkennen gewöhnt ist. Über das gesamte Spektrum intrapsychischer Strukturen verteilt, finden wir bei vielen seelischen Störungen zunehmend ausgeprägtere, mehr und mehr Teile der Gesamtpersönlichkeit umfassendere, pervertierende Mechanismen, die in steigendem Maße mit Sexualisierung und Aggressivierung verknüpft sind und entweder intrapsychisch oder interpersonell beeinträchtigend wirken können. Je nach dem Zeitpunkt ihrer Bildung oder Umformung und der damit verbundenen Ich-Entwicklung verfügen sie über einen unterschiedlichen Differenzierungsgrad. Sie reichen von den einfachsten Formen bis zu hochkomplexen Interaktions- oder Handlungsabläufen sowie Entwicklungsbeeinträchtigungen. Füllen pervertierende Mechanismen nicht den gesamten Innenraum des Ichs aus, so besteht zumeist die Fähigkeit, mit dem einen Teil der Persönlichkeit den anderen zu betrachten. Fast immer laufen solche schwach pervertierenden Mechanismen mit einer Persönlichkeitsentwicklung parallel, die gestattet, libidinös besetzte Objektbeziehungen in gewissem Ausmaß herzustellen und aufrechtzuerhalten.

Kann nach einer Phase der Illusionsbildung in den ersten drei Lebensmonaten keine sanfte Desillusionierung stattfinden, weil das äußere Realobjekt auf Grund seiner eigenen Innenstruktur nur eine Leerstelle anbietet und mit Wucht »verlangt«, d.h. deutlich macht, dass diese – und nur diese – vom Subjekt ausgefüllt werden soll, so nistet sich das sonst verlorene Kind an diesen Orten ein und bildet als eine Form des »falschen Selbst« z.B. transvestitische oder transsexuelle Fantasmen aus. Immer wieder finden wir am Ursprung somit narzisstischen Störungen, bei denen »die integrierenden und umformenden Prozesse misslungen« sind (Morgenthaler, 1985, S. 32). Illusion und Wirklichkeit können im Verlaufe der Umformungsprozesse des grandiosen Selbst nicht in Übereinstimmung gebracht werden. Die pervertierenden Mechanismen haben die Funktion, diese inneren Widersprüche zu überbrücken. Neben eigentlichen, frühkindlichen Traumatisierungen bewirken insbesondere Störungen in der Desillusionierung das Auftreten eines Gefühls einer klaffenden Lücke, einer katastrophalen Überflutung mit unsteuerbaren Ängsten, was das Ich zu intensivster Aktivität beflügelt, um das Störende zu beheben. Um die Widersprüche zwischen Illusion und geteilter Wirklichkeit zu überbrücken, werden Größen- und Allmachtsfantasien aktiviert, d.h. es wird ein *partiell grandioses Selbst* ausgebildet. Dieses verzerrt die Repräsentanzen der eigenen Person, versucht das Vollkommenheitserleben wiederherzustellen und zeigt sich später in der Entwicklung von Ich-Idealen mit überhöhten Ambitionen. Die Gestalt der sexuellen und/oder aggressiven Vorstellungsrepräsentanzen kann mit Hilfe des magischen Denkens *im Unbestimmten* gehalten werden. So entwickelt sich unter dem Druck der Realität eine Dysharmonie der Trieb- und der Ich-Entwicklung. Die Fortschritte der Ich-Entwicklung verzögern sich, das Selbst verharrt in magischem Denken. Die Triebentwicklung hingegen erfährt eine relative Beschleunigung, da die autoerotischen und autoaggressiven Aktivitäten für den Ausgleich der narzisstischen Homöostase und zur Regulation des Selbstwertgefühls eingesetzt werden. In der Selbstwahrnehmung wird auf Grund des magischen Denkens die erhöhte Triebhaftigkeit als Autonomiezuwachs interpretiert. Die einmal entdeckten und dann ausdifferenzierten Besetzungsmodalitäten dienen nun nicht mehr primär der Triebbefriedigung, sondern werden für die Aufrechterhaltung der Objektbeziehungen und des Sicherheitsgefühls eingesetzt. Wenn an Stelle von Objektrepräsentanzen unbelebte, undifferenzierte Gegenstände oder Handlungen und Inszenierungen eingesetzt werden, so entspricht dies einem fetischhaften, pervertierenden Mechanismus. Durch Sexualisierung kann eine Situation quantitativ und qualitativ dramatisiert werden. Vielfach bildet sich im Bereich der Objektbeziehungen zuerst eine idealisierende Spiegelübertragung (zuerst oft zu einem »alter Ego«, einer Art Spiegelbild-Doppelgänger, dann zu einem frühen Selbstobjekt, bei welchem das Gegenüber nur mehr eine Funktion des Selbst des Patienten ist, und schließlich bildet sich ein pathologisches Selbstobjekt, das absolut beherrscht werden soll. Besonders verwirrend wird die Situation, wenn durch pervertierende Mechanismen das »Als-ob« als eigentliche Realität und die gemeinsam geteilte Realität zum »Als-ob« umgestaltet werden. Im analytischen Prozess erscheint es technisch sinnvoll, den kreativ-integrierenden Aspekt der Übertragungsfantasien aufzunehmen, sie zu valorisieren, denn sonst kann es leicht zu einer vorzeitigen Deutung der Aggression kommen.

Pervertierende Fantasmen haben also ihre *Wurzel in der Allmacht der frühesten Kindheit.* Sie können sich *in allen Phasen der frühen Kindheit* entwickeln, sicher aber *ab der zweiten Hälfte des ersten Lebensjahres,* nämlich zur Zeit der ersten *Unterscheidungen zwischen tot und lebendig.*

Im Dienst der Omnipotenz stehend, dienen pervertierende Mechanismen dazu, Unerträgliches wie tot und damit inexistent und leise oder Erregendes wie lebendig und damit farbig zu machen. Sie stützen sich auf die *jeweilige Reife der kognitiven Vorgänge ab*, d.h. auf die *jeweils entwickelten Lebens- und Todesvorstellungen* und auf die *entsprechende, psychosexuelle bzw. aggressive Entwicklung*. Pervertierende Mechanismen bedienen sich, wie auch verschiedenste Übergangsmechanismen, *symbolischer Magie.*

Fetische sind, als Nicht-Ich-Elemente, Kreationen des Subjektes und, wie Übergangsobjekte, konkrete Gegenstände. Sogar ein Partner kann zum Fetisch gemacht werden. Übergangsobjekte und Fetische haben viel Ähnliches und auch viel Unterschiedliches. Während Übergangsobjekte Zwischenphänomene eines bestimmten Reifungsprozesses darstellen und eine Neigung aufweisen, vom Ich mit der Zeit wieder eingeschmolzen zu werden, steht der *Fetisch* an Stelle eines symbolisierten Objekts und *dokumentiert den Nicht-Verzicht auf die eigene Omnipotenz.* Er dient – bei einer tiefen narzisstischen und früh erfolgten Verletzung der eigenen (sexuellen) Identität – dem anhaltenden Versuch einer aus eigenen Mitteln erfolgenden, selbständigen und kreativen Reparatur. Dabei wird intrapsychisch *auf Illusionen zurückgegriffen.* Diese werden externalisiert und dann *in der Außenwelt wie eine persönliche Realität dargestellt.* Gegebenenfalls werden sie als esoterisches Wissen oder als sehr persönliches Geheimnis ausgegeben, dem die Anderen zu glauben hätten (McDougall, 1985).

Michel Soulé (1970) ging von frühen psychosomatischen Phänomenen bei Säuglingen und Kleinkindern aus. Die Zuwendung einer durchschnittlich guten Mutter, d.h. ihre substitutive, libidinöse Besetzung des Körpers des Säuglings und seiner sich entwickelnden Funktionen springt dann ein, wenn die Funktionsreserven des Säuglings zu gering sind, wodurch eine Reifung der integrativen Kapazität seines Ichs (und nicht eine Überschwemmung) gewährleistet wird. Vermag sie dies nicht zu leisten, so rekurriert der Säugling notfallmäßig auf eine Libidinisierung seiner Funktionen mittels autoerotischer Mechanismen. Dabei werden noch unausgereifte motorische Aktivitäten mobilisiert, z.B. bei der Rumination oder bei der Ausbildung eines Megacolons (s. Bürgin & Steck, 2019). Antiphysiologische, d.h. entgegen der eigentlichen Funktion erfolgende Bewegungsabläufe wie das Regurgitieren von Mageninhalt oder das Zurückhalten von Stuhl werden aktiviert. Sie bilden mit ihren repetitiven, narzisstisch-omnipotenten »Fort-da«-Bewegungen auf der oro-analen Ebene so etwas wie eine Frühform pervertierender Mechanismen. Emotionale Präsenz eines Gegenübers und das Angebot von rhythmischen Bewegungen wie »Wiegen« tragen zu einer Reduktion oder einem Aufhören dieser autoerotischen Bewegungen bei. Wenn solche Handlungen etwas später auftreten, dann können sie dem psychischen Erleben zugänglich gemacht (psychifiziert) und damit auf andere Weise weiterbearbeitet werden. So bleiben sie wie ein fremder Teil im Organismus weiterbestehen.

Diese Überlegungen, die eine sehr frühe Genese (zumeist durch ein Ungenügen der primären Mütterlichkeit), einen omnipotent-narzisstischen Charakter und die Verkehrung üblicher physiologischer Abläufe, welche motorische Aktivitäten stets miteinbeziehen, bieten ein Modell, das für die hier dargelegte Entwicklung pervertierender Mechanismen wegleitend sein kann.

Die prägenitale Sexualität ist deshalb so polymorph und reich, weil sie alle fünf Sinne und alle Körperfunktionen und Körperöffnungen miteinbezieht. Die primären Strukturen des Seelenlebens werden durch vorsprachliche Repräsentanzen geschaffen. »Die präverbalen Signifikanten der frühen Kindheit, die sprachlich noch nicht verbalisiert werden konnten, haben stattdessen eine Reihe symbolischer Äquivalente entstehen lassen.« (McDougall, 1997, S. 201) Bei symbolischen Äquivalenten werden die innere und die äußere Realität miteinander vertauscht oder gleichgesetzt. So entstehen noch keine Wortvorstellungen, sondern nur (zum Teil destruktive) Sachvorstellungen ohne Signalangst. Die olfaktorischen, respiratorischen, viszeralen und muskulären Selbstanteile finden ihre Ursprünge in solchen prä- oder infra-verbalen Erfahrungen. Diese und das entsprechende libidinöse wie auch destruktive archaische Begehren sind somit vielfach vom Vorbewussten und Bewussten – und damit vom evokativen Erinnern – ausgeschlossen. Aber sie verbinden sich oft hartnäckig mit Körpererfahrungen. Das Fehlen von Wortvorstellungen bewirkt deshalb rasch, dass affektbeladene Situationen sich viel eher in den Körper einschreiben. So können spezifische psychosomatische Erscheinungen eine protosymbolische Bedeutung erhalten, an welche sich allmählich bestimmte Fantasien anheften, und man kann von einer *Protosprache der Somatisierung* sprechen. »Somatisierungen können also theoretisch als präverbale oder protosymbolische Funktionsweisen bestimmt werden, aus denen sich mithin eine ›Protosprache‹ ergibt.« (ebd., S. 223) Die primitive Symbolik solcher Protokommunikation verlangt in psychosomatischen Symptomen stumm nach Ausdruck. Worte wirken dann als auffangende oder kontaminierte Behältnisse.

Der biologische Körper wird im Verlauf der Entwicklung zu einem psychischen, der benannt, erogen oder aggressiv besetzt, integriert und/oder kognitiv entdeckt werden kann. Er auferlegt der Psyche durch seine frühen Repräsentanzen (somatische Bedürfnisse und Befriedigungsansprüche) »Arbeitsaufträge« (Freud). Die Psyche hingegen lässt dem Körper Botschaften aus konfliktuösen Bereichen zukommen und verlangt, dass das Soma darauf reagiere. Oft bringen psychosomatische Symptome in einer spezifischen Protosprache und Protosymbolik diese Konfigurationen körperlich zum Ausdruck. Psychosomatische Störungen könnten somit als Träume bezeichnet werden, die »nie geträumt worden sind« (ebd., S. 242).

> »Sofern Worte eine archaische ›Sprache‹ aus präverbalen Signifikanten ersetzen, lassen sie stets nicht nur einen Rest an Sachvorstellungen zurück, deren Symbole sie sind, sondern einen Großteil der (somatopsychischen) Bedeutungen, die sie zu übermitteln suchen. Daher sind sie unentwirrbar mit unbewussten bisexuellen Fantasien verbunden, weil sich in ihnen eine Synthese herstellt aus der ›mütterlichen‹ und der ›väterlichen‹ Welt.« (ebd., S. 131)

Überwältigende Affekte in der frühesten Kindheit gelangen gegebenenfalls nicht bis zu einer Verarbeitung, die schließlich den Aufbau von psychischen Repräsentanzen der entsprechenden Beziehungssituation möglich werden lässt. Es bleibt eine Differenz zwischen Wort- und Sach-/Bildvorstellungen. Die entsprechenden Affekte werden dann hauptsächlich im somatischen Bereich wahrgenommen. Vielleicht werden die überflutenden Bilder und Empfindungen aber auch nur primitiv abgewehrt, so dass es zur Abspaltung und Elimination entsprechender Affekte und unerträglicher Vorstellungen kommt. Was psychisch keine relevante Besetzung einer Repräsentanz erfährt, scheint nicht-existent zu sein, ist auf Grund einer Restbesetzung aber als Störungsherd gegebenenfalls doch sehr präsent. Die angeborene Ausstattung, die Leistungen der Eltern und die Identifizierungen/Gegenidentifizierungen sind für die Entwicklung psychischer Strukturierung besonders relevant.

Findet eine Repräsentanz keine übliche Besetzung, so vermag man die dazugehörigen Affekte und den entsprechenden Beziehungsinhalt weder zu träumen noch zu fantasieren. Es bleibt ein Entsetzen vor der Leere, ein Erschrecken vor dem Chaos, dem scheinbaren Nicht-Sein, dem unauslotbaren Abgrund oder die Furcht, verschlungen, entleert, entwurzelt, ein- oder ausgesaugt oder zerstückelt zu werden. Es gilt im Verlaufe des analytischen Prozesses, »das namenlose Entsetzen in ein zu benennendes und schließlich in ein erzählbares umzuwandeln« (ebd., S. 231).

Abfuhr durch Handeln verweist vielfach »auf eine unzureichende Fähigkeit zur Symbolbildung« (ebd., S. 223). Hieraus entstehen verschiedene Formen von *Symptomhandlungen*. Tritt ein *Handeln* an die Stelle der Sprache, so handelt es sich um eine primitivere Form der Kommunikation.

Die Entwicklung von pervertierenden Mechanismen kann als eine *Ich-Leistung besonderer Art* angesehen werden. *Kreativität* entsteht in den erogenen Teilen des Körpers. Das *Publikum*, an welches sich das schöpferische Produkt wendet, besteht in erster Linie aus den bedeutsamen Objekten der Vergangenheit. Kreativität beruht »unter anderem auf einer psychischen Integration bisexueller Identifizierungen und Fantasmen« (McDougall, 1997, S. 122). »Kreativ zu sein heißt, das Recht auf gesonderte Existenz und individuelle Identität in Anspruch zu nehmen.« (ebd., S. 157) Alle Formen von sexueller Devianz sind Ausdruck *veritabler Kreationen, komplizierter Skripts*, die lange im Voraus entworfen und zumeist minutiös bis ins kleinste Detail geplant worden sind.

Es handelt sich bei den pervertierenden Phänomenen um »sexuelle Erlebnisweisen, die besonders *befremdend und uneinfühlbar* erscheinen« (Morgenthaler, 1985, S. 166). Die Entwicklung von pervertierenden Mechanismen hat zum Ziel, dem Grandiosen einen Zugang zum Selbstgefühl verschaffen, so dass keine Beschämung, Unangepasstheit und quälende Selbstzerstörung auftreten. Das *Grandiose* mit seinen erstarrten, ritualisierten Formen überhöht das Prestige und züchtet einen *Mythos der Allwissenheit.* In unserer Gesellschaft hat bei den meisten pervertierenden Mechanismen ein *Verlust des Spielerischen* stattgefunden. Dies hat Anlass zu spezifischen perversen Ausformungen gegeben. Infantile Fantasien, die im pervertierenden Mechanismus inszeniert und in Handlung umgesetzt werden, erhalten oft den Charakter von etwas *Lustlosem, Aufgeblasenem, Lächerlichem, Skurrilem* und anerbieten sich für Außenstehende zur *Entwertung.* Alle Gesellschaften produzieren pervertierende Phänomene. Eine ausgeprägtere *pervertierende Organisation* psychischer Strukturen sichert die emotionale Kohärenz und die Kommunikation mit den primärprozesshaften Triebregungen inklusive der *Devitalisierung ihrer Sexualobjekte.* »*Perverses Erleben* stellt eine quantitative Überhöhung und sexuelle Färbung der *Grandiosität* dar.« (ebd., S. 167)

Wenn die offene Kreativität des spontanen Spiels verlorengegangen ist, so erhalten bestimmte Fantasmen eine besonders erregende Macht. Sie setzen allerdings einen seelischen Rückzug voraus. Das Ich kreiert pervertierende Fantasmen wie ein Regisseur, der Vorgestelltes in unendlichen Variationen inszeniert. Daraus entsteht der Eindruck des Repetitiven. Der Ablauf des Phantasmas wird zur Hauptquelle der Lust. Vielfach zeigt sich eine artifiziell wirkende Spaltung zwischen dem omnipotenten Vorstellungsleben, das in der Außenwelt zu inszenieren versucht wird, und einem eingeschränkten realen Leben. Schmerzlich-kränkende Erfahrungen unterstützen den Rückgriff auf diese Fantasmen, bei denen alles unter der eigenen Kontrolle zu stehen scheint.

Omnipotenz und Pervertierung

Omnipotenz – als das zu Beginn des extrauterinen Lebens über lange Zeit hinweg dominierende Element des Primärprozessdenkens und zeitlebens ein zentrales Regulativ des Unbewussten – wird unter dem Eindruck völliger Hilflosigkeit, massiver Auflösungsgefühle und unerträglichen Schmerzes extrem stimuliert. Sie entwickelt unter anderem die ins Gegenteil verkehrende Vorstellung einer totalen Macht der Selbstrepräsentanzen über die Objektrepräsentanzen, des Subjekts über die Objekte.

Mittels pervertierender Mechanismen werden unerträgliche Affekte oft dadurch erträglich gemacht, dass sie intrapsychisch in sexualisierte oder aggressivierte »Spiele« verkehrt werden. Pervertierende Mechanismen bei Männern beziehen sich mehr auf äußere Partialobjekte, bei Frauen mehr auf den eigenen Körper oder auf Objekte, die sie als zu sich gehörig betrachten (z. B. Kinder). Verschiedene Essstörungen (wie z. B. die Anorexie oder die Bulimie) können ebenso zu den Erscheinungen gerechnet werden, an welchen pervertierende Mechanismen intensiv beteiligt sind (Kaplan, 1989).

Die Objektrepräsentanzen stehen, im Innenbereich des Individuums, mit Hilfe omnipotenter Maßnahmen ganz unter dem Einfluss der sich entwickelnden Selbstrepräsentanzen, was, während einer gewissen Zeit, mit der Illusion einer völligen Dominanz der Selbst- über die Objektrepräsentanzen verknüpft ist. Das Gegenüber wird intrapsychisch machtlos gemacht, was sich bei einer Verzerrung der Wahrnehmung auch auf die Sexualität erstrecken kann. Es handelt sich bei solchen, bewusst kaum zugänglichen Szenerien, um archaische, radikal-narzisstische, omnipotente und destruktive Objektbeziehungsfantasien. Ziel ist nicht Grausamkeit. Die treibende Kraft hinter der destruktiv wirkenden Lust ist die Erhaltung eines dominierenden, narzisstischen Gleichgewichts für das Subjekt. (Winnicott nannte dies »ruthless love«.) Alles bewegt sich innerhalb der narzisstischen Polarität von Auslöschung oder Überbetonung, von Triumph oder Erniedrigung. Die Objektrepräsentanzen werden als Werkzeuge zur Erregungsproduktion benutzt (Hinz, 2010). Die Spezifität des Triebziels – die Objektrepräsentanzen bzw. die Realobjekte – ist dem Subjekt beim Gebrauch von pervertierenden Mechanismen ziemlich gleichgültig. Die Beziehung interessiert in erster Linie als etwas, das, entsprechend der jeweiligen Verfassung, für die Entwicklung unabdingbar ist und deshalb gegebenenfalls vernichtet oder belebt werden kann.

Der pervertierende Mechanismus basiert auf dem omnipotenten Gebrauch und den jeweiligen Inhalten der Todes- und Lebenskonzepte, dem Sein oder Nicht-Sein. Er verwendet zur Ausgestaltung und Erregungsbildung die psychosexuelle Entwicklung. Die Sexualisierung wie auch die Aggressivierung bedienen sich der Triebimpulse. Sie lösen einen erregten psychischen Zustand aus. Die sexualisierte (oder manchmal auch aggressivierte) Erregung wird meist schamhaft erlebt, da sie im Kern einem Akt der Grenzverletzung und Grenzüberschreitung entspricht, der lustvoll ist.

Pervertierende Mechanismen bilden so etwas wie eine Strategie zur Wiederherstellung oder Bewahrung des Selbst, wenn dieses in frühester Entwicklungszeit infrage gestellt wurde. Sie haben sich aus einer Extremsituation heraus entwickelt und verweisen auf ein verletztes, missbrauchtes oder nicht genügend geschütztes Selbst. Aus fundamentalen Verletzungen, dem verzweifelten Versuch einer Selbstheilung oder einer ansatzweisen Wiederherstellung einer Objektbeziehung bei einer Beziehungsprivation versucht sich ein Selbst mittels pervertierender Mechanismen über Wasser zu halten. Das unergründliche Rätsel des Begehrens und der jeweiligen Wahl des Sexualobjekts bewirkt beim Einsatz eines pervertierenden Mechanismus, dass sich ein bestimmter Typus von Lust als ein ganz besonderer Akt konstituiert.

Die durch den omnipotenten Triumph gebildete perverse Lust wird, einmal etabliert, zu einem mächtigen »Attraktor« (Hinz, 2010). Vielfach wird dabei die Objektrepräsentanz dem Selbst unterworfen, zum Teil gedemütigt oder erniedrigt, die Realperson in eine Sache verwandelt, d.h. leblos gemacht. Gewaltsame Kontrolle und Dominanz bedecken wie ein Schutzfilm eine basale Wunde im Selbstgefühl und bieten, als eine Art Ersatz für die existentielle Bedrohung, ein erotisiertes oder aggressiviertes narzisstisches Vergnügen, das Erregung mit Triumph und Macht verknüpft.

Bei Menschen mit einem ausgedehnteren Gebrauch von pervertierenden Mechanismen, d.h. den sogenannten »strukturellen« Perversionen, ist die Suche nach »pervertierender« Lust ich-synthon. Es gibt kaum Wahrnehmung von Leiden, denn die pervertierenden Mechanismen dienen ja gerade der Abwehr von seelischem Schmerz. Bei ihrem häufigeren Gebrauch entsteht ein Leiden erst, wenn sie entweder nicht mehr ausreichen, um das narzisstische Gleichgewicht zu stabilisieren, oder wenn der »Preis« (z.B. die Beziehungslosigkeit) so groß wird, dass ein Sekundärleiden entsteht.

Bei Borderline-Patienten mit *pervertierendem Agieren* hingegen stehen Leiden und Angst im Vordergrund. Borderline-Patienten beginnen häufig schon als Kinder, eine übergroße Angst zu sexualisieren und sie damit in Erregung umzuwandeln. Angst und Schrecken – als Folgen der kindlichen Ohnmacht – können auf diese Weise zu Quellen einer sexualisierten Erregung werden, mit der versucht wird, Verfolgungs- und Vernichtungsgefühle unter Kontrolle zu bringen. Übermächtige Verfolgungsängste, die mit Erregung verknüpft werden, können sich somit zu Faktoren einer ausgeprägten Verwendung pervertierender Mechanismen entwickeln. Pervertierende Mechanismen und die damit verknüpften Handlungen werden – wenn sie sich als wirksam erwiesen haben – in jeder Krisensituation reproduziert. Auch eine mehr oder weniger aktiv ausgelöste Wut bewirkt dann einen Erregungszustand, der, sexualisiert, zu entsprechenden Begegnungen Anlass gibt. Bei diesen wird z.B. eine übertragungsmäßig antizipierte, latente Demütigung durch einen manifesten Triumph zu kompensieren versucht, wofür sich das Individuum aber – auf Grund von Schuldgefühlen – wiederum durch Selbstdemütigung bestraft. Oder es kann zu impulsiv-zwanghaften, episodischen, sexuellen oder aggressiven Verhaltensweisen kommen (Exhibitionismus, Transvestitismus, unmotivierte Wutausbrüche).

Bei exzessivem Gebrauch pervertierender Mechanismen, einer Art maligner Entwicklung, taucht ein primäres Verlangen nach Leiden, Leiden-Machen und Selbstvernichtung auf. Die Selbstvernichtung wird idealisiert, der Tod in schwärmerischer Überspanntheit zur absoluten Vollkommenheit stilisiert. Es tritt eine fast hypnotische Faszination durch den Tod auf, ein ekstatisches Hingerissen-Sein, eine masochistische Erregung durch Leiden, eine Idealisierung des Opfers und eine Sehnsucht nach erschütterndem Schmerz (De Masi, 2010). Der Angriff auf das Selbst und damit das Phantasma eines Suizids dienen dazu, andere, völlig unerträgliche Gefühle auszulöschen, die sich durch unabwendbare Verzweiflung und unvermeidbares Leiden gebildet haben.

Die sexualisierten oder aggressivierten psychischen Zustände haben in der Fantasie der Betreffenden die Macht, ein Gegenüber hineinzuziehen, es wie gefangen zu nehmen. So zeigen sich die pervertierenden Mechanismen zuerst in der Fantasie (und bald auch in der Übertragung). Das Spiel von Kindern und Präadoleszenten, oft reich bestückt mit pervertierenden Elementen, wandelt sich später, d. h. in der adoleszentären oder postadoleszentären Zeit, zu einem Drängen nach realen Handlungen. Die Impulse streben dort nach unmittelbarer Realisierung.

Der Körper wird vielfach zum Ort, an dem ein allmächtiges Szenario realisiert werden kann, wo ursprünglicher, seelischer Schmerz, mehrfach umgewandelt, ausgelöscht und in ein omnipotentes Triumphgefühl transformiert werden kann. Vielfach wird auch versucht, diese Macht ebenso in der interpersonellen Realität auszuüben. Pervertierende Fantasmen und Szenarien sollen auch das Gegenüber überzeugen. Der Glaube an sie scheint stärker zu sein als die Besetzung der Eigenwahrnehmung.

Pervertierende Mechanismen und Adoleszenz

In der Adoleszenz verfallen die pervertierenden Elemente zunehmend der schamhaften Verdrängung oder brechen unkontrolliert in das reale Handeln ein (z. B. in Form einer rücksichtslos-vergewaltigenden Aktivität oder von spezifischen, narzisstischen oder sexuellen Inszenierungen). In dieser Entwicklungsphase (aber auch später im Leben) sollten wir noch nicht von pervertierenden Strukturen sprechen, sondern von pervertierenden Konstellationen, pervertierenden Symptomen und vor allem von pervertierenden Mechanismen.

Denn *das Pervertierende* erscheint in mannigfachen Verkleidungen und in unendlichen Variationen. Eine Ergänzungsreihe pervertierender Manifestationen mag von den vor allem im Dienst der Abwehr stehenden, *sekundären pervertierenden Mechanismen* bis hin zu *strukturierten psychopathologischen Organisationen* reichen.

Pervertierende Mechanismen und Integration

Pervertierende Mechanismen nehmen im Subjekt unterschiedlich viel »Raum« ein und sind somit unterschiedlich vorherrschend oder integriert. Das Gleichgewicht zwischen einer erhaltenen Fähigkeit zu Beziehungs- und Gefühlserfahrungen und einem dranghaften Sexualverhalten, einer Jagd nach Erregung als Antidot gegen Lebensüberdruss oder als Abwehr gegen drohende depressive Leere bei Menschen mit narzisstische Persönlichkeitsstörungen können Hinweise dafür liefern, wie weit die pervertierenden Mechanismen in die gesamte psychische Organisation eines Menschen hineinreichen. Soll der Partner unbekannt und anonym bleiben, wird nur ein Körper oder ein Penis gesucht, so ist der Kontext in diesem Bereich entmenschlicht und offenbar kaum eine Fähigkeit vorhanden, Triebimpulse in eine mutuelle Beziehung mit emotional bedeutsamen Anderen einzuschreiben. Ebenso ist zu unterscheiden, ob es sich bei entsprechenden Symptomen um einzelne, episodische, pervertierende Akte in promiskuitiven und stets wechselnden Kontexten handelt oder um ritualisierte, pervertierende Inszenierungen, bei denen nichts dem Zufall überlassen bleibt und das pervertierende Schema entweder unverändert weiter besteht oder sich immer mehr ausbreitet und schließlich vom Großteil der Persönlichkeit eines Menschen Besitz ergreift.

Pervertierende Mechanismen, Psychopathologie, Psychosen und Selbstzerstörung

Jede Psychopathologie kann sich pervertierender Mechanismen bedienen. Alle pervertierenden Erscheinungen können sich aber auch zu verschiedenen, anderen psychopathologischen Strukturen gesellen. Oft zeigen sich pervertierende Mechanismen besonders intensiv im Grenzbereich von und Komorbidität mit Psychosen, Abhängigkeitserkrankungen und Dissozialität/Kriminalität.

Lust an Selbstzerstörung ist bestimmten pervertierenden Mechanismen und gewissen Psychosen gemeinsam. Bei beiden kann der Körper »zu einem Ort des Rückzugs aus der Welt und zu einer Produktionsstätte selbsterzeugter Erregung und perzeptiver Allmacht werden« (De Masi, 2010, S. 128). Bei beiden zielt die masturbatorische Erregung auf einen Zustand der Allmacht über Körper und Psyche. So gibt es keinen Zweifel, da die Ordnung der Wahrnehmung beliebig verändert, alles in sein Gegenteil verkehrt werden kann. In der selbstgeschaffenen Realität wird es möglich, jegliche symbolische Ordnung umzuwandeln, was der psychotischen Welt ihr besonderes Faszinosum verleiht. Alle pervertierenden Mechanismen weisen eine voyeuristische und eine exhibitionistische Komponente sowie eine sadistische und eine masochistische Seite auf. Für Menschen mit pervertierenden Mechanismen ist die virtuelle Sexualität wichtiger als die reale. Die mit den Rückzügen verbundene Parallelwelt ermöglicht der pervertierenden Erregung, ihren Aktionsradius ständig auszuweiten. Sie kann somit die weitere Beziehungsentwicklung behindern.

Der Übergang von pervertierenden Mechanismen zu kriminellen Akten ist oft nur eine Frage des quantitativen Unterschieds und der jeweiligen gesetzlichen Situation. Die Perversion kann zum Verbrechen eskalieren, z. B. wenn sie Schäden im Sinne von strafbaren Delikten schafft. Verknüpft sich Grausamkeit mit ekstatischer Sexualisierung, so wird sie wegen des Triumphs der Destruktivität gefährlich. Oft gehen die pervertierenden Mechanismen bis an die äußerste Grenze (z. B. alle Macht über ein Gegenüber zu erlangen; Lust, Verbotenes zu realisieren), um einen noch intensiveren orgastischen Triumph zu erreichen. Doch Gewöhnung hebt auch die Schwelle der Lust an. Dann kann der Orgasmus nur noch durch Steigerung von Erregung, Missbrauch und Gewalt realisiert werden.

Zum analytischen Prozess

Ausgehend von der Hypothese, dass die Wurzeln pervertierender Phänomene in der frühesten Kindheit liegen und sich die entsprechenden Szenarien auf jeder Entwicklungsstufe weiter ausdifferenzieren, sind narzisstisch-, aggressiv- oder sexuell-pervertierende Manifestationen beim Erwachsenen komplexe Sekundärphänomene, deren Auftreten im analytischen Prozess bewusst möglichst vermieden wird. Orientiert sich aber eine Theorie der Technik nicht am Beheben dieser Phänomene, sondern an der Entwicklung der gesamten Persönlichkeit, so ist zu erwarten, dass sich die frühen schmerzlichen Störungen, die zur Entwicklung solcher Notbehelfe Anlass gegeben haben – ob der Patient dies möchte oder nicht –, bald in der Übertragung zeigen. Durch das Reagieren darauf und mit Hilfe von Deutungen von solchen Konflikten der archaischen Empathie- und Regulationsstörung lassen sich die traumatogenen Situationen der frühen Kindheit natürlich nicht eliminieren, sondern es entstehen in der analytischen Interaktion parallel dazu neue Erfahrungen von weniger traumatisierender Qualität, die vom Ich wie Gegengewichte gebraucht werden können. Nach einer spielerischen Manifestation von polymorph-perversen Phänomenen in den Übertragungs-/Gegenübertragungsbewegungen, erfolgt eine Neuintegration des Ichs des Patienten beim Durchgang durch die übertragungsmanifesten Gefilde der Adoleszenz. Hier weist sich, ob die Verschiebung der Gewichtung von einem zwangsmäßigen Ausagieren abgespaltener pervertierender Szenerien zur einer mehr von den gegenwärtigen Selbst-Interessen geleiteten Regulation von Triebimpulsen möglich geworden ist.

Das analytische Durcharbeiten von psychosexuellen Störungen, die sich zu manifest pervertierenden Symptomen verdichtet haben, kann nicht das Ziel haben, die pervertierenden Mechanismen zu beseitigen. Pervertierende Mechanismen, seien diese im Verhalten sichtbar oder im psychischen Funktionieren, haben wenig mit Störungen der Sexualität im eigentlichen Sinne zu tun als vielmehr – zwecks Erhaltung der Kontinuität der Selbstrepräsentanz – mit Abwehrversuchen von zumeist recht tiefgreifenden archaischen Ängsten. Vielfach handelt es sich um sehr frühe Beziehungs- oder Deprivationsstörungen. Die basalen traumatisierenden Erfahrungen sind selten auf der Ebene des sexuellen Missbrauchs anzusiedeln, hingegen häufig auf der des Mangels, auf der von qualitativen oder quantitativen Störungen (ein Zuviel oder ein Zuwenig oder eine übergriffige oder fehlende Besetzung durch die primären Bezugspersonen mit nachfolgendem narzisstischem Defizit).

Sie haben somit häufig mit etwas zu tun, was nicht stattgefunden hat, aber unbedingt und intensiv erwartet worden ist. Die entsprechenden schmerzlichen Erfahrungen, welche zu einer Entfesselung von destruktiven Rage-Impulsen oder zu einer übermäßigen Mobilisierung erotischer Libido Anlass gegeben haben, sind zumeist narzisstischer Art.

> »Ein Symptom, welches in einer Querschnittsbetrachtung pathologisch ist und auf Defizienzerscheinungen in bestimmten Entwicklungsphasen zurückgeführt werden kann, ist in einer longitudinalen Betrachtung, die die Gesamtentwicklung der Persönlichkeit erfasst, die bestmögliche Lösung für eine optimale Interaktion der psychischen Systeme und des Selbst.« (Morgenthaler, 1985, S. 29)

Manifest sind bei diesen Menschen immer wieder plötzliche Übergänge von Erregungszuständen zu Zuständen relativer Triebruhe und umgekehrt zu beobachten. Mittels der schöpferischen Leistung eines pervertierenden Mechanismus, durch welchen einzelne Züge aus der polymorph-perversen frühkindlichen Sexualität umgeformt und direkt in die Schwachstelle des Selbstgefühls eingebaut wurden, können drohende Brüche in der Selbstidentität aufgefangen werden. Später erfolgt eine Erstarrung und Ritualisierung dieses Lösungsvorganges. Dann wird im analytischen Prozess immer wieder versucht, eine objektbezogene Übertragung auszubilden und danach den Kampf um eine Objektunabhängigkeit siegreich zu gewinnen.

Narzisstische Verletzungen kann es auf verschiedenen Ebenen der Entwicklung geben. Je früher solche Schädigungen stattfinden, desto frühzeitiger und gravierender sind die Schädigungen des Ichs und desto größer sind die notwendigen Schutzmaßnahmen, die erforderlich sind, um das fragile Ich nicht in einen Zerfall geraten zu lassen. Geht man davon aus, dass es sich bei einem reichlichen Gebrauch von pervertierenden Abwehren um Fixierungen aus frühesten prägenitalen Entwicklungsphasen handelt, so liegt auf der Hand, dass das sich in erster Entwicklung befindliche, fragile Ich mit einem ebensolchen Selbst in übermäßige Erregungen gekommen sein muss. Seine Beziehungsart besteht aus narzisstischen Spiegelbeziehungen. Dies bedeutet, dass die Repräsentanz eines Gegenübers aus einer Frühform eines Doppelgängers besteht, aus einer Art Spiegelbild, einer Verdoppelung des Selbst. Oder aufgrund narzisstischer Identifikationen aus der Verkörperung von Idealwünschen der primären Betreuungsperson (Bouchet-Kervella, 2019).

Lemma wies darauf hin, dass »perverse« Menschen Prostituierte »benutzen«, »um etwas auszulagern und auf sie zu projizieren, was für sie unerträglich ist« (2019, S. 248). Prostituierte erfüllten einen wichtigen psychischen Dienst für die kontingente Spiegelung der Sexualität der Freier. Freier mit pervertierenden Neigungen suchen sich selbst in den Augen der Prostituierten, »um die Spiegelung eines bisher nicht integrierten Teils ihrer Sexualität zu erfahren« (ebd., S. 248). Es gelingt ihnen, im konkreten Handeln ihr begehrendes und begehrtes körperliches Selbst zu entwickeln und ihre Sexualität zu leben, denn die Prostituierten sind weder Mütter noch Partnerinnen noch Psychoanalytikerinnen. Ihren Müttern dürfte es schwergefallen sein, auf die sexuellen Impulse des Kleinkindes angemessen zu reagieren. Entstand dort ein Gefühl von Inkongruenz, so wurde die Kohärenz des Selbst des Kindes beeinträchtigt. Solche Männer können durch die Erfahrungen mit den Prostituierten den sexuellen Körper erstmals innerlich repräsentieren.

Die *Verdoppelung* kann – als Grundannahme – als die *früheste Form der Objektbeziehung* betrachtet werden, d.h. innerhalb des narzisstischen Raums kommt es nicht zur Aufspaltung, sondern zur Verdopplung. Das Spiegelbild des Selbst steht für ein Objekt. Die beiden Einheiten stehen zueinander in sehr vielfältiger Beziehung. Alles kann, muss aber nicht, polar aufgeteilt sein. Möglicherweise stehen die beiden Komponenten aber auch im Kampf miteinander oder gehen dynamische Fusionen ein, welche immer wieder zu neuen Verdoppelungskonfigurationen Anlass geben. Der verdoppelte Teil vermengt sich zudem noch mit Wahrnehmungsrepräsentanzen.

Die *Entwicklungsaufgabe* besteht in der Transformation der Repräsentanz eines derartig verdoppelten Selbst zu einer Repräsentanz, bei welcher die Objektrepräsentanzen zwar schon von den Selbstrepräsentanzen geschieden sind, aber noch völlig unter der Herrschaft der Omnipotenz des Subjekts stehen und damit noch nicht als eigenständig betrachtet werden können (Selbstobjekte, subjektive Objekte). In schwer pathologischen Fällen bleibt die Entwicklungs- und Integrations*fähigkeit des frühkindlichen Ichs überfordert, sodass eine Fixierung auf der zwillingshaften Verdopplungsebene bestehen bleibt.*

Etwa um den achten Lebensmonat herum, d.h. in der Mitte der zweiten Hälfte des ersten Lebensjahres, wird der Selbstobjekt-Repräsentanz eine Eigenständigkeit (Alterität) zugesprochen. Es existiert nun eine Selbst-Objekt-Repräsentanz. Dies gibt einerseits Anlass zu einer Verfremdung (Acht-Monats-Angst, zweiter Organisator der Psyche, siehe Spitz), löst andererseits aber auch einen gewaltigen Schub an Input aus der Psyche des Gegenübers in die Formationen des eigenen Selbst aus.

Wird die *Andersartigkeit des Gegenübers* (z.B. durch die Wahrnehmung des Geschlechtsunterschieds spätestens in der Mitte des zweiten Lebensjahres) zum Trauma, da keine angemessene Hilfe für die Integration in ein übergreifendes Bild vorhanden ist, so werden solche unerwünschten Wahrnehmungen verleugnet oder bestimmte Wahrnehmungen bzw. Repräsentanzen der äußeren Wirklichkeit überbesetzt; d.h. es folgt eine traumatische Desorganisation des Ichs.

Die Schaffung eines Fetischs, der übermäßig erotisch, narzisstisch oder aggressiv aufgeladen wird, scheint eine Lösung zu sein, bei der es keine radikale Verleugnung braucht, der aber mit einer gewissen Ich-Verdoppelung verknüpft ist. Das in einen Ich-Rest und den Fetisch aufgeteilte Ich bewegt sich in paradoxen Funktionsweisen, kann gleichzeitig etwas verleugnen und es anerkennen. Es besteht eine primärprozesshafte Koexistenz widersprüchlicher Denk-, Empfindungs- und phantasmatischer Vorgänge, zwischen welchen zum Teil lustvoll hin und her oszilliert wird. Der Fetischismus kann als Paradigma aller sexuellen Perversion angesehen werden. Das Ich hat dabei stets seine Einheit geopfert und ist auf einer Aufspaltungsebene partiell stehengeblieben. Die Alternative wäre eine psychotische Auflösung oder die totale Durchdringung durch Objektanteile gewesen (Bouchet-Kervella, 2019).

Pervertierende Mechanismen erfüllen eine wichtige ökonomische Funktion, nämlich unerträgliches seelisches Leiden abzuwehren. Extrem angstauslösende, narzisstische Verletzungen stimulieren den psychischen Apparat andauernd zur Transformation von Beziehungsfantasmen, die sich – sei es manifest oder latent – vielfach und in völlig verkehrter Form auch im Bereich der Sexualität oder der Aggressivität manifestieren. Die an der Oberfläche sichtbar werdenden Fantasmen enthalten im Kern eingeschlossen (wie in russischen Babuschkas) eine Fixierung auf einer frühesten, prägenitalen Entwicklungsphase (überflutende Erregungen und narzisstische Spiegelbeziehungen).

Entziehen Eltern oder primäre Bezugspersonen dem Kleinkind massiv ihre libidinöse Besetzung, so löst dies für das Kind das Gefühl aus, eine Person zu viel, eine Last oder ein Störenfried zu sein. Die externalisierte, narzisstische Kränkungsrage bewirkt, dass sich solche Kinder später permanent vom Überhandnehmen massiver archaischer Ängste bedroht fühlen. Oft bleiben sie auf halbem Weg zwischen Narzissmus und Objektbeziehung stehen. Sie verharren in einem Gefühl, nicht geliebt, sondern hauptsächlich für die Bedürfnisse der Erwachsenen instrumentalisiert worden zu sein. Ihre intensiven masturbatorischen Aktivitäten sind, mehr oder weniger bewusst, stets von unausgesprochenen, erotischen oder aggressiven Fantasmen begleitet.

Wird auf der anderen Seite ein Kleinkind von den erwachsenen Betreuungspersonen zum erotischen Partner oder narzisstischen Ideal erkoren (z. B. als Spiegelbild der eigenen unversehrten Selbstidealisierung der Erwachsenen), so wird es in die Funktion eines externen Doppelgängers von fetischistischem Wert für die Erwachsenen gedrängt. Bei hoch sensitiven Säuglingen genügen in bestimmten Entwicklungsphasen kleine Empathiestörungen der Umgebung, um bereits massive Reaktionen auszulösen.

Im Verlaufe des analytischen Prozesses ist es von zentraler Wichtigkeit für die Entwicklung eines Patienten, unterscheiden zu lernen, was als ein unnötiger oder übertriebener Schmerz zu gelten hat. Werden frühkindlich schwierige Situationen in der Übertragung reaktiviert, so tritt auch die Schmerzhaftigkeit jenes Kontextes in Erscheinung, der vom damaligen Ich als unerträglich eingestuft wurde, vom jetzt vorhandenen Ich aber als durchaus ertragbar qualifiziert werden kann. Denn Schmerz bildet ja ein gesundes Signal für das jeweilige Ich. Die Behandlung masochistischer Charakterprobleme mit den ehemals so schmerzhaften und erniedrigenden Erfahrungen gehört wegen ihrer Hartnäckigkeit und Selbstschädigung zu den schwierigsten analytischen Herausforderungen.

Im Verlaufe der Reifung von Säuglingen und Kleinkindern, die früh zur Entwicklung von pervertierenden Mechanismen gegriffen haben, wird die Passage durch die Ödipalität dann erneut schwierig, wenn ihre frühen Gefühle von Hilflosigkeit und Ausgeliefert-Sein nicht durch ebenso gemachte Kompetenzerfahrungen partiell ausgeglichen werden können, sondern vor allem durch magische Allmachtsfantasien abgewehrt werden.

Unter dem Gesichtspunkt der *Nachträglichkeit* kann eine Kindheitserfahrung unter Umständen wenig Einfluss haben, solange die Erinnerung nicht mit späteren sexuellen Impulsen verbunden wird. Das heißt, es kommt zu einer Neuordnung und Umschrift der Erinnerungen. »Transformationen in der Latenz [können] frühere pathogene Stresserfahrungen zu einer traumatischen Intensität anwachsen lassen« (Novick & Novick, 2004, S. 91).

Intensiver Masochismus mit konstanter Suche nach Todesnähe und Verzweiflung kann den Charakter einer Sucht erhalten. Das Bedürfnis, der eigenen Selbstzerstörung beiwohnen und darüber zu triumphieren zu können, steht dann im Vordergrund. Eigenes Elend wird zu masochistischen Zwecken ausgebeutet – ein konstantes Spiel mit dem Feuer. Die pervertierende Sucht nach Todesnähe vermittelt einen ultimativen Kick, an der eigenen Zerstörung partizipieren und diese zudem noch genießen zu können. Solche Patienten sind Sklaven eines archaischen, sie beherrschenden Selbstanteils. Sie sind gefangen im Fantasieren, im Räsonieren und Nörgeln. Oft steht ein Selbstanteil gegen einen anderen in einem Kampf, der masturbationsartig mit extremer Gewalt und hoher Sexualisierung geführt wird.

Das *Arbeitsbündnis* ist für die reale Beziehung zwischen Analytiker und Patient mitverantwortlich und enthält den bewussten Wunsch, vom Leiden befreit zu werden, aber auch eine Bereitschaft zu psychischer Arbeit. Als Einbeziehungskonzept ist es wegen der Übertragungs-/Gegenübertragungsbewegungen einer andauernden Fluktuation unterworfen. Klärungen und Deutungen sollten sich aus einer Handlungsweise ergeben, welche die Patienten aus dem unmittelbaren Zusammenhang heraus zu verstehen vermögen. Sonst besteht »die Gefahr, dass sich der Patient einem autoritären System unbegründeter Aussagen und Deutungen unterwirft, die das

Gewicht einer irrationalen Autorität besitzen, statt auf geteiltem Evidenzerleben zu beruhen« (ebd., S. 321).

Falls sich ein *Grundvertrauen* zwischen den beiden Protagonisten entwickeln konnte, so vermag das Auftauchen frühester emotionaler Zustände vom Analysanden ins Auge gefasst werden. Die in Analyse stehende Person wird sorgfältig prüfen, ob die analytische Person in der Übertragung hierfür »gebraucht« werden kann. Denn das Wahrnehmen primärer archaischer Symbolisierungen und das Zulassen archaischer Affektbewegungen und Objektkonfigurationen verlangt im Analytiker eine besondere Bereitschaft zur Annahme solcher Übertragungen und auch eine Gewissheit von Selbstrestauration. Dies ist besonders schwierig, wenn solche Zustände im Verlaufe der eigenen Analyse(n) der analytischen Person nicht erlebt worden sind und diese der Selbstanalyse auch nur wenig zugänglich bleiben (Bürgin, 2022).

Solche frühen Abläufe zeigen sich oft erstmals im Handeln im Außenfeld, erst später auch innerhalb der analytischen Beziehung. Im Außenhandlungsfeld lässt sich, bei vorsichtigem Beschreiben, ermitteln, wo dysfunktionales Handeln sichtbar wird, das Hinweise darauf gibt, wie ein Patient in nicht wahrgenommener Omnipotenz so handelte, als sei das Gegenüber keine eigene Person, wie sich alte Beziehungsformen im Sozialbereich umformten, gleichsam in frischer Verkleidung handlungsleitend wurden. Hat der Patient Gewissheit erlangt, dass sein Analytiker solchen Abläufen Sprache zu verleihen vermag, fähig ist, Spiegelbildlichkeiten und Verdoppelungen in der Beziehung zu erkennen und sie auszuhalten, so kann er es wagen, in seinen Übertragungen ganz vorsichtig prägenital-traumatische Beziehungserfahrungen zuzulassen. Dies ist natürlich keine bewusste Entscheidung, sondern zeigt nur, wie schwierig es ist, für diese Abläufe angemessene Worte zu finden. Affekte treten gleichsam von der einen Welt in die des Anderen ein und infizieren diesen. Wegbewegungsaktivitäten im Sinne einer räumlichen Distanzierung entsprechen Handlungs- und Lösungsversuchen des Säuglings und Krabbelkindes. Im günstigen Fall lässt sich ein allmählicher Funktionswechsel zwischen spiegelbildlichen Beziehungsformen, Selbstobjekten und getrennten Objekten beobachten, die, in gemischter Formation, auf der Bühne des Übertragungs-/Gegenübertragungsfeldes auftreten. Als Motive für ihr In-Erscheinung-Treten sind nicht direkte psychische Kausalitäten zu erkennen, sondern es muss angenommen werden, dass es sich, obzwar triebgesteuert, um eine im psychischen Wachstums-, Reifungs- und Entwicklungsprozess vorgegebene Nachholdynamik handelt.

Werden sadomasochistische Schaukelbewegungen in der Übertragung sichtbar, so bewirkt das Ansprechen dieses Phänomens von Macht/Ohnmacht in der analytischen Beziehung, das mit seinen schnell wechselnden Positionszuschreibungen alles triebhaft zu dominieren beginnt, ein allmähliches Abklingen davon. Welche

Besetzungen erweisen sich für das Protagonistenpaar als hilfreich, um gleichsam von der Schaukel absteigen zu können?

Immer wieder werden beide Protagonisten mit einem Grauen konfrontiert, die archaischen und schlecht überschaubaren, schon gar nicht steuerbaren Beziehungsanteile wahrzunehmen und zu besprechen, da bei dieser Aktivität eine Angst aufkommt, in einem alten, jetzt übertragungsmäßig reaktivierten Sumpf steckenzubleiben.

Nicht selten findet man bei Überweisungen eine unbewusste, negativ-therapeutische Motivation der zuweisenden Kollegen. Eine unbewusste Kollusion zwischen Therapeut, Patient und anderen Personen, ein Scheitern herbeizuführen, kann als ein *negatives therapeutisches Bündnis* bezeichnet werden.

Die *negative therapeutische Motivation* dient dazu, Versagen, Vorwürfe und Wut auf den Therapeuten zu verschieben und auf diese Art und Weise die primitive Bindung an eine idealisierte Mutter zu verstärken. Es geht somit um das Bedürfnis, Objekte scheitern zu lassen, und zwar im Zusammenhang mit dem Wunsch, die Mutter vor der eigenen Aggression zu schützen und ein idealisiertes Bild von ihr aufrechtzuerhalten. Wird jegliche menschliche Eigenschaft des Analytikers verleugnet, so ist oft eine negative therapeutische Motivation am Werk, die zur Abwehr einer positiven Übertragung eingesetzt wird. Freud (1937) schreibt: »Anstatt zu untersuchen, wie die Heilung durch die Analyse zustande kommt, […] sollte die Fragestellung lauten, welche Hindernisse der analytischen Heilung im Wege stehen.« (ebd., S. 65) »Das Streben nach therapeutischer Allmacht führt häufig zu einer Überbetonung der Technik.« (Novick & Novick, 2004, S. 253)

Behandlungstechnisch steht die Bearbeitung der Ich-Pathologie im Vordergrund, insbesondere das Hinterfragen des omnipotenten Denkens und die Unterstützung bei den Versuchen einer Triebmischung. Erst in einem zweiten Schritt wird die Deutung der Triebdeterminanten als größtes Hindernis für die Weiterentwicklung wichtig (z. B. die Aufgabe der ödipalen Objektbesetzung der Mutter; der Verzicht auf die Fantasie, das Gegenüber vor den eigenen destruktiven Impulsen schützen zu müssen und der Verzicht auf den sadomasochistischen Genuss).

Das *Selbstwertgefühl* kann einerseits durch die Kompetenzentwicklung und eine entsprechende Lustökonomie, andererseits durch Allmachtsphantasmen geregelt werden. Es handelt sich um zwei verschiedene Entwicklungslinien mit zwei unterschiedlichen Lösungen. Die eine liegt im Bereich der üblichen Entwicklung, die andere erfolgt im Rahmen pathologischer Konfliktlösungsversuche. Die Wiederaufnahme der progressiven Entwicklungswege – d. h. der *Entwicklungslinien Kompetenz, Lust und Selbstwertgefühl* – gehört zu den üblichen Behandlungszielen.

Therapeutisch erweisen sich eine *stützende Spiegelfunktion* im Sinne einer primären Mütterlichkeit sowie ein *Holding* (mit Blick und Stimme), um die Kontinuität der Selbstrepräsentanz zu sichern, als günstig. Oft ist es für die analytische Person über lange Zeit nötig, die Arbeit eines Doppelgängers auf sich zu nehmen, um die Selbstachtung des Patienten wiederherzustellen. Der Analytiker deutet das Bild, welches der Patient sich von ihm macht, d.h. die Wahrnehmung, die der Patient vom Analytiker hat, das Bild, das er vom realen Objekt entwirft (Joseph, 1994). Jede Intervention hat zum Ziel, scheinbar Unbegreifliches begreifbar zu machen, unbewussten Sinn zu erschließen. Besonders bei primären Störungen zerstören Deutungen aber das Gleichgewicht der Omnipotenz und erzeugen deshalb stets auch mehr oder weniger Aggressionen oder auch Rage, was für den Patienten die Nutzung des Gegenübers erschwert.

Beim Auftauchen pervertierender Mechanismen im analytisch-psychotherapeutischen Prozess mag der Analytiker als Person – für die Zeit der Aktivierung dieser Form der Übertragung – unwichtig erscheinen, denn er wird in diesen Momenten rein funktional gebraucht. Nachdem Erregung abgespalten und projiziert worden ist, kann sich eine höhnisch-aggressive Distanziertheit ausbilden. Oder die Übertragung kann fetischisiert werden. Akuter psychischer Schmerz wird oft durch Drogen oder Alkohol überdeckt. Wenn Lebendigkeit sich zu manifestieren beginnt (Wachstumsschmerz), so treten nicht selten unliebsame Gefühle in Erscheinung.

»Bei der ›externalisierenden Übertragung‹ schreibt der Patient dem Analytiker einen Teil seines eigenen psychischen Apparates zu und stellt auf dieser Basis eine Beziehung her.« (Novick & Novick, 2004, S. 158) Im Verlaufe der entsprechenden Gegenübertragung kann sich der Analytiker beruflich oder persönlich in seinem Selbst verletzt fühlen, wenn er »hinters Licht geführt, missverstanden, falsch interpretiert, ignoriert, ineffektiv und hilflos zurückgelassen« wird oder wütend und schuldbewusst zugleich zurückbleibt (ebd.). Dennoch gehört es zu seinen Aufgaben, Bedingungen zu schaffen, durch welche die externalisierten Teile des Selbst des Patienten von diesem reinternalisiert werden können.

Psychotherapeutisch scheint es für den Analytiker von zentraler Bedeutung, sich von den pervertierenden Mechanismen nicht abzuschotten, sondern sich durchaus berühren zu lassen, aber nicht so weit in der Tiefe davon kontaminiert zu werden, dass eine Restaurierung der eigenen Person nicht mehr möglich wird. Solche Patienten wecken Erwartungen und enttäuschen sie gleichzeitig. Heikel wird es, wenn der analytische Prozess selbst von den pervertierenden Mechanismen für deren Zwecke eingesetzt bzw. missbraucht wird (z.B. kann »Verstehen« subtil entwertet und verspottet werden). Ein Zulassen von Abhängigkeitsgefühlen wird von den meisten Patienten strikt vermieden. Es gehört zu den heiklen Aufgaben des Analytikers, sich der Macht der sexualisierten oder aggressivierten Bezirke seiner Patienten auszusetzen und sich gleichzeitig dieser auch zu entziehen, parallel dazu aber auch sich der Welt der Emotionen und der positiven Übertragung zu öffnen (De Masi, 2010). Erst wenn der Analytiker der Verführungskraft der in der Übertragung aktivierten, pervertierenden Mechanismen nicht mehr erliegt, wird es dem Patienten möglich, sich mit dieser Haltung der Wiederherstellung zu identifizieren. Nun kann er es wagen, sich den automatisierten Rückzügen entgegenzustellen und wahrzunehmen, wie entwicklungsarm seine nur von ihm selbst kontrollierte und von der Stimulation durch bedeutungsvolle Andere abgeschnittene Objektrepräsentanzen-Welt ist.

Es gibt neben der Sexualisierung auch eine Lust, die eng mit der Destruktivität verbunden ist. Destruktivität als reine Zersetzung kommt auch einer Attacke gegen Emotionen und Beziehungen gleich. Bei der pervertierenden Lust »führt die Faszination durch die absolute und destruktive Herrschaft über das wehrlose Opfer zu einer Lust, die so erregend und verheerend wirkt wie eine Droge« (De Masi, 2010, S. 176). Wenn sich das mit Grausamkeit verknüpfte, erhebende Gefühl von Macht, d. h. die Sexualisierung der Zerstörung, mit mentaler Ekstase vermengt, so besitzt dieses Gemisch wegen seiner unwiderstehlichen Attraktivität eine besondere Gefährlichkeit.

De Masi geht davon aus, dass sich auch bei Menschen mit pervertierenden Störungen eigentliche *psychopathologische Strukturen im Ich* gebildet haben. Er plädiert dafür,

> »dass die psychopathologische Struktur außerhalb der Übertragung bleiben muss, um durchgearbeitet werden zu können. Zunächst müssen wir uns bei unseren Deutungen darauf konzentrieren, mit großer Beharrlichkeit, Behutsamkeit und Aufmerksamkeit die Macht zu beschreiben, die von den pathogenen Organisationen ausgeht.« (De Masi, 2022, S. 314)

Grundsätzlich scheint dies ein sehr sinnvoller Ansatz zu sein. Nur bleibt offen, wie ohne intrusives und manipulatives Vorgehen des Analytikers ein solches »Draußenhalten« aus der Übertragung vonstattengehen soll.

Sein Vorschlag, »nicht mit inhaltlichen Deutungen zu arbeiten, sondern mit *Dekonstruktionen* bzw. mit *deskriptiven* Deutungen, die dem Patienten helfen können, seine eigene innere Welt zu verstehen und die Objekte, die seine Entwicklung fördern, von denen zu unterscheiden, die ihm schaden« (De Masi, 2022, S. 317), ist viel konkreter und orientiert sich mehr an einer praktischen Deutungstechnik. Ein eher deskriptives Vorgehen allerdings kann sich aber durchaus auch an inhaltlichen Mitteilungen orientieren.

Jegliche Anweisung im Deutungsgeschehen entspricht dem Wunsch, Erfahrungen mit einer sorgfältigen Vorgehensweise zu tradieren. Als generelle Hinweise geben diese eine Richtung vor. Im Einzelnen aber scheint der genaue Weg allerdings auf Grund der ungeheuren Vielfältigkeit und dem raschen Wechsel der Übertragungsabläufe von Seiten des Analysanden und der spezifischen Gegenübertragungsresponsivität des jeweiligen Analytikers immer wieder von Neuem – beinahe experimentell – daraufhin geprüft werden müssen, was sich in einer einzelnen Sequenz als das Günstigste erwiesen hat.

Primäre, ungesteuerte und nicht in einer Beziehung gehaltene Frustrationsaffekte sind mit zerstörerischen Eigenschaften (Rage) behaftet. Das, was der Andere besitzt und was man erhalten möchte, es aber nicht bekommt, soll beschafft oder sonst zerstört werden. Damit hat sich der omnipotente Wunsch selbst bestätigt. Schneidender Neid, unersättliche Gier, maßloser Ehrgeiz und quälende Eifersucht können eine sehr destruktive Affektmischung bilden. Nur wenn daneben noch genügend Zärtlichkeit und Liebe, Warmherzigkeit und Dankbarkeit mobilisierbar ist, kann ein gutes Gegengewicht zu diesen oft mit Negativität verknüpften Gefühlen geschaffen werden, die das affektive Leiden mildern (Joseph, 1994).

Woran lassen sich *Fortschritte im Prozess* erkennen? Die psychischen Veränderungen führen nicht zu einem plötzlichen, stabilen Endzustand. Der Prozess besteht aus einem fortwährenden Vorgang, Veränderungen entstehen aus kleinsten, anhaltenden Modifizierungen in der analytischen Situation. Der gewohnheitsmäßige Umgang mit inneren Abläufen (Ängste, Beziehungsgestaltung, Impulsen, Abwehren etc.) wird zuerst wahrgenommen, dann verstanden und schließlich modifiziert. Alles bleibt aber stets im Fluss, Konflikte sind andauernd zu bewältigen. Transformation wird einerseits gesucht, andererseits gefürchtet, da das bisherige Gleichgewicht infrage gestellt wird, d. h. neu geeicht werden muss. Das Resultat zeigt sich in einer geeigneteren Integration im Ich, zwischen dem Ich, dem Es und dem Über-Ich, zwischen Liebe und Hass. Aber auch in veränderten Objektbeziehungen (mehr Subjekt-Objekt-Trennung), besserem emotionalem Austausch, klareren zwischenmenschlichen Beziehungen, mehr Wärme, weniger Omnipotenzanspruch und weniger Manipulation/Druck auf Andere. Wegen der Reduktion des Projektionsdrucks vermögen die Patienten allmählich eine größere Verantwortung für die eigenen Triebimpulse und Handlungen zu übernehmen, Schuldgefühle und Wiedergutmachungsimpulse treten auf, das archaische Über-Ich hat einer zu mehr Toleranz fähigen Struktur Platz gemacht.

Erst die Heilung der narzisstischen Wunde und die Schließung der narzisstischen Lücke bewirken, »dass jetzt eine echte Liebesbeziehung konfliktfrei und lustvoll im Gewand der perversen Struktur entsteht« (Morgenthaler, 1985, S. 45). Der psychoanalytische Prozess trägt zur Entwicklung eines abgerundeteren Selbstgefühls bei, d. h. das Erstarrte soll wieder in Bewegung gebracht werden. »Es ist in jedem Fall ein langer Prozess, bis sich dem Ernst der ›Selbsterkenntnis‹ über die eigenen

Beschränkungen das Spielerische zugesellt.« (ebd., S. 178) Grausames kann so zu Ernsthaftem, Manipulation und Verführung können zu Spiel werden.

Trotz allen psychodynamischen Veränderungen bleibt bei den Patienten mit starken pervertierenden Neigungen eine Tendenz bestehen, unter emotionaler Belastung auf die alten Beziehungsformen zu *regredieren*. Dies hinterlässt bei beiden Protagonisten ein Gefühl, halb erfolgreich, halb gescheitert zu sein. Die mentalen Funktionen wie auch die basale Beziehungsfähigkeit außerhalb des Wirkmechanismus der pervertierenden Mechanismen gewinnen an Reichtum und Geschmeidigkeit. Die Möglichkeit, auf pervertierende Formen des Genießens zurückzugreifen, wird aber nie vollständig aufgegeben.

Bei der *Beendigung* eines analytischen Prozesses kann die Wiederherstellung einer progressiven Entwicklung ein wegeleitendes Kriterium sein. »Eine progressive Entwicklung impliziert Veränderungen auf allen metapsychologischen Dimensionen.« (Novick & Novick, 2004, S. 264) Stress, insbesondere solcher, der durch die Festsetzung eines Beendigungstermins zu Stande kam, sollte nicht zu schweren Regressionen Anlass geben und gemeistert werden können. Es sollte eine Freude am Funktionieren des Ichs und am Vermögen, Leistungen zu erbringen, vorhanden sein.

Fallbeispiele

Zur omnipotenten, magischen Verdinglichung des Objekts:

A shoe is a shoe is a shoe
A shoe and you are two.
A shoe has no teeth - does not bite,
A shoe does not cause any fright.
You can look at a shoe, you can step on a shoe.
You can smell at a shoe and you'll never feel blue.
A shoe keeps silent, a shoe does not speak,
A shoe keeps your secrets, there's never a leak.
A shoe is a father, a shoe is a mother,
Creates only joy and never a bother,
A shoe can be kicked, a shoe can be torn
And a new one is bought when the old one is worn.
A shoe is a cheap pal, discreet, near and true -
A shoe is a shoe is a shoe.

Anonymous

Traum einer 45-jährigen Frau

Sie hält ein sechs bis neun Monate altes Baby, das sich manchmal auch in einen neugeborenen Säugling verwandelt, in ihren Armen. Manchmal wird das Kind in Aussehen und Stimme zu einer Puppe. Es lebt nur knapp, ist schwach, krank und hinfällig. Die Patientin sorgt sich um die Lebendigkeit dieses Verwandlungskindes. Es kann seinen Kopf nicht halten, er hängt wie welk herunter. Die Eltern dieses Kindes scheinen wie nicht bezogen und inkompetent. Die Mutter strebt nach Unterhaltung und Vergnügen, der Vater wirkt uninteressiert. Die Patientin selbst steht im Traum in einem tiefen Kontakt zum Kind, spürt empathisch dessen Wünsche. Es erinnert sie an verschiedene Personen, zu denen sie auch einen nahen Kontakt hat.

Verwandte kommen und gehen. Nach deren Weggang hängt schwarzes Gewebe im Bett des Kindes und sein Kinn ist auf die Seite verschoben.

Die Patientin geht mit dem Baby in ein anderes Zimmer. Dort sitzt eine Menge Leute, wartet aufs Essen wie bei einem Leichenschmaus. Es könnte allerdings auch eine Taufe gewesen sein. Die Patientin muss dafür besorgt sein, dass alles funktioniert. Die Stimmung ist traurig und verwirrend.

Nach dem Erwachen war die Patientin in einer ängstlich-besorgten Stimmung.

Der Inhalt und die Übertragungsdynamik der Stunden vor und nach dem Traum wie auch die Assoziationen der Patientin ergaben viele und unterschiedliche Sinnzusammenhänge. Einer aber drang durch alles hindurch:

Das Baby/die Puppe als Teil ihres eigenen infantilen Lebens, ihre – im Rahmen ihrer damaligen Lebens- und Todeskonzepte wie auch ihrer Sexualtheorien – omnipotente Fähigkeit, diesen Teil zu beleben oder ihn sterben zu lassen. Auf diese Weise vermochte sie nicht nur hilflos-traurige Verstimmungen und Kontexte zu kontrollieren, sondern war auch im Stande, den Schrecken und die Hilflosigkeit, als kleines Kind noch kein Baby haben und weder Leben zu schaffen noch über den Tod triumphieren zu können, sicher abzuwehren.

Das Pervertierende an diesem Mechanismus ist nicht nur der exzessive Gebrauch der Omnipotenz, sondern auch der allmächtige Versuch, das Widersprüchlichste gleichzeitig präsent halten zu können.

Die Kränkungswut, der Enttäuschungshass und die Ohnmacht werden durch die omnipotente Inszenierung mit der heftigen Erregung einer Sexualisierung aus dem Zentrum verdrängt, so dass gleichsam keine Veränderung nötig erscheint, weil die Aufmerksamkeit, das sich Widersprechendste (z. B. Tod und Leben) in einem szenischen Gleichgewicht zu halten, zwar gelingt, wenngleich allerdings nur unter großer Anstrengung. Damit wirkt dieser gesamte Bereich wie scheintot oder halblebendig.

Eine Adoleszente

Eine zu Beginn der Therapie *15-j*ährige, *athletisch gebaute Frau* absolviert seit einigen Jahren eine psychoanalytische Psychotherapie wegen Schwierigkeiten, den schulischen Lehrstoff in ihrer Ausbildung aufzunehmen. Ein Mobbing-Trauma in der Schule wird von ihr und der ganzen Familie als ursächlich angesehen. Im Verlaufe der Therapie tritt eine auf Grund diverser Unterschiede unglückliche, homoerotische Liebe in den Vordergrund. Zudem möchte die Patientin ein Mann sein.

Eines Tages kommt sie – nun im 5. Therapiejahr und klar postadoleszentär – 25 Minuten zu spät zu ihrer Stunde und beginnt sofort zu sprechen: Sie berichtet von einem Buch über eine Teenager-Schwangerschaft, das sie gelesen habe.

Sie selbst fände es schrecklich, schwanger zu sein. Sie würde sofort abtreiben oder sich umbringen. Die Vorstellung, etwas wachse in ihr, das sie nicht kontrollieren könne, sei absolut unerträglich. Einer Geburt so ausgeliefert zu sein und keine Wahl mehr zu haben, würde sie ekeln. Diese Vorstellungen hätten mit der Pubertät angefangen. Nie mehr könnte sie sich seither als Nicht-Frau fühlen.

A: Was jetzt mit inneren Zaubertricks aber offenbar noch möglich sei. Möglichweise habe sie – gleichsam als geniale Lösung – eine ziemliche Allmächtigkeit gegen ihre Hilflosigkeit aufgebaut. Schwangerschaft und Geburt wären, dem Anschein nach, einer Situation vergleichbar, wie wenn man einem Zauberer den Zauberstab wegnähme.

Sie habe eine extreme Abneigung gegen ein Kind, das genetisch nur halb sie selbst wäre. Die Abneigung richte sich nicht generell gegen Kinder. Mit fremden Kindern könne sie recht gut spielen und zusammen sein, aber ein eigenes: Nein, nur Ekel! Dies vor allem auch bei der Vorstellung zu stillen.

A: »Anscheinend gibt es ganz viel Selbsthass!«

Ja. Es sei absolut blöd, dass sie solche Probleme habe und nicht einfach nur zufrieden und glücklich mit dem sein könne, was sie habe.

A: Offenbar sei der Selbsthass am Wachsen. Sie teile sich auf in eine Hassende und eine Gehasste. Allem Anschein nach sei es nicht möglich gewesen, anders mit dem Hass umzugehen.

Obwohl die Patientin nicht ungerne nackt sei, sei die Vorstellung, ein Kind trinke an ihrer Brust, wegen der betonten Fraulichkeit, eine ganz schlimme Entblößung. Manchmal fühle sie sich wohl in ihrem weiblichen Körper und manchmal überhaupt nicht. Das sei sehr verwirrend und beängstigend. »Manchmal fühle ich mich zu Frauen, manchmal zu Männern hingezogen, manchmal wirke ich attraktiv als Frau, manchmal werde ich als eigentlicher Mann wahrgenommen. Manchmal bin ich stolz auf meine Muskeln, dann wieder habe ich den Wunsch, mehr Frau zu sein. Ich komme nicht mehr draus!«

A: »Das Zaubern, nämlich die Selbstüberzeugung, alles zugleich sein zu können, ist mit der Adoleszenz ungemein viel schwieriger geworden. Vielleicht haben Sie – in Analogie zur nur halben Zeit, die Ihnen heute mit der Verspätung nur noch übrig bleibt – auch eine Hälfte Ihrer Person vorsichtigerweise nicht und doch auch mitgebracht.«

Zwei Monate später

In einer selbstbeobachtenden Erkenntnis kommt die Patientin zum Schluss, dass das Attraktivste an den homoerotischen Beziehungen im Küssen der und Saugen an den Brüsten bestehe. Dabei fühle sie sich geborgen, mehr an Erotik wolle sie nicht.

In der letzten Zeit habe sie sich wieder viel mehr zu Männern hingezogen gefühlt. Es falle ihr ein, dass sie – so habe man es ihr erzählt – bis zu ihrem 18. Lebensmonat gestillt worden sei; sie habe sich geweigert, andere Nahrung aufzunehmen. Als sie in dieser Zeit einmal beim Gestillt-Werden in die Brustwarze gebissen habe, habe die Mutter »Aua« geschrien, die Patientin (als Kleinkind) sei zutiefst erschrocken und habe sich von diesem Moment ab vollständig und definitiv von der Brust abgewendet. Sie habe offenbar einen Schock gehabt und damit ein Trauma erlitten.

A: »Sie scheinen sich – vor lauter Sorge um die potenzielle Beschädigung der Mutter – traumatisch selbst abgestillt, aber eine tiefe Liebe für die Mutter behalten zu haben.«

Die Patientin meint, es wäre doch möglich, dass sich in den homoerotischen Wünschen das verschobene Bedürfnis der Kindheit zeige.

A: »Vielleicht möchten Sie hier, mit mir, in der endlichen Therapie, den Prozess eines a-traumatischen Selbst-Abstillens in die Wege leiten.«

Ein Mann in der zweiten Lebenshälfte

Ein Patient fragt sich zu Beginn einer Analysenstunde, ob er wohl seine Lebensenergie aus negativen Erlebnissen ziehe. Jeder Crash gebe einen Energiekick. »Ich vermag alles zu etwas Negativem zu machen.« Wenn das Schlimme zu stark werde, die Vorstellung überhandnehme, er verlumpe, er mache alles falsch oder alles würde zu Grunde gehen, so trete er einfach den Rückzug an, damit das nicht zu viel Raum einnehme. Denn er könne sich in die Negativierung hineinsteigern.

A: »Es ist wie Schwung holen über das Negativierte!«

»Ja, ich kann dafür sorgen, dass man mich überall hinauswirft, dass ich ganz nahe oder ganz fern, ganz angepasst (d. h. empathisch-einfühlsam) oder völlig daneben bin (dies aber ohne jegliche Scham oder Angst).«

A: »Sie haben offenbar den Wunsch, das breite Spektrum aller Möglichkeiten zugleich auszukosten.«

»Ja, Allmächtig-sein-Können, Alles-sein-Können! Wenn das nämlich nicht geht, so bin ich in einem unerträglichen Normalzustand, der eine depressive Färbung hat und ohne Spannung ist. In jenen Momenten baue ich eine Negativfantasie auf. So entsteht etwas wie eine Spannung zwischen zwei Polen. Ich kann mir auf diese Weise jegliche Wut erschaffen. Dann schiebe ich nichts mehr hinaus, bin höchst effizient.«

A: »Sie fühlen sich nur sicher, wenn alles selbstgemacht ist.«

»Genau. Wenn andere Personen oder Parteien an Wichtigem beteiligt sind, so muss ich Aggression provozieren, um mich durchzusetzen.«

A: »Statt von inneren Wellen hin- und hergeworfen zu werden, lieber selbst Wellen provozieren?«

»Oh ja, denn wenn es ruhig ist, so wird es schwierig für mich. Worst-Case-Szenarien zu haben ist etwas sehr Beruhigendes für mich.«

A: »Auf diese Weise kann Sie nichts mehr überraschen.«

Einen Monat später berichtet er wie zufällig über einen bewusst herstellbaren, erregenden Tagtraum, nämlich die Vorstellung, er werde vom ganzen Land gejagt, verhöhnt und beschimpft. Dabei unterziehe er sich dem Geschehen, wisse aber, dass er triumphierend daraus hervorgehen würde. Würden ohne solche erregenden Vorstellungen und Tagträume die Gefühle von Leere und Sinnlosigkeit zu groß, so könne er – um sich wiederherzustellen – immer noch onanieren, was meistens in dem Sinne erfolgreich sei, dass er sich beruhige. Sich eine Wut zu verschaffen, gebe eben immer wieder einen guten Kick. Manchmal finde er mit anderen Menschen einen Spielraum. Aber der verschwinde oft plötzlich und unversehens.

A: »Dies geschieht, wenn ein Wunsch von Ihnen auftaucht und damit eine mögliche Verminderung Ihres Alles-allein-Bestimmens.«

Nun berichtet er über eine jetzige Manifestation eines Symptoms einer somatischen Krankheit, unter der er leidet und die nicht ungefährlich ist.

A: »In diesem Bereich bin ich wie inaktiviert, nur Sie bestimmen alles.«

Er setzt sich auf, lächelt und sagt: »Es ist Zeit« (was auch stimmt), und geht.

In der *Stunde danach* erzählt er, neben vielen anderen relevanten Inhalten, davon, dass er bei Leerezuständen überhaupt nicht mehr wisse, was er möchte. Ein Zustand des Nur-Wartens. Besetze er einen zwischenmenschlichen Spielraum, z. B. mittels einer Beziehungsaufnahme oder eines Gesprächs, so bestehe die Gefahr, dass es keine Begrenzung gäbe, es wie ein Blick aufs Meer sei; da wisse man ja nicht, was in dem Wasser drunter sei. Oder es gäbe vom Gegenüber induzierte, schmerzhaftes-te Unterbrüche. Das könne er sich fast nicht leisten.

Die Brody & Axelrad-Studie

Die Brody & Axelrad-Studie begann *1963* als longitudinales Forschungsprojekt: 131 Neugeborene und ihre Eltern wurden mit sechs Wochen, dann mit sechs Monaten, einem Jahr, danach mit drei, vier, fünf und sechs Jahren und schließlich auch noch mit 18 Jahren im Hinblick auf ihre Entwicklung mittels einer Vielzahl von Tests, Interviews und der Erhebung ihrer Lebenssituation etc. untersucht.

Im uns interessierenden Fall geht es um einen Studienteilnehmer, der im Alter von 30 Jahren im Rahmen der Studie gesehen worden ist und der dabei über eine besondere sexuelle Erregung gesprochen hat, die sich auf die Realität oder Vorstellung von einer Frau bezog, der ein Bein fehlte. Er war der Ansicht, diese besondere Erregbarkeit schon seit seinem fünften Lebensjahr zu haben. Er hatte keine Ahnung, woher diese Vorstellung stammte, und berichtete auch noch von einem Traum, der von einer frühen Trennung von den Eltern handelte. Die Eltern bestätigten entsprechende Details. Sie waren überdurchschnittlich stark emotional in seine Entwicklungsschritte involviert gewesen.

Ein Fetisch ist ein nicht-belebter Gegenstand (Kleidungsstück, nicht sexueller Teil einer Person, Haare etc.), dem magische Macht zugesprochen wird oder der einen Geist in sich bewahren soll. Er ist für die sexuelle Erregung von besonderer Bedeutung, steht in engstem Kontakt zum Primärprozess und profitiert von dessen Mechanismen der Kondensierung, Verschiebung und Symbolisierung. Der Fetischist verhält sich so, als stünde der Fetisch wirklich für eine andere Sache oder einen anderen Gegenstand. Er scheint – ähnlich wie bei einem Traum – durch die Inkongruenz oder Absurdität dieses »Glaubens« auch gar nicht beunruhigt zu sein.

Eine erste Art, einen Fetisch zu verstehen, besteht in der Vorstellung, dass früheste emotionale Misshandlungen und dazugehörige Rage und Wut ursächlich an der Entstehung des Fetischs beteiligt gewesen seien. Er soll dann dazu dienen, Erniedrigung und Schmerz rückgängig zu machen und *über das erniedrigende Objekt triumphieren* zu können. Dies würde mittels eines magischen Tricks geschehen, nämlich das erniedrigende innere Objekt bei einer sexuellen Besetzung mit einem Realobjekt deanimieren zu können.

Eine zweite Verständnisform begreift den Fetisch als einen aus traumatischen Konstellationen der frühen Mutter-Kind-Beziehung stammenden Gegenstand, der gleichsam Trennung ungeschehen machen soll, weil sonst darunter Spannungen und schmerzliche Gefühle zum Vorschein kämen, die in frühester Kindheit keine Abfuhr oder Verarbeitung hätten finden können.

Der Fetisch dient in weiterer Sicht zumeist dazu, Kastrationsangst fernzuhalten, und wurde von Freud als substitutives Symbol für einen weiblichen Penis angesehen. Er sollte dazu dienen, das angstvolle Gewahr-Werden der Penislosigkeit des weiblichen Körpers zu verhindern. Fetischismus-Objekte tauchen erst in der phallischen und in der Latenzperiode der Entwicklung auf. Sie sind charakterisiert durch Geruch, Spezifitäten der Tasterregung, ihre Farbe und ihre Strapazierfähigkeit und sollen im Allgemeinen die Aufmerksamkeit von den anatomischen Gegebenheiten ablenken.

Beim *Amputationsfetischismus* wird eine beschädigte Person oder ein beschädigter Teil eines Menschen als Quelle der Erregung ausgesucht. Bevorzugt sind fehlende Beine. Oft besteht ein Wunsch, sich selbst ein Bein amputieren zu lassen, oder es zeigen sich andere Formen der Selbstverstümmelung. Diese Menschen stammen meist aus einem Umfeld von Misshandlung, Zwang und massiver Gefühllosigkeit von Seiten der Eltern. Nicht selten liegen einer solchen Fantasie reale Begegnungen zu Grunde, die dann erotisiert werden. Stets finden sich bei der Fetischisierung infantile Repräsentanzen. Fantasie, Trennungsangst und Befürchtungen bezüglich der körperlichen Integrität sowie Vorgänge von Zeit, Gedächtnis und Abwehr wirken bei der Fetischbildung oft zusammen.

Der beschriebene Protagonist ist ein attraktiver Mann. Er zeigt ein großes affektives Spektrum und lebendigen Witz, ist glücklich verheiratet und arbeitet recht kreativ in der Werbebranche. Grundsätzlich ist er mit dem Leben zufrieden, aber er erwähnt wochenweise depressive Verstimmungen mit Verzagtheit. Versteigt er sich zu sehr in ein Projekt, so beruhigt er sich mit Marihuana. Sein bewunderter Vater arbeitete in der gleichen Branche. Er wollte ihn immer schon *übertreffen*. Dem Vater stand er näher als der Mutter, hatte aber zu beiden Eltern eine nahe und gute Beziehung. Mit seinem sieben Jahre älteren Bruder rivalisierte er als Kind und Jugendlicher extrem. Nun, als Erwachsene, pflegen sie einen sehr freundlichen Kontakt miteinander.

Während des Attachment-Interviews erinnert sich der Protagonist an Gefühle der Sicherheit und des Glücklichseins als Kind mit beiden Eltern, die er als liebevoll und unterstützend beschrieb. Er wurde als »sicher und autonom gebunden« qualifiziert.

Etwa 45 Minuten nach Beginn des Interviews kam ihm eine Trennungsepisode aus der Kindheit in den Sinn. Er sei etwa drei Jahre alt gewesen und die Eltern hätten ihn und seinen Bruder für zwei Wochen bei einer befreundeten Familie untergebracht, als sie in die Ferien gegangen waren. Der Patient erinnert keine Angst, denn er habe gewusst, dass die Eltern zurückkommen würden. Die Frau jener Familie trug, wie er sich erinnerte, einen Gips an ihrem Bein, der einen typischen Geruch verströmte. Auch sei das Treppenhaus, das man hinaufsteigen musste, um in jene Wohnung zu kommen, sehr eng gewesen.

Etwa 30 Minuten später, bei den Fragen zur Sexualität, musste die Frage beantwortet werden, ob er sich je von einer Person des gleichen Geschlechts angezogen gefühlt oder starke bzw. unübliche Sexualfantasien oder Praktiken erlebt habe. Der Patient meinte, der einzig schrullige Einfall, der ihm in den Sinn komme, sei, dass er die Fantasie eines sexuellen Zusammenseins mit einer Frau, der ein Bein fehle, als sehr erregend empfinde. Er brauche diese Fantasie nicht, aber sie vermittle die stärksten sexuellen Gefühle. Manchmal frage er seine Frau, ob sie nicht eine Amputation mit ihren Kleidern simulieren könne, was sie netterweise durchaus täte. Er erinnerte sich noch, dass er im Alter von fünf oder sechs Jahren eine Erektion gehabt habe, als er an eine Frau dachte, der ein Bein gefehlt habe. Er habe damals einem Freund davon erzählt. Vor einigen Jahren habe er sich gefragt, was diese zwanghafte Fantasie wohl zu bedeuten habe. Er habe deswegen eine kurze Therapie gemacht und sich nachher nicht mehr so getrieben gefühlt, das Ganze mehr als eine schlechte Gewohnheit angesehen. Vielleicht stamme alles aus seinem Respekt vor behinderten Frauen oder sei genetisch bedingt.

Als der Patient gefragt wurde, ob er wiederkehrende Träume habe, berichtete er von Alpträumen, in welchen er ein dunkles, furchterregendes Treppenhaus hinaufsteige.

Der Interviewer spekulierte im Gespräch mit dem Patienten über die Möglichkeit, dass der wiederholte Angstraum von einem dunkeln Treppenhaus vielleicht die Trennungserfahrungen der frühen Kindheit darstellen könnte und dass die Erregungen beim Gedanken an eine Frau, der ein Bein abhandengekommen sei, mit jener Frau zu tun haben könnten, bei welcher der Protagonist während der Zeit der Trennung gelebt und die einen Gips getragen habe.

Der Patient wurde nachdenklich und erinnerte sich dabei, dass jenes Ehepaar zusammen über den Gips gesprochen habe und sie sich gefragt hätten: »Wann kommt der weg?« Etwas erstaunt fügte er hinzu, dass er als Kind wahrscheinlich gedacht hatte, die Erwachsenen würden darüber sprechen, wann das Bein der Frau abgenommen würde. Er erinnerte sich nun sehr genau noch einmal an den Geruch des Gipses und hielt fest, dieses Ereignis sei wahrscheinlich der Ursprung seines

Fetischismus. Er fragte sich nun, ob er wohl diese Fetischismus-Erregung, an die er gewohnt war und die er eigentlich sehr liebte, nun eventuell verlieren würde.

Einige Tage nach dem Interview befragte dieser Mann seine Eltern, ob sie sich erinnerten, dass jene Frau, bei der untergebracht gewesen sei, einen Bein-Gips getragen habe, was diese bejahten.

Unabhängige Rater, die das Interview einschätzten, wiesen auf *überaus starke Abwehren* im Sinne von Intellektualisierung und Kompensation hin. Der Patient passte in die Diagnose einer Zyklothymie und zeigte teilweise Züge einer Major Depression.

Die Durchsicht von 150 Seiten Berichten und den dazugehörigen Videos zeigte, dass der Protagonist im Alter von sechs Wochen, sechs Monaten und einem Jahr über eine gute Beziehung zu einer lebensfreudigen Mutter verfügt hatte. Beide reagierten lebhaft auf die wechselseitige Stimulation. Die Mutter wurde als zu der besten Gruppe zugehörig klassifiziert. Das gleiche Bild zeigte sich im Alter von fünf und von sechs Jahren. Der Knabe entwickelte sich bestens und das Spiel von beiden schien sehr lustvoll zu sein. Die gesamten Beobachtungsdaten wiesen auf ein glückliches Kind hin, das alle Entwicklungsaufgaben bestens meisterte und sich in einer liebevollen, gedankenreichen und kompetenten Familienumgebung befand.

Schon in den *ersten Lebensmonaten* aber litt der Knabe unter *massiven Bauchkoliken*, die oft *stundenlang* anhielten. Er *schrie über lange Zeit* und der *Mutter gelang es nicht, ihn zu beruhigen*. Wenn der Säugling sich wieder erholt fühlte, war er erneut das soziale, lächelnde Kind. Diese Beschwerden *klangen rund um den sechsten Monat ab*. Die Ursachen der Koliken konnten nie genau gefunden werden. Das leicht Dramatische der Mutter, die sich auch ganz gerne in Szene setzte, schien keine genügende Erklärung zu bieten. Als die Mutter über ihre Kindheit sprach, erwähnte sie, dass gerade diese Qualitäten des freudvollen Anpackens ihrem ängstlichen und stets unzufriedenen Vater gefehlt hatten.

Der Vater des 30-jährigen Patienten beteiligte sich mindestens ebenso stark an der Betreuung des Kindes wie die Mutter. Der Protagonist erinnerte sich noch, dass seine Mutter sich eigentlich ein Mädchen gewünscht hatte und sich nicht so sehr um seine Realität gekümmert, als vielmehr versucht hatte, ihn *mädchenhaft zu kleiden*. Er musste noch bis zur Adoleszenz auf ihrem Schoß sitzen. Und er erinnerte sich, dass er wütend auf seinen Vater gewesen war, weil dieser nicht im Stande gewesen war, die genannten Neigungen der Mutter zu unterbinden.

Trennungserfahrungen scheinen somit für den Protagonisten von besonderer Bedeutung gewesen zu sein. Im Gegensatz zu seiner Erinnerung aber ergab sich, dass die ersten Trennungen von mehr als nur einigen Nächten im Alter von zwei Jahren und drei Monaten stattgefunden hatten, nämlich als der Vater aus beruflichen Gründen für zehn Monate weg war. Im Alter von vier Jahren und zehn Monaten erlebte der Protagonist eine fünftägige Trennung von beiden Eltern. Das Ehepaar, bei dem er später auch untergebracht war, zog für diese Zeit in das Haus der Familie. Das Ereignis, an welches er sich erinnerte, d. h. die Unterbringung bei dem Ehepaar, bei welchem die Frau nun einen Gips am Bein trug, fand statt, als der Patient fünf Jahre und drei Monate alt war und dauerte zwei Wochen.

Beim vier Jahre alten Knaben fiel während einer Beobachtungssituation auf, dass er sich, nachdem er die Tests beendet hatte, auffällig stark in den Schoß der Mutter vergrub und sie *wie ein Liebhaber im Nacken küsste*. Die Mutter seufzte genüsslich und räkelte sich in erotischer Art, wie um zu zeigen, was für ein guter Liebhaber ihr Sohn sei.

Im Alter von sechs Jahren zeigte der Protagonist in psychodiagnostischen Tests starke Befürchtungen über körperliche Verletzungen, Schmerzen, Bestrafungen, Furcht und Hilflosigkeit.

Bei der Untersuchung im 18. Lebensjahr schien der Protagonist gut durch die Adoleszenz gekommen zu sein. Lust auf Bewegung körperlicher Art aber schien er, wie schon im Alter von sieben Jahren, nicht zu verspüren. Hingegen gab es Hinweise auf eine provokative Auflehnung gegen Schulautoritäten, allerdings nur in moderater Form. Die Abwehren bestanden in Intellektualisierung, Vermeidung und Verleugnung. Die sexuelle Identität schien noch nicht sehr gefestigt zu sein.

Die Autoren nennen fünf Faktoren, die ihrer Ansicht nach möglicherweise mit diesem Fetischismus in Zusammenhang stehen:

A: Die intensiven Koliken im ersten halben Jahr. Sie könnten zu einer starken Betonung der psychophysischen Situation beigetragen und somato-psychische Ängste sowie eine besondere Abhängigkeit von den primären Betreuungspersonen bezüglich Beruhigung und Trost nach sich gezogen haben.

B: Die unüblich intensive, aufregende und zugleich Befriedigung vermittelnde Beziehung zur Mutter (Erotisierung).

C: Auch die Beziehung zum Vater war unüblich intensiv. »Unsere Seelen waren für den jeweils anderen offen«, meinte der Protagonist. Auf der Oberfläche schien diese Nähe für den Vater einem Versuch zu entsprechen, die fehlende Beachtung durch seine Mutter ungeschehen zu machen. Unbewusst allerdings gab es Hinweise dafür, dass der Vater mit seiner Mutter identifiziert war, sodass seine Interaktionen mit seinem Sohn ungewollt intrusiv, überstimulierend und möglicherweise erotisierend waren.

D: Die Familie war voll von Energie, erschien sehr belebt und manchmal emotional etwas extravagant zu sein. Sie pflegte im Emotionalen einen hypomanischen Stil. Dieser bewirkte, dass der Sohn sehr im Zentrum stand und die Eltern in alle

Bereiche seiner psychischen Entwicklung in hohem Ausmaß involviert waren, und zwar entweder in Form einer *Überkontrolle* oder einer *Überstimulierung*. Sie liebten gleichsam zu stark. Dies könnte auch dazu beigetragen haben, dass bereits prägenital eine zu große sexuelle Stimulation mit entsprechender Verlustangst vorgelegen hatte, die dann in der phallischen Phase zu *übermäßig*er Erregung und Kastrationsangst geführt haben könnte.

E: Die Trennung von so einem bedeutsamen Vater für zehn Wochen im dritten Lebensjahr dürfte ein sehr wichtiger Faktor sein. Man kann davon ausgehen, dass dadurch für spätere Trennungen, insbesondere die im fünften Lebensjahr, als die Eltern für Ferien wegwaren, eine besondere Vulnerabilität geschaffen worden war.

So scheint der Protagonist als fünfjähriger Knabe eine erotisierte Beziehung zu den Eltern auf die Ersatz- oder Substitutsperson mit dem Gips, welche die Betreuung übernommen hatten, übertragen zu haben.

Verschiedenste Faktoren dürften also zusammengewirkt haben. Einzig Feinseligkeit schien wie »nicht präsent«, außer vielleicht im »Fehlen von«.

Was interessant ist, ist einmal die falsche, dann die nicht vorhandene und schließlich die subjektiv zurückdatierte Erinnerung. Die erste Trennung (von zehn Monaten vom Vater) im Alter von zwei Jahren und drei Monaten, wahrscheinlich prozedural gespeichert, wurde »vergessen«, d.h. konnte nicht evokativ erinnert werden. Die zweite mit vier Jahren und zehn Monaten (fünf Tage von beiden Eltern) ebenso. Und die dritte, mit fünf Jahren drei Monaten, von 14 Tagen Dauer (von beiden Eltern), wurde intrapsychisch auf das dritte Jahr zurückdatiert. Also: eine erste Trennung vom Vater; dann eine erste Deckerinnerung bei erster Trennung von beiden Eltern; schließlich eine zweite Deckerinnerung bei der zweiten Trennung von den Eltern. Und ganz am Schluss: die Fetischbildung. Der Fetisch selbst, ein komplexes, kreatives Gedächtnisbild, steht somit für zwei Deckerinnerungen, die selbst wieder eine sehr schwierige frühe Situation abdecken. Erstaunlich ist, dass über die Reaktion der Mutter, welche ebenso für zehn Monate von ihrem Mann getrennt war, nichts gesagt wurde, insbesondere nicht über ihre Gefühle des Vermissens, der Traurigkeit und der Substitutbildung mittels ihres Sohnes. Dieser Fantasiefetisch, der konstant nach Realisierung drängte, könnte auch als eine Form eines intrapsychischen posttraumatischen Spiels angeschaut werden, mit dem eine tiefe, nicht erinnerbare, traumatische Erfahrung bildhaft zu verarbeiten versucht wurde. Es ist dem Protagonisten gelungen, eine höchst schmerzliche Erinnerung – mittels der Sexualisierung – in eine mit ziemlich viel Lust verbundene fetischisierte Fantasie umzuwandeln.

Überwältigende Zustände von Hilflosigkeit, Angst, Alleingelassen-Werden und Rage/Wut in der frühesten Kindheit mit unzähligen Detailvariablen (z.B. wie, was, wann, erlebt und wie vom Individuum und seiner Umgebung darauf reagiert wurde) bilden das Material, aus welchem die psychische Realität und Strukturierung des Protagonisten als Amalgam historisch-realer Ereignisse gebildet wurde. Dieses wurde noch einmal Veränderungen beim Erinnern unterworfen und mehrfachen phantasmatischen Modifikationen unterzogen, bis es schließlich eine für das Individuum angemessene definitive Form gewann.

In diesem Bericht lässt sich somit die Bildung einer Fetischfantasie (mit partieller Umsetzung in Handlung) recht genau verfolgen. Dass es sich dabei um einen kreativen Akt gehandelt hat, ist offensichtlich. Diese Fantasie nahm einen nicht allzu großen Platz in der Innenwelt des Probanden ein. Ihre zeitweilige Realisierung in der Liebesbeziehung zur Ehefrau rief keine interpersonalen Probleme hervor. Die omnipotente Vergewisserung bei diesem pervertierenden Mechanismus, Unmögliches doch möglich machen zu können (ein Bein wegzaubern, ohne dass es weg ist), liegt bewusstseinsnahe und kann in einen spielerischen Kontext eingewoben werden. Aber der Protagonist fürchtet den Verlust der erregenden Fantasie!

Ein Fall von Alexander Mitscherlich

Die Behandlung, über welche *Mitscherlich* berichtet, fand in den Jahren 1948 bis 1952 statt. Mehrfach stellte er die Kur in der psychoanalytischen Öffentlichkeit vor. Das 1983 posthum publizierte Manuskript dürfte 1955 entstanden sein.

Ein erster Analytiker konnte während eines Jahres keinen rechten Zugang zum Patienten finden und überwies ihn an Mitscherlich mit der Bemerkung, dass es sich um einen interessanten, prognostisch wohl aber eher ungünstigen Fall handle.

Der 35-jährige unverheiratete Kaufmann sucht auf einer Nordlandreise vergeblich die »ideale Frau«. Er leidet unter Kontaktarmut, denn er verwandelt sich in Beziehungen zu einem »hölzernen Wesen«. Beim Versuch einer geschlechtlichen Vereinigung leidet er unter einer totalen Erektionsunfähigkeit. Sein einziger, ihn zeitlebens begleitende Trost war eine Kautschukunterlage, wie man sie für Kinderbetten verwendet. Die ersten Erinnerungen hierzu entstammen etwa dem zweiten Lebensjahr, als der Patient sich diese Unterlage um den Kopf legte.

Der Vater wird als ein Mann des Scheins beschrieben, der manchmal auf unheimliche Weise während Wutanfällen seine Maske verloren habe. Die Mutter, ein scheues Reh, war geplagt von einer Reinlichkeitspsychose. Sie lässt keinerlei emotionale Atmosphäre aufkommen. Ein homosexueller Onkel ist die dominierende Figur der Sippe. Die ganze Familie bestehe nur aus Fassade.

Die Geburt soll sehr schwer gewesen sein. Mutter und Kind wurden schon aufgegeben. Die Mutter wollte postnatal das Neugeborene nicht sehen, stillte nach zwei Tagen ab, weil das Kind ihr die Brustwarze verbissen habe. Der Patient sei ein überfügsames Kind gewesen. Nur wenn man ihm die Gummimatte habe nehmen wollen, habe er *wie ein Satan getan*. Dennoch hat ihm die Mutter im Alter von zwei bis drei Jahren seine Gummiunterlage weggenommen und halbiert, wonach bei dem Patienten eine *ständige Suche* nach dieser geliebten Gummiunterlage zu verzeichnen war. Die Mutter hatte den intensiven Wunsch, ein Mädchen zu gebären. Im Patienten verblieb ein tiefes Gefühl von Ohnmacht. Er spielte nur mit Mädchen und fand kaum Anschluss an Knaben. Denn er wurde von diesen grausam gefoppt und galt als Prügelknabe. Zwischen zehn und elf Jahren wurde er wegen einer Lungentuberkulose in einem Kinderheim untergebracht. Dort zeigte er ein übermäßiges Interesse an nackten Mädchen und war beglückt, dass alle Kinder Gummiunterlagen im Bett hatten. Seine Erregung und damit die Fixierung an diesem Gegenstand vermochte er triumphal vor allen zu verbergen. Die Gummimatte bekam den Reiz des Geheimnisvollen. Mit zwölf Jahren machte er eine Appendektomie durch. Es wurden leichte Rezidive der Tuberkulose festgestellt und der Patient hatte Angst vor dem bevorstehenden Militärdienst. Die intensive Abhängigkeit von der Mutter bestand weiterhin. Die Mutter war sehr effektiv mit zahllosen Sexualeinschüchterungen. Der Patient, nicht aufgeklärt, war bei den ersten Pollutionen fassungslos. Zunehmend zog er sich in ein Solitaire-Dasein zurück. Erste Beziehungen wurden von der Mutter hintertrieben. Als der Patient zum ersten Mal mit Präservativen in Kontakt kam, vermochte er diese zum Teil anstelle von Gummiunterlagen zu gebrauchen. Er träumte von reichem Erbe und der Möglichkeit, ein großer Mäzen werden zu können. Aber eine gläserne Mauer habe ihn umgeben.

26-jährig war er neun Monate bei einem erfahrenen Psychotherapeuten in Behandlung, erzählte aber nichts von der Gummiunterlage oder von Kondomen. In dieser Zeit lernte er eine Studentin kennen, die ihn aus der Einsamkeit erlöste, bemerkte an sich aber eine starke Tendenz, diese Freundin seelisch zu quälen. Nach der Auflösung der Beziehung machte er sie intrapsychisch zur verlorenen und nichtwiederfindbaren »Ideal-Frau«. Dennoch fand er eine neue Freundin. Legte er sich aber mit ihr ins Bett, so schlief er sofort ein.

Der Patient betrachtete seinen Analytiker als »hilfreichen Kellner«. Er verhielt sich extrem passiv, sprach lange von seiner Abhängigkeit von der Mutter. Sie betrachtete vorehelichen Verkehr als schwere Sünde und sehr schmutzig. Auch das Romane-Lesen beurteilte sie als unseriös.

Von den weiblichen Genitalorganen wie Vagina, Uterus und den Vorgängen bei der Menstruation hatte er überhaupt keine Vorstellung. Der Unterleib einer Frau galt ihm als kloakenhafte Höhle. Mitscherlich gab dem Patienten einmal einen anatomischen Atlas mit. Dies nützte gar nichts. Der Patient sei beim Betrachten des Atlas in seltsame Zustände von Abwesenheit versunken. In der Realität wagte er nicht, das Genitale einer Frau zu betrachten, sein Penis schnurrte sofort zusammen. Seine Impotenz war durch eine große Geschlechtsunsicherheit mitbedingt.

Der Patient berichtete einen *Traum*: *Ein Mädchen springt im Keller herum, klagt, sie trage ein Kind in sich, das mit einem Zipfel aus ihrem Leib herausrage. Dieser Zipfel müsse abgeschnitten werden. Das Mädchen verschwindet, der Patient schneidet sich im Traum mit der Nagelschere der Mutter Haut vom Zeigefinger ab.* Mehr und mehr beginnt er, exzessiv grausamen Fantasien nachzuhängen.

Bei einer Auktion entdeckt er zufällig eine weißlich-graue Gummiunterlage, erwirbt sie und kann sich danach nicht vorstellen, dass von einer Frau eine größere Wirkung hätte ausgehen können als vom Anblick dieses Gummistücks. Es wäre das Maximum an Wollust, mit diesem weißen Gummi neben einer Frau zu liegen.

Die Identifizierung mit der Mutter wird immer wieder durchgearbeitet. »Jedem aktiveren Eindringen in das Gefüge seiner Abwehrhaltungen, jeder Interpretation seines Verhaltens entzieht er sich zuerst durch stumpfes Schweigen, ein Versiegen jeder Aufmerksamkeit und Konzentration.« Der Patient will unbewusst die Zustimmung des Analytikers für all das, was er diesem anbietet. Mitscherlich beurteilte das Ich des Patienten: Es ist »noch tief in einer Welt der Allmacht der Gedanken beheimatet«. Es muss »in jeder späteren biologischen Reifungsstufe eine neue Ebene der Realität aufgeben oder deformieren, weil es die allerfrühesten Begegnungen nicht zu bewältigen vermochte«. Der Patient entwickelte heftigste phobische Gegenbesetzungen. Der Fetisch wurde immer deutlicher ein Muttterersatz, ein Ersatz für eine nicht existente, frustrierende, den Ehemann verabscheuende, das Kind ablehnende und sofort abstillende Mutter, die sich ein Mädchen und keinen Knaben gewünscht hatte.

Immer mehr stellte sich eine Sehnsucht nach einer archaischen Befriedigung von Regungen ein, die aus selbstständig gebliebenen Partialtrieben stammten. Eine Wertewelt außerhalb der eigenen existierte für den Patienten nicht. Der Analytiker sollte ihm in allem dienlich sein. Beide kamen zu der Ansicht, dass sich im Kern seiner Neurose noch nicht viel geändert hatte.

Nach einer *zehnmonatigen Unterbrechung,* die aufgrund der Abwesenheit des Analytikers zustande gekommen war und in welcher der Patient viele Aufzeichnungen gemacht hatte, ging die Analyse weiter. Noch immer fetischisierte der Patient die Frauen, »um nicht dem Nicht-Vorhergesehenen begegnen zu müssen«.

Immer wieder hob der Patient den Vorzug eines Fetischs hervor, nämlich dass dieser von den Anderen in seiner Bedeutung nicht erkannt werde, und er den Fetisch ganz für sich allein als Lustobjekt besitze.

In einem Traum überrascht der Patient die Mutter beim Ankleiden, sieht ihre Brüste, findet sie schön, regrediert aus Furcht vor dem Eingeständnis der Penislosigkeit der Frau aber sofort recht massiv. »Er kehrte im Sinne des Wiederholungszwangs an den Tatort erster traumatisierender Frustrierung zurück.« Allmählich dämmert dem Patienten, dass der Fetisch eine symbolische Äquivalenz mit einer frühen Mutter, die alles gewährt, darstellen könnte. Die Sexualneugier bleibt infantil total gehemmt, und der Patient versucht nun zunehmend, auf homosexuelle Lösungen auszuweichen, wie sich in der Übertragung zeigt. Immer wieder aber tauchen im Zwischenfeld von phobischer Vermeidung und Entwicklungsbewegungen Probierfantasien auf. Der Patient bekommt erste Zweifel über »seine narzisstische Allmacht«, besonders wenn er sich seiner Verachtung von Anderen bewusst wird.

Mitscherlich macht »provozierende Verhaltensdeutungen«, auf die der Patient empört und ärgerlich reagiert (z. B., was geschähe, wenn er seine schönste Unterlage herschenken würde).

In einem weiteren *Traum* befindet sich der Patient in seiner Heimatstadt. Er trifft auf einen Sarg mit einer nicht sichtbaren, männlichen Leiche darin. Der Sargdeckel soll geruchsundurchlässig gemacht werden. Der Patient hat Angst vor dem Leichengeruch. Er merkt an: »Ich weiß, die tote Vergangenheit!« Mitscherlich interpretiert: Der Widerstand habe die Darstellung durch das Gegenteil gewählt. Der geruchsundurchlässige Sargdeckel soll den Patienten vor der präparierten Vergangenheit und ihren Schrecknissen schützen. Diese Deutung bringt den Patienten aber wieder an den Rand des Verschwindens aller Gefühle, in einen stuporartigen Zustand wie bei Behandlungsbeginn.

Die *Analität* tritt in den Vordergrund mit einer koprophilen Riech-Lust und einem Lust-Ekel. »Sadistische Antriebe und Fantasien durchbrechen mit eruptiver Gewalt die Verdrängungsschranke.« Der Patient identifiziert sich mit einem Lagerkommandanten in einem Konzentrationslager. Es würde mir »wohlgefallen, ledige junge Mädchen zu vergasen«. Die Idealgeliebte würde er ausnehmen, aber sie durch die Qualen der anderen tödlich quälen. Statt Morden geht es ihm um ganz elendiges *Quälen*, »das hätte ich gerne gemacht«. Solche Fantasien ergießen sich in breitem Strom über Monate durch die Behandlung. Der Patient zeigt keinerlei ethische Gegeneinstellung. »Ein neuer Allmachtseinbruch lässt diese anal-sadistischen Aggressionen gleich erratischen Blöcken im Ich unbearbeitet liegen. Die zärtliche Gefühlsbeziehung zum Fetisch ist erloschen.« Er identifiziert sich mit dem verachteten und gehassten Vater. »Dann hätte ich die Mutter ganz allein für mich.«

Es folgen Erinnerungen aus dem 3. bis 4. Lebensjahr, bei denen es darum ging, den Fetisch zu verschleißen, ihn im Wasser verwesen zu sehen, in ihn hineinzubeißen, an ihm zu zerren, ihn zu quetschen, kurz, ihn zu quälen.

Die *sadistischen Impulse* manifestieren sich nun sehr stark in der Übertragung. Der Patient irrt durch die Stadt, um sich eine Pistole zu kaufen, mit der er den Analytiker erschießen könnte. Einzig, dass man seine Erregung wahrnehmen könnte, hindert ihn, diesen Wunsch zu verwirklichen. Aber er malt sich aus, wie der Analytiker auf den Knien vor ihm winseln und um sein Leben betteln würde. Mitscherlich hört sich diese Assoziation schweigend an. Dann wird der Patient »plötzlich, zum ersten und einzigen Mal, von heftigem Schluchzen geschüttelt und weint hemmungslos«. Er finde sich erbärmlich, denn der Analytiker habe ihm ja nichts zuleide getan, sei nur gütig gewesen. Die wertfreie Haltung des Analytikers habe eine archaische Übertragung auf die gute Mutter ermöglicht, fügt Mitscherlich an. Jede Deutung, die dem Patienten aber die Realität vor Augen stellte, weckte alte Traumatisierungen, »die ihm von der unglücklich geliebten realen Mutter zugefügt worden waren«. Patient: »Das Bedürfnis zu quälen entspringt bei mir immer erst einem Gefühl der Veränderung.« Er besucht Vorlesungen über Analsadismus – und schläft dabei ein!

In einem weiteren *Traum* erlebt er folgendes: Er hat eine Höhle am eigenen Fuss, aus welcher Würmer kriechen. Er möchte diese Wunde reinigen, entfernt die Würmer, die sich noch bewegen, findet dabei zu einer riesigen Wunde, in welcher noch Stücke von fauligem Fleisch liegen, die er entfernt. Dann ist die Wunde ganz sauber, spiegelblank und von einer neuen feinen Haut überspannt. Der Fuss ist von der Krankheit fast völlig ausgehöhlt, von Tuberkulose zerfressen. »Ob er mich noch tragen wird? Das scheint der Fall zu sein, obwohl es mit dem Verstand nicht zu begreifen ist!«

Aggression bricht in der Art der *magischen Allmachtsfantasien* hervor. Die prä-ödipale Kastrationsgefahr ist nicht weniger bedrohlich als die ödipale. Ein Übergang vom »Positiv« der Perversion zum »Negativ«, dem Leiden an der manifesten Neurose – also die Schwergewichtsverschiebung vom Fetischismus zur Impotenz –, beginnt sich abzuzeichnen. In kurzen Momenten kann er die Frau als ein anderes Wesen anerkennen, nicht als ein verändertes. Der Hass zentriert sich jetzt auf den Fetisch: Er reißt kleine Enden ab, zerfetzt den Gummi in 1.000 Stücke, will ihn zertrampeln, in Schwefelsäure auflösen. Aber mit Reststückchen onaniert er weiter.

»Solange er im animalischen Denken verweilte, konnte er am gleichen Objekt das Gegensatzpaar von Liebe und Hass unvermischt nebeneinander ausleben.« Immer wieder fand er zu einer regressiven Zuflucht mit einer Orgie unvermischter, ungehemmter sadistischer Befriedigung.

Der Patient lernt eine *neue Freundin* kennen, die bisexuell oder lesbisch ist. Sie drängt auf sexuelle Erfüllung und leidet aufs Tiefste an der Impotenz des Patienten. Der Patient hat Zärtlichkeitsausbrüche, bei denen er die Frau beißt, ihr Quetschmale am schmalen Hals beibringt, sie mit Bärenkräften fast zerquetscht: »[...] wenn ich in Erregung kam, hätte ich ihr den Hals umdrehen können.« Nach einigen Vorwärtsbewegungen zieht er sich immer wieder auf neue Abwehrlinien zurück.

Mitscherlich hält fest, dass die Analyse zumindest imstande war, einen der Abwehrvorgänge, nämlich die Isolierung, zu lockern. Wohl verleugnet der Patient nicht mehr so heftig, aber das phobisch gemiedene Gebiet libidinös zu besetzen, sei nicht gelungen. Heilung sei vom Ich wie eine neue Gefahr behandelt worden. Die genitale Anästhesie blieb unverändert. Statt des Spiels mit dem Fetisch spielte der Patient nun vermehrt mit homosexuellen Fantasien.

»So entwickelte sich die Analyse in seinen Augen zu einem ›riesen Verlustgeschäft‹: nämlich Gummi aufgeben und dafür keine neuen Lustgewinne erhalten. Fehlspekulation! Er erlebte die fordernde Nähe seiner Freundin, wie wenn sich Bleigewichte auf ihn gelegt hätten. Aber er fühlte, dass er nicht mehr in die animistische Naivität des Fetischspiels zurückkonnte« – allerdings auch nicht weiter vorwärts. »Zwischen dem ›Anspruch des Triebes und dem Einspruch der Realität‹ bleibt es bei der infantilen Simultanität, beides zu tun und zu lassen, ohne daß es gelungen wäre, Realität und Trieberregung in einen echten Kontakt und wechselseitige Beeinflussung zu bringen.« (Freud, 1938, S. 59)

Ein Riss im Ich, d. h. eine Ich-Spaltung, sollte dazu dienen, der imaginierten Gleichzeitigkeit widersprüchlicher Forderungen von Innen- und Außenwelt zu genügen. Das ging aber nur, wenn er weiterhin zuließ, dass eine magisch-fantastische Reaktionsweise ihn von den Hauptgebieten des Lebens abdrängte. Ob er in der weiteren Zukunft beim Verlust, d. h. dem Tod des Fetischs, bleiben würde oder den Riss heilen könnte, bleibe unklar.

Die ersten Erinnerungen an das Auftreten des Fetischs sind Deckerinnerungen. Sie führen zu untergegangenen, vergessenen, prägenitalen Stadien der Entwicklung. Diese sind, da prozedural gespeichert, auch gar nicht direkt erinnerbar, sondern dringen meist nur in Form von Handlungen auf die Bühne des Geschehens. Alles, hält Mitscherlich fest, »verweist auf allerfrüheste Unlust-Lusterfahrungen, die nicht allein zwischen Hunger und Sättigung sich bewegen, sondern zu denen ›Nähe‹, ›Wärme‹, also eine Reihe von Hautsensationen gehören (vielleicht auch Geruch).« Es vollzieht sich eine »Suche nach einer frühesten partial-triebhaften Lustquelle selbst«. Nur ein »Primitivzustand des Ichs erlaubt dann unter anderem auch die Fortdauer einer animistischen Besiedelung des Fetischs«. Er ist das Einzige, was aus der Katastrophe der Ich-Triebe in der analen Trotzphase gerettet wurde, ein »symbolischer Repräsentant für das wichtigste Stück der früh-infantilen Realität«. Der Fetisch ist den Allmachtsfantasien so gefügig, dass eine Vergeschwisterung von Aggressivität mit Omnipotenz möglich erscheint.

»Als die Analyse den Panzer aufzubrechen begann, brachen die aggressiven Wünsche mit großer Macht hervor, und ihr Ziel konnte kein anderes sein, als das Objekt zu finden, das die früheste Frustrierung gesetzt und lebenslang unterhalten hat.« Der Patient verharrte in einer »Phase tiefer, unbewusst verlaufender Trauer über den Untergang der Omnipotenz und ihres Idols«. In einem *Traum* weiß er nicht, ob ihm, der seiner eigenen Geburt beiwohnt, oder der Mutter der Leib aufgeschnitten wird, um ihn aus der gefährlichen Eingeschlossenheit zu befreien.

Wollte man diesen Bericht kommentieren, so ließe sich festhalten: Es bestanden zu jener Zeit nur geringe Kenntnisse über die sogenannten Primärvorgänge (z. B. primäre Symbolisierung). Der Fetisch wurde nur als Abwehr von infantilem Schmerz konzipiert. Der Fetisch wurde kaum als ein kreatives, selbstgeschaffenes Objekt gesehen. Das Konzept der pathologischen infantilen primären Trauer (Racamier) war noch nicht bekannt. Depression wurde als Abwehr konzipiert.

Es wurde sehr deutlich, dass der Fetisch oder irgendein anderer pervertierender Inhalt nie ganz aufgegeben wird. Es kommt nur zu einer Omnipotenzreduktion. Dennoch hielt Mitscherlich an einer deutlichen Verbesserung der Beziehungsfähigkeit fest.

Der Prozess war limitiert durch:

- die Bereitschaft des Patienten, seelischen Schmerz auszuhalten, und
- die Persönlichkeit des Analytikers, zuerst den Hass und dann den Schmerz zu ertragen (wenn er sich in der Übertragung in der Position der frühinfantil frustrierenden Mutter befand).

Ein Fall von Betty Joseph

Bei der Untersuchung der Abwehrorganisation eines Patienten mit einem Gummifetischismus hob Joseph (1994 [1971]) in einer eindrücklichen Falldarstellung aus den Interaktionen einer Sitzung hervor, wie dieser verschiedene Selbstanteile abspaltete und in verschiedene Personen seiner Umgebung, inklusive seiner Analytikerin, deponierte. Die Art und Weise, wie der Patient sein Material vorbrachte, war sehr aufschlussreich. Er zwang die Analytikerin als Übertragungsmanifestation pervertierender Mechanismen, an verschiedenen Inszenierungen innerhalb der Analyse teilzuhaben, was ihn selbst entweder in einen bestimmten emotionalen Zustand versetzte oder die Analytikerin durch Druck zu einem spezifischen Verhalten veranlassen sollte. Joseph ging davon aus, dass dies dazu dienen sollte, einem unerträglichen Schmerz zu entgehen und das bisher vom Patienten erarbeitete Gleichgewicht zu erhalten. Die Angst des Patienten, die Analytikerin in fetischistische Aktivitäten zu verstricken, war gleich groß wie sein Wunsch danach.

Ein Fall von Thomas Ogden (1999)

Ogden hielt fest, die Analyse von Perversionen bestehe nicht einfach aus dem Dekodieren und Interpretieren von unbewussten Fantasien, Ängsten und Abwehren. Sie umfasst im Wesentlichen das Verstehen und Interpretieren von Übertragungsphänomenen, welche durch die pervertierende Welt des Patienten strukturiert worden sind. Dies bedeutet notwendigerweise ein *Analysieren der pervertierenden Übertragung/Gegenübertragung*. Hierzu muss sich der Analytiker gestatten, in die pervertierende Szenerie einzutreten und imstande sein, eigene, diesbezügliche Erfahrungen zu machen und sie beschreiben zu können. Im Zentrum geht es um die Erfahrung eines psychischen *Tot-Werdens oder Tot-Seins.*

Das Totgemachte zeigt sich in der Leere und Plattheit des analytischen Diskurses. Der Patient versucht, das Abgetötete durch etwas Illusionäres zu ersetzen, das den Eindruck von Lebendigkeit erwecken soll. Die pervertierende Szenerie wird im Beziehungsfeld zwischen dem pervertierenden Patienten und dem Analytiker aufgebaut, und zwar mit dem Ziel, psychisches Tot-Sein zu vermeiden und die Leere des Dialogs zu vertuschen. Dieser pervertierende Dialog kann als das Subjekt der Analyse beschrieben werden.

Die Pervertierung der Übertragungs-/Gegenübertragungsabläufe kommt bis zu einem gewissen Grad in jeder Analyse zustande. Sie stellt den Hintergrund der Szenerie dar, die im Vordergrund eine gut verkleidete sexuelle Erregung umfasst. Zwanghaft wird versucht, eine Erfahrung herzustellen, welche verkleidet, unkenntlich macht und als Substitut für das Fehlen eines Gefühls von Lebendig-Sein steht. So werden *Neo-Sexualitäten gebildet, um dem Selbst eine Struktur zu geben.* Sie werden aber als fragmentär, abwehrend und als nicht real empfunden. Alle diese Anstrengungen basieren auf omnipotenten Wünschen. Die pervertierende Erregung stellt eine Attacke dar auf die Fähigkeit des Analytikers und des Analysanden zu denken.

Eine Patientin von Ogden entwickelte ein bemerkenswertes Talent, interessante Geschichten zu erzählen, die aber nur als Substitute für spontanes, kreatives Denken zu verstehen waren. Viel wichtiger war, dass sie, sexuell erregt, heimlich den Analytiker beobachtete, wie dieser sie beobachtete. Ihre pervertierenden Abwehren waren ihr von unschätzbarem Dienst, um sie vor der Erfahrung von Tot-Sein, die ihr unerträglich erschien, zu schützen. Jahrzehntelang empfand sie ein unwiderstehliches Bedürfnis, jedermann dazu zu bringen, sie als mysteriös und sexy zu empfinden. Auf diese Art und Weise war sie nie allein. Aber sie war praktisch unfähig, zu denken, mit sich selbst zu sprechen oder mit irgendjemanden einen relevanten Dialog über das zu führen, was in ihr ablief. Dabei war ihre Muskelspannung stets extrem erhöht, und sie litt unter verschiedensten psychosomatischen Erscheinungen. Diese ganzen Abläufe waren von Scham und Stolz zugleich durchtränkt. Tat sie das nicht, so hatte sie das Gefühl, aufzuhören, jemand zu sein. Oft erlebte sie eine totale Konfusion darüber, nicht zu wissen, zu wem ihre Wünsche und ihr Begehren eigentlich gehörten. Ihre angebliche Macht verdeckte ein unbewusstes Gefühl von Ohnmacht, eigene Gedanken denken und eigene Gefühle haben zu können. Obwohl sie sehr viele sexuelle Erlebnisse hatte, fühlte sie sich durch Sexualität völlig gelangweilt.

Die Welt der Patientin war gekennzeichnet durch eine seltsame Mischung von grandiosen Fantasien, Selbsttäuschung und der Vorstellung einer pervertierten Urszene. In der letzten Fantasie war die Patientin, durch Identifizierung mit verschiedensten Figuren, Teil des elterlichen Koitus. Sie spielte gleichsam eine Erwachsene. Verleugnung, Abspaltung und Projektion waren die Abwehren des neidischen, ausgeschlossenen, neugierigen und sexuell aufgeweckten, aber sich selbst täuschenden Kleinkindes. Die elterliche Urszene wirkte wie eigentlich tot. Die Sexualisierung stellte einen Abwehrakt gegen dieses Tot-Sein dar. Generationen- und Rollen-Unterschiede wurden verleugnet. Der analytische Prozess oszillierte zwischen Ehrlichkeit und Enttäuschung, Intimität und Manipulation sowie Authentizität und Vortäuschung.

Ein basales Gefühl innerlichen Tot-Seins, d.h. eines Fehlens von Lebendigkeit, kennzeichnete die Struktur dieser pervertierenden Innenwelt. Unterschiedlichste Fantasien gruppierten sich um die Vorstellung, dass das sexuelle Zusammensein der Eltern der Ort des Lebens sei und dass der einzige Weg, um zu dieser Lebendigkeit zu gelangen, ein Sich-Einbringen in den elterlichen Koitus wäre. Gleichzeitig bestand aber auch eine Kenntnis des Ausgeschlossen-Seins. So wurde die Urszene zur erhofften Lebensquelle und zum erlebten Ort eines Tot-Seins. Dies war verknüpft mit dem Gefühl, es gebe keine Hoffnung, je wirkliche Lebendigkeit in der inneren Welt und den Beziehungen zu den äußeren Objekten zu erreichen. Dennoch wurde aus der Leere heraus immer wieder – als Substitut für eigenes Lebendig-Sein und zur Abwehr der inneren Lüge – sexuelle Erregung geschaffen. Die Patientin vermochte ihre Umwelt immer wieder und zwanghaft in die Inszenierungen eines lebendigen elterlichen Koitus einzubeziehen. Neben dieser Selbsttäuschung schwang allerdings stets die Kenntnis mit, dass dies nicht möglich sei. Dennoch versuchte sie es immer wieder und mit immer gefährlicheren Mitteln. Sie musste deshalb außerhalb des Gesetzes stehen, das Gefühl haben, nichts zu verlieren und über eine unbegrenzte Omnipotenz zu verfügen.

Bei der gesunden Entwicklung erlebt sich ein Mensch als lebendig, wenn er das elterliche Zusammensein in der Urszene als lebendig und kreativ zu besetzen vermag. Dann werden Gedanken, Gefühle, Empfindungen oder Beziehungen von Leben erfüllt. Die Pervertierung dieses Ablaufes bewirkt einen endlosen, vergeblichen

Versuch, Lebendigkeit aus einer Urszene zu beziehen, die als tot empfunden wird. Tot-Gemachtes soll dauernd in Lebendiges umgeformt werden, obwohl gleichzeitig eine Wahrnehmung davon besteht, aus der Urszene ausgeschlossen zu sein, die gerade deswegen als lieblos, leblos und nicht kreativ vorgestellt wird. Es handelt sich um Bewegungen an der Grenze von Leben und Tod mit dem Versuch, Lebendigkeit aus dem Toten zu extrahieren und die Lüge als Substitut für echtes Leben zu gebrauchen. Der Flirt mit der Gefahr entspricht einem Versuch, die Urszene mit Leben zu füllen, obwohl sie gleichzeitig als tot empfunden wird. Eigenes Begehren wird mit dem Begehren von Anderen in konfuser Form zusammengebracht, sodass schließlich nicht mehr entscheidbar ist, was von einem selbst und was vom Gegenüber kommt. Dieses Konvolut setzt sich in die Übertragungs-/Gegenübertragungsbewegungen um. Der Analytiker wird in einen Dialog einbezogen, der als lebendig und real empfunden und gleichzeitig auch als tot vorgestellt wird. Lüge wird durchsetzt mit Erregung, die Totes lebendig machen soll.

Das Pervertierende und seine Folgen

Der Begriff »die Perversionen« scheint dem komplexen Sachverhalt, den er umfassen soll, nicht mehr angemessen. Unter einem entwicklungspsychologischen Gesichtspunkt erweist es sich als sinnvoll, die Mechanismen, die im psychoanalytischen Prozess bei den »Perversionen« häufig in Erscheinung treten, etwas deutlicher zu erfassen. Es hat sich uns als nützlich erwiesen, ihre Gesamtheit »pervertierende Mechanismen« zu nennen. Auf verschiedenen Stufen der Entwicklung des Ichs treten sie – klinisch z.T. beobachtbar, z.T. kaum erfassbar – in unterschiedlicher Form in Erscheinung. Die von Freud beschriebenen »polymorph-perversen Phänomene der Kindheit«, die während der Adoleszenz üblicherweise verschwinden, entsprechen einem Strang psychopathologisch kaum relevanter Erscheinungen. Hingegen existiert wahrscheinlich ein ganz anderer Strang, bei welchem eine spezifische Form pervertierender Aktivitäten bereits in frühester Kindheit in Erscheinung tritt (z.B. die infantile Anorexie, Regurgitationen, Gedeihstörungen, Kopf-Aufschlagen, Trichotillomanie, Schreikinder u.v.a.m.; vgl. Bürgin & Steck, 2019), die zum Überleben des Ichs ausgebildet wurden. Hier spielen die Omnipotenz, das magische Denken und Umleitungen von Triebaktivitäten eine vordringlichste Rolle. Ihre definitive Form erhalten pervertierende Mechanismen erst in oder nach der Adoleszenz.

Nahrungsaufnahme dient dem Überleben. Wird der Triebimpuls pervertiert, d.h. ins Gegenteil verkehrt, und entsteht statt Hunger nach Aufnehmen von Nahrung und Wahrnehmungen, z.B. eine frühkindliche Anorexie, so führt diese unbehandelt zum Tode. Bei der Regurgitation gelingt es, gerade nur so viel Nahrungsbrei zu regurgitieren, dass dieser bis in die Mundhöhle steigt, aber sie nicht verlässt. Nahrung wird für ein masturbatorisches Spiel gebraucht, weniger zur Ernährung. Die Gedeihstörung mit ihrer systematischen Ablehnung der Nahrungsaufnahme von bestimmten Personen, v.a. der Mutter, mit massivem Gewichtsverlust bis zur Dystrophie, kehrt Nahrungsaufnahme in Nahrungsverweigerung um. Der Kopf schließlich sollte durch Selbstfürsorge geschützt und nicht hart angeschlagen werden, was meistens wahrscheinlich der Selbstwahrnehmung dient. Auch die Behaarung dient dem Schutz der Haut. Wird sie ausgerissen, wird ein Teil des Schutzes entfernt. Das Schreien als eine zentrale averbale Mitteilung verlangt gleichsam nach Hilfe aus der Außenwelt, um eine unliebsame Empfindung loszuwerden, führt aber ohne angemessene »Antwort« oft zu Hilflosigkeit und noch mehr Verzweiflung.

Diese komplexen, szenischen Schutzmechanismen retten also das Ich/Selbst von einem Zusammenbruch, greifen auf Eigeneaktivitäten zurück, mit welchen sich das Subjekt etwas Entlastung verschaffen kann. Aber sie beanspruchen auch einen Funktionsbereich, der nicht aufgegeben wird und der im Verlaufe der Entwicklung nur noch mehr oder weniger gut (oder gar nicht) verändert werden kann. Ab einer gewissen Chronifizierung unterliegen sie – ebenso wie andere Teile der Innenwelt – auch einem Entwicklungsimpuls und werden phasenspezifisch transformiert, erhalten eine andere phänotypische Form, zum letzten Mal und in definitiver Manier in der Adoleszenz.

Oft müssen diese Entwicklungen im analytischen Prozess in Kleinarbeit zurückverfolgt und rekonstruiert werden, da keine genaueren Informationen über objektive Fakten vorliegen und die prozedural gespeicherten Inhalte zudem auch nicht in der Erinnerung evoziert werden können. Aber die Umsetzung in Handlung, d.h. in die mit der Übertragung verknüpfen Interaktionen, ermöglicht es vielfach, eine immer deutlicher werdende Skizze herzustellen.

Vielleicht müsste auch von *geistiger Pervertierung* gesprochen werden, wenn von einem Menschen die gemeinsam geteilte Realität derartig aufgekündigt wird, dass eine Verkehrung der Realität ins Gegenteil und damit eine völlig Realitätsverzerrung zu Stande kommt. Die Pervertierung besteht hier in der unilateralen Ausübung von Macht, einer sadistischen Vernichtung von jeglichem Nicht-Ich. Jede *autoritäre Führung* ist einer solchen Haltung erlegen, einerseits, was die geschichtlichen Fakten angeht, andererseits, wie die gegenwärtige Situation dargestellt wird. (Der Angreifer bezeichnet sich z.B. als der Angegriffene.) Das *totalitäre Gremium* nimmt sich die Macht heraus, festzulegen, welches Narrativ stimmt, d.h. was alle anderen Menschen zu glauben haben und sich zu eigen machen müssen, und verfügt damit über die Definitionshoheit von Worten, Sprache, Begriffen und dem szenischen Verständnis. Der Nationalsozialismus des Dritten Reichs damals oder die Putin umgebende Führungsgruppe im Russland unserer Zeit bilden einfache Beispiele zu dieser These. Eine solche nur top-down ausgerichtete, autoritäre Führung mit heftigem Propagandadruck entwickelt keinerlei Toleranz für andere Sicht- und Verständnisweisen; sondern versucht, diese rasch und radikal zu eliminieren, »auszumerzen«, einfacher gesagt: zu töten, nicht existent zu machen.

Die Wurzeln der pervertierenden Mechanismen liegen im unzugänglichen Präödipalen mit seinen primitiven Strukturierungen, seinem primärprozesshaften Denken und Konzeptualisieren sowie seinen archaischen Objektbeziehungen. Die entsprechenden Inhalte werden zu einer ungewöhnlichen Triebabfuhr gebracht. Sie wurden – eine Folge von einer in der Interaktion nicht erfolgten, schmerzlichen Triebbefriedigung – als Notfallmechanismen zum Überleben entwickelt. Statt eines lebendigen, eigenständigen Gegenübers wird partiell ein Gegenstand gewählt, der unter der absoluten Kontrolle des Subjekts steht. Archaische, nicht der sekundärprozesshaften Logik entsprechende Zusammenhänge werden mit der omnipotenten Funktionsart gebildet. Alles drängt auf Abfuhr durch die Motorik, aber das Handeln ist noch kaum symbolisiert. Eine frühinfantile Rage durch Kränkung des primären Narzissmus vermengt sich mit libidinösen, erotischen Strebungen zu vielfältigen Ausgestaltungen. Manchmal werden diese im Verhalten des Säuglings/Kleinkindes sichtbar, manchmal aber auch nicht oder nur in ungewöhnlichen, körperlichen Erscheinungen.

Auf dem Weg zu einer ödipalen Entwicklung (d. h. zu Repräsentanzen von ganzen Objekten, zur Sprache, zu viel reiferen Emotionen und Abwehren und schließlich auch zu einem viel kompetenteren Ich) erfolgen Veränderungen, die zur Auflösung der präödipalen Mechanismen, d. h. ihrem Ersatz durch geeignetere Strukturen, Anlass geben. Das Polymorph-Perverse tritt dabei entweder in den Hintergrund oder es entsteht eine komplexere, szenische Figur, die von den ödipalen Kräften differenzierter ausgearbeitet wird, die z. B. symbolische Qualitäten zugesprochen erhält und in neue Vernetzungen eingebettet wird.

Die entsprechenden Funktionen sind geformter, die Triebstränge und die Omnipotenz aber bleiben weiterhin führend. Kleine Besonderheiten im Verhalten und in den interpersonalen Beziehungen, z. B. in der Emotionalität oder in den Ängsten, lassen ev. Rückschlüsse auf das intrapsychische Geschehen zu.

Die Monosex-Theorien, die durchlässigen oder fehlenden Generationengrenzen und die infantilen Konzepte über einen reversiblen Tod weisen auf eine hohe Aktivität von Verleugnung hin. Die Fantasie von »Ich bin und kann alles« mag zu solchen Funktionsstrukturen Anlass geben (Beginn einer *pervertierenden Organisation*).

Natürlich verändern sich im Verlaufe der Entwicklung die Konzepte über Sein oder Nicht-Sein an der Oberfläche des Phänotypischen der pervertierenden Mechanismen und der Szenerien. Die Fähigkeit, einen unbelebten Gegenstand im Übergangsraum mit den Attributen eines lebendigen Gegenübers auszustatten, ermöglicht aber weiterhin dort ein Überleben, wo sonst möglicherweise nur noch Nicht-Sein zu stehen droht.

Selbsterhaltung ist an äußere Objekte gekoppelt; infantile Sexualität ernährt sich in erster Linie von Fantasien. Beim Zeitpunkt, an welchem sexuelle und Selbsterhaltungstriebe sich voneinander abzugrenzen beginnen, ist es unumgänglich, die Fantasien über die Ursprünge von den Ursprüngen der Fantasie zu trennen.

Entspricht die Fantasie jeweils der imaginären Niederschrift und damit der primären Zielrichtung eines Triebes, der objektgerichtet ist? Der Trieb erfasst das Objekt, das eine mögliche Befriedigung anbietet, er weist in seiner Struktur somit eine Intentionalität auf und ist seiner Natur nach beziehungsausgerichtet. »Das biologische Subjekt findet seine direkte Fortsetzung im Subjekt der Fantasie.« (Laplanche & Pontalis, 2023, S. 55) Dennoch können in der Innenwelt eines Individuums Fantasien mit entgegengesetzten Zielrichtungen nebeneinander existieren.

Urfantasien entsprechen einer a priori-Kategorie des menschlichen Erlebens, die hereditär weitergegeben werden und unsere Erfahrungen strukturieren. Laplanche nennt sie »narrative Schemata«, die kulturell an die nächste Generation weitergegeben werden, »um die rätselhaften Botschaften des erwachsenen Anderen besser übersetzen zu können« (Hock, in: Laplanche & Pontalis, 2023, S. 10). Möglicherweise entsprechen sie auch den »Präkonzeptionen« von Bion. Urfantasien beziehen sich auf die Ursprünge. Sie bieten in mythologisch-szenischer, imaginärer Form Lösungsstrukturen für die großen Rätsel der Menschheit an. Einerseits geht es um die Existenz des Individuums, andererseits um die Verführungskraft, die beim Auftauchen der Sexualität spürbar wird, d. h. wenn diese in die Wahrnehmung des Säuglings tritt. Urfantasien koexistieren neben frühen, ödipalen und adoleszentären Triangularitäten.

Zu den Urfantasien zählen die »Einbildungen«, die in den analytischen Prozessen bei vielen Menschen als »typische Fantasien« zu finden sind. Sie folgen vorgängigen Schemata, die als Organisatoren wirksam sind. Es handelt sich um etwas Imaginäres, »das sein Organisationsprinzip nicht in sich selbst enthält« (ebd., S. 40), das über eine dem Subjekt selbst nicht zugängliche Prästruktur verfügt.

Möglicherweise können zwischen *hereditären Schemata* und *individuellen Erfahrungen* Diskrepanzen entstehen, die psychische Konflikte nach sich ziehen.

> »Wo die Erlebnisse sich dem hereditären Schema nicht fügen, kommt es zu einer Umarbeitung derselben in der Fantasie. [...] Wir können oft bemerken, dass das Schema über das individuelle

> Erleben siegt. [...] Die Widersprüche des Erlebens gegen das Schema scheinen den infantilen Konflikten reichlich Stoff zuzuführen.« (Freud, 1918, S. 155)

Was meint der Terminus *Einbildung*? Sind die Bilderwelt der Tagträume und die dauerhaften, die Psyche strukturierenden, unbewussten Fantasien dasselbe? Die innere Welt neigt zur Befriedigung durch Illusionen. Die äußere Welt drängt dem Subjekt vermittels des Wahrnehmungssystems zunehmend das Realitätsprinzip auf. Vom Realitätsprinzip aber freigehalten bleibt eine Art des Denkens, die allein dem Lustprinzip unterworfen bleibt. Dies ist das Fantasieren (Freud, 1911).

> »Die klar bewussten Fantasien der Perversen, die unter günstigen Umständen in Veranstaltungen umgesetzt werden, die in feindlichem Sinne auf andere projizierten Wahnbefürchtungen der Paranoiker und die unbewussten Fantasien der Hysteriker, die man durch Psychoanalyse hinter ihren Symptomen aufdeckt, fallen inhaltlich bis ins einzelne Detail zusammen.« (Freud, 1905, S. 65)

Freud unterscheidet hier nicht zwischen bewussten, unbewussten und Urfantasien.

Das *subjektive Imaginieren*, das gleichsam nur aus Einbildungen besteht, bildet den Fokus der Aufmerksamkeit der psychoanalytischen Arbeit, da es in der Übertragung, d. h. in der Beziehung zum Analytiker, analysiert werden muss. Dabei ist jeweils genau zu unterscheiden zwischen einer materiellen Realität, einer Realität des psychischen Bezogen-Seins und einer Realität des unbewussten Wunsches.

Freud vermutete, tief unter allen Fantasien, verschüttete Szenen der Urzeit zu finden. Der Terminus *Urszene* wurde in der Entwicklung der Psychoanalyse vor allem für die Beziehung der Eltern, ihren Koitus, d. h. ihre Fähigkeiten zur Prokreation, verwendet. Es erwies sich als unmöglich, »zu beweisen, ob es sich bei der Urszene um ein Erlebnis des Subjekts oder um eine Fiktion handelt« (Laplanche & Pontalis, 2023, S. 37). Infolge des Phänomens der nachträglichen Wirksamkeit bleibt stets offen, ob die »Urszenen« rein imaginären Erfindungen gleichzusetzen sind oder ob sich, hinter diesen Szenen der zweiten Phase, nicht unverstanden bleibende, im Inneren des Subjektes verschlossene Ereignisse verbergen. Archaisches, nicht symbolisiertes Erleben wird nicht erinnert, sondern erscheint, in halluzinierter Form, im Realen.

Die *Verführung* existiert einerseits als ein reales Ereignis, andererseits aber auch als eine Fantasie, die das Produkt wie auch die Ausdrucksform von infantil-sexuellen Triebimpulsen bildet. Es liegt in der Natur der Triebwelt (der Sexualität und dem Aggressiven), dass sie selbst eine traumatisierende Wirkung auf das Ich haben kann. Die Traumatisierung verläuft in der Nachträglichkeit. Die erste Phase besteht aus einer heftigen Erregung sexueller Art in der frühen Kindheit. Die Sexualität bricht von außen in die Affektivität des Kindes ein, wirkt aber nicht pathogen und ruft keine Abwehrreaktion hervor. Die Erinnerung an eine Heftigkeit bleibt allerdings erhalten. Die zweite Phase kommt in der Pubertät/Adoleszenz zum Tragen. Assoziationen rufen die Erregung aus der frühen Kindheit auf, lassen sie in Folge der heftigen pubertären Triebaktivitäten massiv ansteigen und machen durch diese etwas hinterhältige Triebattacke das Ich wehrlos und unfähig, adäquat zu reagieren. Es entwickelt notfallmäßig eine pathologische Abwehr. Das ursprünglich Äußere (eine sexuelle Erregung) ist zu einem Inneren geworden, einer Art »inneren Fremdkörper«, auf welchen nun reagiert wird (Laplanche & Pontalis, 2023, S. 25). Die neue und andersartige Besetzung der Erinnerung wirkt sich aus auf das ursprüngliche Erleben. Die »Sprache der Leidenschaft« ist in die »Sprache der Zärtlichkeit« (Ferenczi) eingebrochen. Sie ist auch die Sprache des Begehrens und damit schnell mit vielen anderen Gefühlen wie zum Beispiel Schuld und Hass verknüpft. So ließe sich diese Art der Verführung als eine Art Mythos verstehen, bei dem durchaus eine frühkindlich-sexuelle Erregung in den Bereich der inneren Wahrnehmung gelangt ist, aber erst beim Einbruch von heftigen, adult-sexuellen Impulsen des Begehrens ein Drama entsteht, das nach einer szenischen Ausgestaltung ruft. Die frühkindliche Wahrnehmung muss zu einem Zeitpunkt erfolgt sein, bei welchem in der Reifungsentwicklung bereits eine gewisse Fähigkeit zur Quantifizierung (zu viel/zu wenig) und ein Ansatz von Temporalität erworben worden ist. Die vorsubjektive, psychische Struktur des Individuums vermag – in Abhängigkeit vom primärprozesshaft-bildlichen Denken – nur sehr einfache Fantasieszenarien auszugestalten. Das Ich in der Adoleszenz hingegen verfügt über eine völlig andere »Einbildungskraft«, die das Triebgeschehen in das entstandene Beziehungsgeflecht hinein zu transformieren versteht.

Unbewusste Fantasien – als primärer Inhalt unbewusster psychischer Prozesse – sind von bewusstseinsnahen oder bewussten Vorstellungswelten und Einbildungen (z. B. dem Tagtraum) zu unterscheiden, obwohl es in Abhängigkeit von den Besetzungen einen breiten Übergangsbereich zwischen beiden Erscheinungsformen gibt. Dennoch können bei diesen so unterschiedlichen, imaginativen Abläufen und psychischen Strukturen, ähnliche Inhalte bewusst oder unbewusst, mit unterschiedlichen Zeichen und verschiedenartigen Figurationen auftauchen.

Besetzungsveränderungen auf der einen Seite und auf der anderen Seite *unterschiedliche Permeabilitäten* an den topischen Zensurübergängen zwischen den Systemen des Unbewussten, des Vorbewussten und des Bewussten tragen zu phantasmatischen Mischformen bei, entweder im aufsteigenden Sinne, z. B. progredient, von unbewussten Szenen durch die Zensur ins Vorbewusste und von dort durch die nächste Zensur ins Bewusste. Oder der Prozess kann auch zurückbuchstabiert werden, d.h. bewusste Fantasien können, wenn verpönt, verdrängt und dadurch pathogen werden. Natürlich durchlaufen Fantasien bei solchen progressiven oder regressiven Trajektorien Qualitätsveränderungen. Sind im Unbewussten und Vorbewussten Mechanismen des Primärprozesses wie Verschiebung, Verdichtung, Zeitlosigkeit etc. wirksam, so erhält das Fantasieprodukt auf der bewussten Ebene hingegen mindestens ein strukturelles Minimum an Ordnung, Stimmigkeit und Zusammenhang.

> »Unbewusste Fantasien sind entweder von jeher unbewusst gewesen, im Unbewussten gebildet worden oder, was der häufigere Fall ist, sie waren einmal bewusste Fantasien, Tagträume, und sind dann mit Absicht vergessen worden, durch die ›Verdrängung‹ ins Unbewusste geraten.« (Freud, 1908, S. 193)

Infolge der Nachträglichkeit finden zudem massive Besetzungsveränderungen statt. Tagträume nähren sich aus der reichen Masse des individuell Erlebten und Repräsentierten. »Am Pol des Tagtraums findet das Szenario im Wesentlichen in der ersten Person statt« (Laplanche & Pontalis, 2023, S. 50), das Subjektive ist zentral, die Organisation wird vom Sekundärprozess geleistet. Der Pol der Urfantasien ist durch die Abwesenheit eines eigentlichen Subjektes charakterisiert. Dieses tritt in der Szene damit auch kaum je in Erscheinung, »es ist in der Szene gegenwärtig« (ebd.).

Das erste Wünschen dürfte ein halluzinatorisches, triebhaftes Besetzen einer Befriedigungserinnerung gewesen sein. Die *halluzinatorische Wunscherfüllung* als ein omnipotenter Akt kann das Verlangen eine kürzere Zeit befriedigen und damit aufrechterhalten. Es fällt aber in sich zusammen, wenn die Frustration weiterhin bestehen bleibt. Was in der Halluzination also intendiert wird, ist nicht das reale Objekt, sondern die Besetzung eines repräsentierten Objektes, da das reale im Moment nicht vorhanden ist. Der Säugling halluziniert in Abwesenheit des realen Objekts ein ursprüngliches Befriedigungserlebnis. Die halluzinatorische Besetzung kann somit als »erstes Wünschen« anhand einer Befriedigungserinnerung bestimmt werden.

Lösen sich Bedürfnisse, d.h. Besetzungen von den lebenswichtigen Funktionen, die über gesicherte Strukturen verfügen, und gelangen die Triebimpulse damit zum Teil in den Bereich der Sexualität und des Begehrens, so taucht bei diesem Vorgang des Autoerotismus als eine Art Nebenprodukt die sogenannte »Lustprämie« auf. Anders formuliert: Sexualtriebe lehnen sich an die Strukturen der Selbsterhaltung an, lösen sich aber davon ab und werden dadurch zu eigentlichen sexuellen Impulsen.

Die Trennungsfantasie ruft damit eine Unterscheidung von Sexualität (Begehren) und Bedürfnis (Selbsterhaltung) hervor. Eine frühe, vor allem auf sich selbstbezogene Lust – tief im Innern einer Urfantasie – richtet sich auf kein äußeres Objekt, da in dieser Zeit der Entwicklung noch keine Aufteilung in Subjekt und Objekt ausgebildet ist. Möglicherweise lässt sich damit der Ursprung der Fantasien in diese Zeit eines ersten Autoerotismus zurückverfolgen. Die Fantasie entspricht damit einer Szenerie eines Wunsches, welche den Kern eines Subjekts enthält. Der Trieb ist in dieser Entwicklungsphase auf die gespiegelte Selbstrepräsentanz, die Doppelgängerfigur (Bürgin, 2022), gerichtet.

Kunst des Lebens, Kunst des Liebens, Kunst des Sterbens

Heidegger sprach vom »Dasein zum Tode« und Schilder vom »Dasein zu Schöpfung und Werk«. Beides ist zutreffend. Der Tod bildet »das ›natürliche‹ Lebensziel aller Organismen, die aus mehr als einer Zelle bestehen« (Eissler, 2021, S. 863). Organismen sterben trotz einer potenziellen Unsterblichkeit ihrer Bestandteile.

Bereits Freud hob das Fechner'sche Konstanz- und Stabilitätsprinzip hervor, »das besagt, dass es in den Organismen die Tendenz gibt, einen Gleichgewichtszustand zu bewahren, also Spannung auf ein optimales Maß herabzusetzen« (Eissler, 2021, S. 865). Es ist wohl anzuerkennen, dass ein derartiges Prinzip tatsächlich am Werk ist. Nur soll die Spannung natürlich nicht gegen null gehen, da dies dem Tode entspräche. Reize sind somit stimulativ, zerstörerisch oder transformierend. »Denkbar ist, dass die Unfähigkeit vorherzusagen, welche Wirkung diese oder jene Reize haben würden, in der oft so genannten Tendenz zur Selbsterhaltung resultierte.« (Eissler, 2021, S. 867) »Weil die Organismen außerstande sind, zwischen destruktiven und komplizierenden Reizen zu unterscheiden, kommt es zur Aversion gegen Reize, die über einem optimalen Niveau liegen.« (ebd., S. 869) Bewirken Reize eine übermäßige, viel zu geringe oder potenziell zerstörerische Gleichgewichtseinstellung im Ich des Säuglings, so versucht dieser, in Identifikation mit dem störenden Agens, spiegelbildlich nach außen zu reagieren (Schreien und Zappeln, um zu stören) und intrapsychisch möglichst eine Autarkie der Regulation von Gleichgewichtsfunktionen zu erreichen. Objekte werden omnipotent nur noch zusammen mit Fantasieprodukten (z. B. Fetischen, Macht und Gewalt) repräsentiert, die eine Stabilisierung des intrapsychischen Gelichgewichts garantieren sollen.

Fortwährend wird in der menschlichen Entwicklung etwas Neues geboren. Das Leben wartet gleichsam darauf, gelebt zu werden. Wo es keine Zukunft gibt, die Zeit noch nicht strukturiert ist und nur ganz archaische Symbole existieren, gibt es auch noch keinen Tod. »In der Entwicklung des Kindes muss es eine Phase geben, in der die Vorstellung vom Beginn oder Ende seiner Existenz nicht nur unannehmbar ist, sondern gar nicht gebildet werden kann.« (ebd., S. 832)

Es scheint ein für das Überleben notwendiges Bedrohungsgefühl zu geben, das, bei Absenz von Lebensnotwendigem, im Stande ist, höchsten Alarm auszulösen. Absenz von Vitalem bildet den Nukleus für das Konzept vom Tod, dieser Fehlstelle, die nach Leben, Selbstwahrnehmung und Handeln ruft. Ein unaufhörliches Wechselspiel von Schöpfung und Zerstörung schreibt sich in den primären Dialog und in die primären Beziehungen ein, das allmählich eine Annäherung der Bewegungen der sexualisierten primären Bezugsperson und dem noch kaum sexualisierten Säugling bewirkt.

Psychischer Auslöschung bei massiven Frustrationserfahrungen muss durch die Selbsterhaltungsimpulse entgegengewirkt werden. Tief verborgene Muster, die bewusst nur schwer zugänglich sind, lösen existentielle Vernichtungsgefühle aus, wenn Lebensbedingungen fühlbar werden, die mit solchen Auslöschungsmustern in Verbindung stehen. Rage-Impulse dienen einerseits als maximal mögliches Signal an die Umwelt, um dort eine Veränderung zu bewirken. Andererseits ist es – bei einem Rückgriff auf pervertierende Mechanismen – möglich, mit ihrer Hilfe und gleichsam als Selbsthilfeakt, das enttäuschende Objekt omnipotent zu devitalisieren und es durch einen Gegenstand oder eine Handlung (d. h. einen motorischen Akt) zu ersetzen, der jederzeit verfügbar ist. Die Repräsentanzen solcher Aktivitäten werden gesondert von den übrigen, durchschnittlich-alltäglichen gespeichert.

Durch ein bereits deutlich weiterentwickeltes Ich, das über größere Symbolisierungsfähigkeit und spürbar weiterreichende Fantasieaktivitäten verfügt, wird zwischen drei und sechs Jahren, d. h. zur Zeit der Ödipalität, der Tod, werden Zerstörung und lustvolle Kreation regelmäßig einerseits mit schmerzhafter Trennung (bzw. Wiedervereinigung) und extremer Aggression (d. h. Destruktion) verknüpft, andererseits aber auch mit Bestrafung, Versuchen zur Wiedergutmachung und Verurteilung. Mit Beginn der Pubertät werden in der Adoleszenz die Erfahrungen der infantilen Sexualität reaktualisiert und in der Nachträglichkeit neu und anders besetzt. Die veränderte Körperlichkeit – die unter der Hormonalisierung frischen sexuellen Empfindungen, Begehren und Handlungen – vermischen sich mit den Erfahrungen der infantilen Zeit. In der Säuglings- und Kleinkinderzeit skizzierte, pervertierende Mechanismen werden in lange dauernden Prozessen frisch ausgeformt und mit einer gewissen Dauerhaftigkeit versehen. Sie ermöglichen einerseits eine adulte Sexualität, schränken das Individuum mit ihren omnipotenten, primärprozesshaften Ansprüchen zumeist aber auch ein. Als Sicherheitsgaranten werden solche Fetische aber kaum mehr aus der Hand gegeben.

Ein uralter Mythos – neu gelesen

Das *Gilgamesch-Epos* (Bürgin, 2019), im Zweistromland vor etwa 4.500 Jahren entstanden, das erste schriftlich festgehaltene Epos der Menschheit, enthält bereits die Geschichte von der Sintflut, die später in die Bibel aufgenommen worden ist. Nur heißt der Protagonist dort nicht Noah, sondern Uta-napischti. Kurz zusammengefasst, lautet dieser Teil des Epos etwa so: Die eine Hälfte der Götter hatte es satt, für die andere das Flussbett des Zweistromlandes auszuheben und die Ebenen und Berge aufzuschütten. Sie versuchte, mit einem Handstreich, an dieser Ungerechtigkeit etwas zu ändern. Dies misslang, aber von nun ab mussten die Menschen diese Arbeit übernehmen, die Schöpfung vollenden.

Es besteht von Anfang an eine Verdoppelung. Die »Objektrepräsentanz« entspricht einem Spiegelbild der Selbstrepräsentanz. Das Doppel ist nicht mehr spiegelbildlich, sondern unterschiedlich. (Es gibt zwei Arten Götter. Die eine wird zu den Menschen.) So ist die Ungleichheit zwischen Säugling und primären Pflegepersonen, die außerordentlich mächtig sind, außerordentlich deutlich. Die Last der »Beziehungs- bzw. Entwicklungsarbeit« liegt, im subjektiven Empfinden, aber beim Säugling/Kleinkind.

Aber die Menschen waren zu laut und vermehrten sich zu stark. Sie schafften ein unerträgliches Zuviel. Deshalb beschlossen die Götter, sie mittels einer Überflutung, der Sintflut, zu vernichten.

Die beiden ungleichen Teile kommen in einen eliminativen Konflikt miteinander. Die Lebendigkeit des Säuglings und seine Triebhaftigkeit werden vom (göttlichen) Gegenüber als störend erlebt. Die mächtige Umwelt als der eine Teil der Dyade schützt den menschlichen Säugling/das Kleinkind nicht mehr, sondern ist sogar für eine potenziell tödliche »Überflutung des Ichs«, den anderen Teil, verantwortlich.

Die Überflutung ist vernichtend und damit traumatisch. Ein König (Uta-napischti), d. h. ein Teil des Selbst, allerdings hat die Weltenflut, das Trauma, überlebt, obgleich die Götter beschlossen hatten, alle Menschen zu vernichten. Sein Schutzgott Ea (der Einzige, der mit dem Vernichtungsbeschluss nicht einverstanden gewesen war) hatte Uta-napischti in einem Traumgesicht übermittelt, eine Arche zu bauen und damit seine Tiere, seine Familie und die Vertreter aller Künste vor der großen Flut zu retten. Ein kleiner Teil der Außenwelt (die gespeicherten »guten« Erfahrungen) vermeidet offensichtlich die totale Vernichtung des Selbst.

Das Ich des Säuglings/Kleinkindes (»her majesty the baby«) sprach: Es gibt einen kreativen Ausweg! Überleben und Erhaltung der Prokreation sind möglich. Es existiert ein Selbstschutz-Monopol des Ichs bei Überforderung/Überschwemmung.

Ea hatte Uta-napischti allerdings nicht direkt gewarnt, sondern ihm nur ein Traumgesicht geschickt. Enlils Autorität als König der Götter wäre untergraben gewesen, wenn sein göttlicher Befehl nicht vollständig ausgeführt worden wäre.

Die Vernichtung durch Reizüberschwemmung ist massiv, aber nicht vollständig. Als Überlebensmechanismus wird die Omnipotenz des entstehenden Selbst wiederhergestellt.

Nach der Sintflut bereuten die Götter ihr Vernichtungswerk schon bald, da sie ohne Menschen auch ohne Opferversorgung blieben.

Die Realobjekte, d. h. die Eltern, sind auch bei mangelnder Fürsorge auf die Lebendigkeit ihrer Kinder angewiesen. Sie registrieren das averbale Signal des Rückzugs und des Unterbruchs der Interaktion und beginnen ihre Nachlässigkeit zu bedauern.

Als die Wasser das Land wieder freigegeben hatten, brachte Uta-napischti ein Opfer dar. Die Götter kamen über dem wohlriechenden Opfer zusammen und gelobten, nie wieder der vollständigen Vernichtung der Menschheit zuzustimmen.

Eine gewisse Reparatur ist möglich geworden, die Umwelt scheint sich anders zu verhalten.

Der Götterkönig Enlil war beim Registrieren der Opferung empört, noch lebende Menschen vorzufinden. Der Weisheitsgott Ea machte ihm heftige Vorhaltungen. Statt je wieder eine solche Flut zu senden, sollten in Zukunft nur diejenigen Menschen gestraft werden, die sich eines Vergehens schuldig gemacht hätten.

Die Primärobjekte sind offenbar in sich gespalten. Die Not für den Bau von pervertierenden Schutzmechanismen (Isolation in einer Arche, einer Überlebenskapsel) soll nie mehr gegeben sein, hingegen tritt nun ein Konzept von Strafe bei einem Vergehen in Erscheinung (ein primitives, aus der Interaktion heraus abgeleitetes Wertesystem, ein Über-Ich-Kern?).

Enlil, der Hauptgott, fand schließlich eine Lösung: Uta-napischti und dessen Frau wurden in die Unsterblichkeit, ein Signum der Götter, entrückt. Nur so wurde der unabänderliche Entschluss, die gesamte (sterbliche) Menschheit durch die Flut auszulöschen, trotzdem verwirklicht, obgleich Utanapischti und seine Frau überlebt hatten. Auf diese Weise blieb die Autorität von Enlil als Götterkönig gewahrt. Die bereits unrettbar aus den Fugen geratene Menschen- und Götterwelt konnte wiederhergestellt werden.

Omnipotenz, Schlauheit und Kreativität werden dringend zur Restitution gebraucht. Der überlebende Ur-Vater (Uta-napischti und seine Frau) wird zwar der Sterblichkeit (Aufhebung der zeitlichen Begrenzung des Lebens) entzogen, aber auch verbannt und unzugänglich weggetan (örtliche Verschiebung; nicht evozierbares Gedächtnis). Ein omnipotentes Szenario ist aufgebaut: Die unüberwindbaren »Wasser des Todes« umgrenzen den Verbannungsort der Zeitlosigkeit, der Abspaltung. Zwar nicht vernichtet, entziehen ihn die Götter jeglicher Zugänglichkeit für Sterblich-Lebendige. So gibt es keine Erinnerungsmöglichkeit. Gilgamesch aber ist es gelungen, dorthin vorzustoßen. Als heldische Tat ist so etwas somit möglich.
Vielleicht kann es auch einem Protagonistenpaar in einem analytischen Prozess gelingen, bis an die frühen Gestade unerinnerbarer, aber lebensbedrohlicher Erfahrungen vorzustoßen und – neu wiederhergestellt – den Weg zurück zu meistern. Die Grandiosität einer Vorstellung von ewigem Leben zerfällt dabei. Der destruktive Triumph, die Bodenhaftung, die Fähigkeit zu trauen und die Möglichkeit, sich in liebevolle Beziehungen einzulassen, werden aber gewonnen.

Pervertierung und Ankerungsversuche

Wurzeln der Pervertierungsvorgänge

Wenn wir versuchen, uns zu den Ursprüngen der pervertierenden Prozesse vorzuarbeiten, so begegnen wir der Frage, woher der so starke Anteil an Rage herstammen mag. Stellen wir uns vor, ein Säugling trifft mit einem vitalen, schema-gegebenen Grundbedürfnis auf eine Umwelt, welche dieses – aus einem noch nicht genau definierten Grund – nicht zu erfüllen vermag, so ist er frustriert, in seinem allmächtigen Narzissmus tief verletzt, eine Vorform der ödipalen »Kastration«. Das Bedürfnis, vielleicht auch bereits ein Wunsch, versucht, sich mittels einer omnipotenten Überbesetzung einer entsprechenden positiven Repräsentanz solcher Interaktionen über Wasser zu halten. Hierfür wird vor allem die libidinöse Besetzung erforderlich sein. Der frustrierende Teil der Interaktion, der vor allem mittels aggressiver Impulse/infantiler Rage omnipotent reguliert wird, wird zu eliminieren, d. h. aus der phantasmatischen Welt zu schaffen, versucht. Da wir davon ausgehen, dass zu dieser Zeit Selbst- und Objektrepräsentanzen noch nicht richtig voneinander getrennt sind, ein aus ersten Kernen zusammengesetztes Ich sich in Entwicklung befindet, aber er einige Grundfunktionen bereits auszuführen im Stande ist, werden die beschriebenen Abläufe topisch noch nicht genau lokalisiert, das Frustrationserleben aber mit dem Mechanismus der Urverdrängung zu eliminieren versucht. Kommt es, vor allem durch Wiederholungen, zu einer Ansammlung solcher Frustrationsrage, so wird das Urverdrängte isoliert. Da es prozedural gespeichert ist, hat es sowieso keinen direkten Zugang zur späteren Sprach- und Bilderwelt.

Das Ich findet sich im Verlaufe der Entwicklung in einem Spannungsfeld polymorph-perverser sexueller Impulse des Kindes, zeigt meistens keine, kleine oder passagere und selten bereits auffällige, behindernde Symptome. Das Abgespaltene mit dem ihm eigenen Auftrieb drängt allerdings zur bewussten Wahrnehmung und tut sich manchmal in ungewöhnlichen Handlungen kund. Rein anamnestisch hört man, außer den Schwierigkeiten im Verlauf einer deprivierten Entwicklung oder bei der Ausbildung einer staken antisozialen Tendenz, kaum größere Belastungen aus dieser Zeit.

Während der nachfolgenden ödipalen Entwicklung kann es allerdings zu gewissen Umformungen kommen, wenn sich die Triebbesetzung intensiviert hat, das Ich reifer geworden ist, die Fantasmen eine höhere Komplexität erhalten haben und die Handlungsmöglichkeiten breiter geworden sind. Auch stehen dann andere Abwehrformationen im Vordergrund. Die Einflüsse des Über-Ichs auf die Figurationen der szenischen Gestaltung werden stärker, die Leidenschaftlichkeit nimmt aber auch zu. Die ausgegliederten, aggressiv-libidinös besetzten, polymorph-perversen, mit Omnipotenz und Verleugnung durchsetzten Erfahrungen allerdings bleiben, partiell und vom übrigen Erleben ausgegliedert, erhalten.

Pervertierung und das Militärische

Armeen (Eissler, 2021) sind totale, öffentliche Institutionen, die den Auftrag haben, Kriege zu verhindern (oder zu führen), den Frieden zu erhalten und die Bevölkerung zu schützen. Ihre Mitglieder müssen töten können. Dies ist eine völlig andere Aufgabe als im zivilen Leben der Bevölkerung, wo das Tötungstabu gültig ist. Die Funktionsmodalität der gesamten Person muss beim Wechsel aus der zivilen Position in die militärische somit eine völlig andere werden. Die Mitglieder der Armee müssen zu konditionierten Wesen werden, deren Verhaltensweisen auch dann voraussehbar sind, wenn sie in den sicheren Tod führen.

Nach welchen Grundannahmen wird die Institution Armee geführt, mit welcher Korrektur seiner Grundannahmen müssen der Zivilist und immer mehr die Zivilistin rechnen, die eingezogen werden? Die Destruktivität des Militärs entwickelt sich rasch zur Zerstörungskraft der Institution. Oft kann der Illusionsbildung einer militärischen Welt nur mit verschiedenen Aufputschmitteln, einer Währung, »in die alle Affekte konvertierbar sind« (Erdheim, 2021, S. 36), begegnet werden.

Der Durchschnittszivilist, der eine Einberufungsstelle betritt, macht eine eigenartige und besondere Erfahrung. Er ist blutjung, hat Autorität bisher nur in Form von Eltern und Schule kennengelernt. Befehlsinstanzen sind ihm fremd. Plötzlich greift eine unpersönliche Autorität in höchst aufdringlicher Weise in sein Leben ein. Er findet sich in einem veränderten sozialen Status, hineingezwungen in einen völlig neuen Bezugsrahmen, konfrontiert mit Umgestaltungen, die mit nichts vorher Erlebtem vergleichbar sind. Seine Identität wird infrage gestellt.

> »Im Bruchteil einer Sekunde verwandelt er sich aus einem freien Bürger mit Namen, Alter, Familie, persönlicher Vergangenheit, Liebe und Hass, Freunden und Religion in ein mit dem Brandzeichen versehenes Stück Vieh, ein Exemplar einer Herde, dem neben der Individualität auch sein Stolz und sein Selbst genommen waren. Bei ihm muss der Eindruck entstanden sein, dass die Armee es darauf abgesehen hatte, ihn auf ein Lebewesen ohne Persönlichkeit zu reduzieren.« (Eissler, 2021, S. 97)

Diese Veränderung entspricht einer Herabstufung auf eine subhumane Stufe. Für die Betroffenen mag der Eindruck entstehen, eine Dampfwalze habe sie überfahren.

Ein Rekrut wird genötigt, seine gesamten Einstellungen gegenüber seinem Körper, Gewissen, Denken, Fühlen und Verhalten zu ändern. Er ist plötzlich genötigt, töten zu müssen, und er muss ebenso in Betracht ziehen, bald getötet zu werden. Er bekommt meist keine Rituale angeboten, um sich mit dieser neuen Situation auseinanderzusetzen. Trotzdem wird er auf die verfahrenstechnischen Maßnahmen, denen er ausgesetzt wird, emotional reagieren und unbewusste wie auch vorbewusste Fantasien über sie und die Institution entwickeln. Er fühlt sich – getrennt von der Familie, vom Zivilstatus und von seinen bisherigen Tätigkeiten – mit seiner psychischen, subjektiven Realität, seinen Ängsten und Schrecken wie auch den Möglichkeiten einer Depersonalisation allein gelassen. Die neue Lebensform, die mit der Möglichkeit, Leben von Anderen auszulöschen, verknüpft ist, steht vor ihm als ein neuer, noch nie erlebter Erfahrungsbereich. Statt einer förderlichen Umwelt begegnet er Macht, Arroganz, Hochnäsigkeit, externer Regelung seines Lebens sowie einer Gehorsamsverpflichtung. Gegebenenfalls ist er darauf angewiesen, einen Teil dieser Erfahrungen abzuspalten und sich in den Bereich einer Depersonalisierung zu begeben. Der jähe Abfall seiner Erwartungen bereitet unbeschreibliche Enttäuschungen. Er war nicht ausgerüstet, solchen Machtstrukturen ausgeliefert zu sein und diese schadlos zu überstehen.

Soziale Differenzen als Grundlage bestehender Ordnungen werden durch Hierarchien ersetzt. Sobald die Widerwärtigkeit der Gegenwart einen individuell unterschiedlichen Punkt überschritten hat, verliert das Ich seinen Halt im Hier und Jetzt, wird seiner Ressourcen beraubt, gerät in den Bereich der Desorganisation und steht in Gefahr, aus der Zeit zu fallen. Lässt sich kein Heldentum mehr mit konstruktiven Aktionen erwerben, so mag versucht werden, durch Zerstörung eine Berühmtheit zu erlangen (Eissler, 2021). Oder es wird unerschütterlich an einem Ziel festgehalten, allen entmutigenden Niederlagen und Demoralisierungen zum Trotz.

Der Begriff »Armee« bezeichnet einerseits ein reales und objektiv fassbares Gebilde, andererseits eine subjektive Konfiguration. Der Soldat wird zum gedrillten Mörder oder zu einem rettenden Heroen. Er wird durch das System und die permanente Bewegung in Gruppen zu einer Abflachung seiner Persönlichkeit gezwungen, die in seinen Denkprozessen und Desindividualisierungsphänomenen zu Tage treten. Er befindet sich in einem Spiegelkabinett mit einer Vielzahl ihm unbekannter Verordnungen und Vorschriften, die alles zwingend und aufnötigend ordnen und regeln. Nie gelingt es ihm, zu einer Erfahrung des Ganzen zu gelangen. Die Selbstbestimmung über seinen Körper ist ihm weitgehend entzogen. Er ist mit einer neuartigen Hierarchie konfrontiert, in der ihm beim Aufstieg beneidenswerte Freiheiten winken. Es erscheinen Brutalitäten und Heucheleien, aber auch Fürsorge und Aufhebung von zivilen Zwängen. Der Grat vom Verbrecher zum Helden ist dünn. In psychotiformen Anordnungen soll er Befehlen folgen und dennoch gleichzeitig selbständig handeln.

> »Stets standen zwei einander widersprechende Konfigurationen im Vordergrund [...]. Es [das kommunikative Wort] stand zugleich für Subjekt und Objekt, ohne dass es das ›Wir‹ zu Bewusstsein brachte. Es gehörte zu einem Frühstadium der Persönlichkeitsentwicklung, in dem das Ich noch nicht völlig von der Außenwelt getrennt ist.« (Eissler, 2021, S. 68)

Gewisse (spät-)adoleszentäre Situationen zeigen viel Ähnlichkeiten mit frühkindlich-traumatisierenden Situationen, in welchen, innerhalb der infantilen Sexualität, die Kerne von pervertierenden Mechanismen gebildet wurden. Diese geben dann im Prozess der Nachträglichkeit durch ein viel reiferes Ich mit ganz neuen Symbolisierungsfähigkeiten, anderen Fantasie- bzw. Inszenierungskapazitäten sowie dem Triebdruck der jetzt adulten, sexuellen und aggressiven Impulse zu den pervertierenden Figurationen und Szenerien Anlass, so dass die transformierten, infantilen Kerne nun klinisch als pervertierende Manifestationen in Erscheinung treten. Je nach Ausdehnung der archaischen Erfahrungskerne und entsprechend der nachfolgenden Bedeutungsveränderungen, die sie im Verlauf der Ich-Entwicklung erhalten, bleiben pervertierende Mechanismen isolierte Phänomene eines Individuums oder durchdringen seine gesamte Persönlichkeit.

Übernehmen pervertierende Mechanismen im Ich die Führung, so mag sich dies subjektiv ähnlich anfühlen wie die Rekrutierung und der Eintritt in eine Armee. Eine völlig andere Funktionsstruktur mit neuartigen Zielen für destruktive Impulse übernimmt die »Geschäftsführung« und legt neue Intentionen fest.

Das Pervertierende – oszillierend zwischen dem Einzelnen und dem Kollektiv

Gewalt

Gewalt ist eine Dimension der menschlichen Existenz, sowohl im Kleinen der Alltagsbeziehung wie im Großen der kriegerischen Auseinandersetzung zwischen Völkern. Jegliche Gewalt, ob sie verbal, direkt oder versteckt auftaucht, macht betroffen und fordert zum Handeln auf. Es lässt sich kaum tatenlos zusehen, wenn Leiden zugefügt wird, denn das Verharren auf einer sadomasochistischen Position stellt eine verhältnismäßig ungünstige gesellschaftliche Lösung sowie eine ethisch-moralische Aufforderung zum Handeln dar.

Gewalt besitzt die Qualität eines *archaischen Faszinosums*. Je kleiner ein Kind, desto mehr kann sich der Erwachsene durch die immense körperliche Überlegenheit durchsetzen und ein Gewaltmonopol beanspruchen.

Jugendliche, die in einer Gruppe gewalttätig und aggressiv sind, verhalten sich im Einzelkontakt oft sehr friedfertig; sie zeigen vor allem im Kollektiv eine Art eigenartiger Verhaltensveränderung. Es ist, als ob sie dort von einer anderen Wirklichkeit erfasst würden. Sie funktionieren entsprechend einer Wir- oder Massenpsychologie und nicht mehr nach den Gesetzen der Individual- oder Ich-Psychologie. Ihr Verhalten wird von der Gruppe bestimmt (Gruppen-Ich). Die Gruppe konstituiert und inszeniert Szenarien von Gegenwelten, die sich klar von denen der vorangegangenen Generationen der Erwachsenen abgrenzen. In Eigenszenarien sind Jugendliche scheinbar frei von den gesellschaftlichen Zwängen der Erwachsenenwelt. Sie bekommen den Eindruck, eine eigene Macht zu sein und zu haben. Als *Subkultur* machen sie sich z. B. durch eine gemeinsame Kleidung als Zugehörige kenntlich. Spezifische *Gruppenvorschriften* tauchen auf, und es wird das Gefühl einer eigenen *Gruppengrandiosität* erlebbar. Mittels eigener *Gruppengesetzlichkeiten* werden Beziehungen, Loyalitäten, Verpflichtungen und Streitigkeiten zu regeln versucht. Wie immer eine solche Situation auch aussehen mag, sie ermöglicht dennoch oft auch ein spontanes soziales Lernen. Dieses kann bis zur Inszenierung eigentlicher Gerichte gehen. In solchen Subkulturen begegnen Jugendliche notwendigerweise den »negativen, bösen« Seiten des Menschen.

Die Gruppe oder Bande ermöglicht ein Gefühl scheinbar frei gewählter Zugehörigkeit. Sie bedarf aber fast immer eines außen gelegenen Feindbildes, auf welches die nicht in der Gruppe verarbeitbare Spannung projektiv abgeführt wird. Gelingt es einer Gruppe oder Bande, geeignete *Rituale* als kollektive Handlungsabläufe zu entwickeln, um schwierige Situationen zu meistern (wie dies in den meisten Gesellschaften auch geschieht; bei uns aber kann eine große Verarmung an ritualisierten Handlungsabläufen, die gesellschaftsbildend sind, beobachtet werden), so entsteht dadurch die nötige Sicherheit, dass nicht einfach nur die *ruchlose Gewalttätigkeit archaischer Triebe* überhandnimmt. Rituale, welche von kohärenten Gruppen entwickelt werden, sind oft die einzige Antwort auf drohende Gewalt. Sie lassen ein Stück Gewalt zu, verhindern jedoch das Ausarten. Da Gewalt und Aggression aus der jugendlichen Welt nicht verbannt werden können, finden sie oft in ritualisierter Form die Möglichkeit einer Sozialisierung, welche zu große sadistische Destruktivität und Brutalität auf diese Art und Weise zu kanalisieren vermag.

Ethnopsychoanalytische Aspekte

Das Pervertierende kann sich auch z. B. als ein gewaltsames Element in einer zirkulären Bewegung zwischen dem Einzelnen und dem Kollektiv oszillierend manifestieren. Diese Phänomene wurden insbesondere durch Ethnopsychoanalytiker und Familientherapeuten studiert. Die *transgenerationale Weitergabe* mittels aufgenötigter Frühtraumatisierungen mit nachfolgender *Identifikation mit dem Aggressor* bewirkt, dass pervertierende Elemente – einerseits in Form von *süchtigem Verhalten* und andererseits als *strukturbildende Elemente* in der gesamten Persönlichkeit – in Erscheinung treten können.

Die Schweizer Ethnopsychoanalytiker Paul Parin, Fritz Morgenthaler und Goldy Parin-Matthèy veröffentlichten 1971 ein Buch über eine Studie beim Volk der *Agni* in Westafrika: *Fürchte deinen Nächsten wie dich selbst*, so der Titel. Sie konnten die Resultate dieser Forschung mit denen vergleichen, die sie in einer früheren Studie – *Die Weißen denken zu viel* – bei den *Dogon* (Parin et al., 1963), einem anderen, nicht weit weg von den Agni situierten Volk, erhoben hatten. Dort ist vieles völlig anders. Gut ausreichende, freundliche Zuwendung in der Säuglings- und Kleinkinderzeit ist mit einem völlig anderen Menschentyp verknüpft.

Die Agni, ein Volk von mehr als 100.000 Menschen, leben im feuchten Regenwald des östlichen Grenzgebietes der Elfenbeinküste. Aus dem alten Kriegervolk mit der Lebensweise von Goldsammlern und Jägern erwuchs eine Population, die mithilfe von Handwerkern und Gastarbeitern aus ärmeren Teilen Afrikas durch Urwaldrodung Kaffee und Kakao für den Weltmarkt produziert. Obwohl ihre Religion aus eigenen und fremden, aus alten und aus neuen Elementen zusammengesetzt ist, nennen sie sich Christen. Ehemals unter französischer Kolonialherrschaft, jetzt unabhängig, sind sie dennoch »rückständig« geblieben und haben von unserer Zivilisation nur das Verlockende oder ihnen Aufgedrängte angenommen. Aus den für die französische Armee ehemals bedeutsamen Schulen hervorgegangen, beherrscht ein Teil der Bevölkerung, vorwiegend die Männer, die französische Sprache.

Die soziale Ordnung der Agni ist durch ein kompliziertes Ineinandergreifen einer matrilinearen Familienorganisation (die mütterliche Linie beherrscht die Sippenzugehörigkeit und den Erbgang) und einer patrilinearen »Chefferie« (der Geist, das wirksame Prinzip der Könige, stammt vom Vater ab) gekennzeichnet. Der Chef oder König steht an der Spitze einer hierarchisch-aristokratischen Gesellschaftsstruktur. Er wacht über die Einhaltung der Taburegeln, die in den Dienst der gesellschaftlichen Organisation gestellt sind, und sorgt sich, ohne jegliches Zwangsmittel in der Hand zu haben, um das leibliche und geistige Wohl der Untertanen, die sich mit seiner aggressiven Männlichkeit und Machtstellung identifizieren und damit den Besitzansprüchen der mütterlichen Sippe etwas Eigenständigkeit entgegensetzen können. Das Spenden ist die wichtigste Grundlage seiner Macht.

Auf einem Zepter ist ein Knabe abgebildet, der vertrauensvoll seine Hand auf den Rücken eines Löwen legt. Der Löwe denkt: »Wenn du wüsstest, wer ich bin, würdest du das nicht tun.« Die Kinder des Volkes können sich also wohl auf den Chef stützen, sollten aber bedenken, dass er zwar dem Schwachen harmlos erscheinen mag, seine Natur im Grunde aber wild und bedrohend ist. Soziale Leistungen werden fast ausschließlich durch Zwang, Furcht und Strafe erreicht.

»Es ist ein Unglück, ein Kind zu sein«, sagen die Agni. Zwar leben sie bis zur Abstillung mit etwa 18 Monaten in andauerndem Körperkontakt mit der Mutter, werden täglich gebadet und sehr häufig gestillt. Der spielerische und affektive Kontakt zu Mutter ist aber gering. Die Kinder dienen den Müttern einerseits als äußere Dokumentation weiblicher Vollkommenheit, andererseits als Ausdrucksorgan für Stimmungen und Gefühle, welche die Mütter fern von ihrer eigenen Person zu halten suchen. Sprachliche Kommunikation ist zuerst gar keine vorhanden, später werden Worte nur in Form von Befehlen an die Kinder gerichtet. Sobald die Kinder nach dem Erlernen des Gehens etwas unabhängiger werden, verlieren die Mütter jegliches affektive Interesse und entfremden sich ihnen, gehen zum Teil sogar fort zu Verwandten.

Die einzige Möglichkeit der verlassenen und verzweifelten Kinder, noch etwas Zuwendung zu erhalten, besteht – neben dem täglichen Bad – in dem seit den ersten Lebenstagen vollzogenen *täglichen Einlauf mit geriebenen Pfefferschoten*, einem Zeremoniell, das nach einer Phase kontinuierlicher *Vergewaltigung* spätestens im Jugendalter zur *selbst applizierten Sucht* entartet. Von den ersten Lebenstagen an erhalten alle Kinder ein- bis zweimal täglich einen Einlauf mit einer Aufschwemmung von geriebenen Pfefferschoten. Als Instrument dient ein Gummiballon mit Hartgummiansatz. Unmittelbar nach dem Einlauf werden die Säuglinge zwischen den Knien der Mutter auf einen Nachttopf gesetzt, ältere Kinder nebenan, noch ältere müssen ihren Platz für die Defäkation allein aufsuchen. Nach dem Einlauf folgt ein intensives Bad.

»Säuglinge, die zuerst nur eine zerriebene Schote pro Einlauf erhalten, winden sich zwar, als ob sie Bauchweh hätten, wehren sich jedoch nicht und schreien nicht. Nach der Abstillung ändert sich das Verhalten. Man gibt jetzt etwa sechs Schoten pro Mal, dazu eventuell geschabten Ingwer und Kräuter. Die Kinder erwarten in geduckter Haltung, den Kopf eingezogen, das Hinterteil vorgestreckt, trippelnd und manchmal leise greinend, die Prozedur. Sie flüchten nicht, oder nur ein paar Schritte, sodass sie leicht zu fangen sind. Dann werden sie bäuchlings über die Knie der Mutter gelegt. Meist plärren sie und strampeln wild mit den Beinen. Eine andere Frau hält die Beine fest. Dann, auf dem Topf, winden sie sich nicht wie die Säuglinge, sondern halten den Bauch mit den Händen, weinen oder starren stumm vor sich hin. Beim Bad sträuben sie sich, trotzdem werden sie von der Mutter hart angefasst, angeschrien. In der späteren Säuglingszeit zeigen die meisten Kinder gelegentlich kurze Anfälle von aktivem Unwillen und Trotz. [Sie sind] nurmehr für kurze Zeit wütend, werfen heulend Steine oder Hölzer gegen andere Kinder oder Erwachsene, werden dabei ausgelacht. Meist bekommt der Trotz eine passive

> oder verzweifelte Note; sie verstecken sich häufig in solchen Momenten.« (Parin et al., 1971, S. 218) »In sehr entlegenen Dörfern machten die Mütter den Einlauf so, dass sie die Aufschwemmung mit geriebenen Schoten von rotem Pfeffer in den Mund nahmen und durch ein Bambusrohr in die Darmöffnung pumpten. Erwachsene ließen sich von gleichgeschlechtlichen und gleichaltrigen Personen den täglichen Einlauf machen, während sie es heute mit dem Gummiballon allein bewerkstelligen.« (ebd., S. 230)
>
> »Viele Säuglinge vertragen die Einläufe schlecht. [Im Spital] sterben pro Jahr 40–50 an Darmverschlingung wegen zu heftiger Kämpfe nach Einläufen. Doch ist es den Ärzten nicht gelungen, den Brauch, den sie als gefährlichen Aberglauben bekämpfen, aus den Krankenzimmern ihres Spitals zu verbannen.« (ebd., S. 230/231)

Bis die Kinder mit etwa fünf Jahren in der Gruppe gleichaltriger und älterer wieder etwas Geborgenheit finden, sind sie verhöhnte, verspottete, depressive Befehlsempfänger. In dieser schwierigen, größtenteils unglücklichen, frühen Kindheit liegen die Wurzeln einer Persönlichkeitsentwicklung, die zu *sehr komplizierten und schwierigen Erwachsenen* hinführt. Stolz, Misstrauen, Gefühlsverhalten, Neigung zu Depressionen und eine sehr vielschichtige, die zwischenmenschlichen Beziehungen formalisierende Etikette sind Charakteristika der Agni-Bevölkerung. Der Glaube an Waldgeister, Hexen, Magierinnen und messianische Gestalten bestimmt vieles in ihrem Leben. Diesen externalisierten Figuren werden unbewusste Wunschfantasien, Ängste und Aggressionen (zum Beispiel Gier und Neid) aus frühkindlichen Entwicklungsstadien, die durch äußere oder innere Einflüsse mobilisiert werden, zugeschrieben. So haben sie nie intrapsychische Mechanismen in der uns gewohnten Art ausgebildet. Sind durch Personifizierung und Ritualisierung die bösen Mächte gebändigt, so flaut die individuelle Spannung ab, stellt sich die innere Ordnung der Einzelnen wieder her.

Das flexible Ich der Agni besitzt die Fähigkeit, Gefühle für andere Menschen instabil zu halten, sie rasch aufgeben oder verändern zu können, sie nicht dauernd auf wenige bestimmte Personen zentrieren zu müssen. Ist es infolge äußerer Umstände unvermeidlich, sich an eine Person zu binden, so tritt bei den Agni die Angst auf, in Abhängigkeit zu geraten, einen etwaigen Verlust nicht ohne Beschädigung des eigenen Körpers oder der persönlichen, seelischen Integrität ertragen zu können. Ehescheidungen sind häufig.

Die Kindheitserfahrungen mit ihrer ungewöhnlich einseitigen Beziehung zu den Erwachsenen, mit der alltäglichen Alternative: willenlose Unterwerfung oder passiver Rückzug, machen die Agni für aktives Planen und geschicktes, handwerkliches Arbeiten ungeeignet, da ihnen die Grundlagen einer positiven Beziehung zum eigenen Körper und zu seiner aktiven Betätigung fehlen. Chronisch-depressive Verstimmungen, Klagen über körperliche Gebrechen und Alkoholismus bei Männern sind weit verbreitet. Das tägliche Handeln ist von häufigen Streitigkeiten durchsetzt. In der Ideologie der Agni hat das Recht vorwiegend den Sinn, durch Heilung seelischen Schmerzes Spannungen zu beseitigen. Depressiv ihren Fantasien hingegeben, stuporös-erstarrt bis zur Verdummung, Künstler dekadenten Genusses und gleichzeitig von stupender geistiger Beweglichkeit, abgründig-vereinsamt und intensivst-abhängig von der Gemeinschaft, halten sie alles in der Schwebe. Sie können draußen bleiben und sich dennoch einlassen, gleichzeitig teilnehmen und sich zurückziehen, lieben und hassen zugleich, Gegenteiliges in raschem Wechsel zulassend. Ein Sowohl-als-auch steht dort, wo üblicherweise ein Entweder-oder scheitern müsste.

Der Wunsch, von einer allmächtigen Figur gezwungen zu werden, erhält sich bis ins Erwachsenenalter. Die Unterwerfung unter den Willen einer allmächtigen, zwingenden Mutter trägt zur Charakterbildung bei. Der eigene Körper wird bis zum Ende der Kleinkindheit von der Mutter aufs gewalttätigste manipuliert und anal stimuliert. »Die Erfahrung der Abstillungszeit, in der die Mutter mit direkten pflegerischen Handlungen am Kind aufhört, wird nie mehr korrigiert. Jede intime Annäherung an den Körper hat eine grob sexuelle oder aggressive Bedeutung.« (ebd., S. 390)

> »Die Erfahrungen der analen Phase geben zwar heftige und zum Teil lustvolle Stimulationen ab, die später zur Sucht nach Einläufen führen, aber keine gute narzisstische Besetzung des ganzen Körperbildes […]. Die kommende Entwicklung bringt so schwere Frustrationen, dass ständige Rückgriffe auf den Primärprozess, eine Wiederbelebung der Allmacht und der symbiotischen Partialobjekte nötig sind.« (ebd., S. 503)

»Die Identifikation mit der zwingenden und Klistier-gebenden Mutter lässt sich aus der *Süchtigkeit nach Einläufen*, Injektionen und – in einer späteren Ausformung – als Neigung zu *masochistischen Schlagefantasien* ablesen.« (ebd., S. 513) Eine anhaltende, ängstlich-hypochondrische Bereitschaft, ständig auf Körpersignale zu lauschen, läuft parallel zum rituellen Wiederholungszwang der Einlauf-Sucht.

Rites de passage – Übergangsrituale

Van Gennep (1909) beschrieb die bei vielen frühen Gesellschaften vorhandenen Übergangs-, Trennungs- und Einführungsrituale, die aus dem unbewussten Wissen der Menschen entsprungen sind. Sie verhelfen dem Individuum, sich von einem früheren Zustand zu lösen, in eine Übergangsphase zu gelangen und sich auf eine neue Situation vorzubereiten (z. B. Tod, Geburt oder Hochzeit) und in diese einzutreten. Übertragen auf unsere heutige Situation bilden der Erwerb oder Verlust von Titeln oder entsprechende Statusveränderungen ähnliche, existentielle Übergänge. Mit allen großen Veränderungen laufen auch Ich-Veränderungen parallel. Verändert sich die Ich-Struktur, so ist die Anfälligkeit für Traumatisierungen besonders hoch. Erlebnisse und Erfahrungen im Feld bestimmter Entwicklungsphasen (frühe Kindheit, Ödipalität, Adoleszenz) und während der meisten Krisenzeiten können, unter spezifischen Umständen, Einwirkungen auf das Ich haben, die zu Deformationen führen. Sie erfordern einen Wandel der Ich-Struktur. Bleibt das Ich nur auf eigene Mittel angewiesen und erfährt es in diesen Transformationszeiten keine angemessene Hilfe, Anleitung und Unterstützung aus der Außenwelt, so kann es bei der Erfüllung bestimmter Entwicklungsaufgaben versagen und traumatische Schäden erleiden. Rituale vermitteln einen weitgehenden Ich-Schutz. Sie erleichtern die Aufgaben durch ein Angebot von fertigen, erprobten, von Tradition und Gruppe gelieferten Mustern, so dass das Individuum nicht genötigt ist, sich neue Lösungen auszudenken. Initiationsrituale erregen Angst, setzen die Betroffenen einer Isolation aus und konfrontieren sie mit körperlichem und seelischem Schmerz, helfen aber gerade hierdurch, neue Ich-Strukturen zu entwickeln, die Platz schaffen für veränderte Funktionen, Fähigkeiten und Regulationsmechanismen. So entsteht die Erfahrung, mit den entsprechenden Ritualen für die anstehenden Probleme gerüstet zu sein. Rituale haben somit eine Trauma-reduzierende Aufgabe. Pervertierende Mechanismen können manchmal den Charakter persönlich-intimer Rituale erhalten. Gegebenenfalls werden andere Menschen gezwungen, sie zu teilen, ohne zu wissen, wozu sie gutsein sollen. Gewisse Formen der Delinquenz können dazugezählt werden.

Hat sich der omnipotente Zauber einmal bewährt, so wird er nur höchst ungern aufgegeben. Die pervertierenden Mechanismen wachsen in der Entwicklung wie ein mehr oder minder großer Ich-Anteil mit. Sie statten sich mittels der Differenzierung der Fantasien, mit den Federn der jeweilig durchschnittlichen Entwicklung aus. Erst bei den gewaltigen körperlichen, psychischen, emotionalen, geistigen und sozialen Veränderungen der Adoleszenz entsteht gegebenenfalls eine *permanente pervertierende Struktur.* Diese reicht von stummen Versatzstücken bis zu schweren psychopathologischen Defektentwicklungen. Die Stellen, welche – selbst unter Einbezug von Gewalt – einen omnipotenten Triumph als pervertierende Lust ermöglichten, gewinnen die Qualität eines mächtigen Attraktors. Das Widersprüchlichste scheinbar zugleich – und nicht in einer Abfolge – realisieren zu können, erfüllt einen hohen omnipotenten Anspruch (s. Kap. 15.1). Die Pervertierung, ein eigenes mögliches Kind als fremden Aggressor zu empfinden und das eigene Geschlecht ablehnen zu müssen, schafft verwirrende Zustände (s. Kap. 15.2). Jeden Crash zu einem Energiekick zu transformieren, überschreitet gewisse Normzustände, insbesondere wenn diese Verkehrung zu zwanghaften Wiederholungen Anlass gibt (s. Kap. 15.3). Ein Spiel mit Weg- und Herzaubern (Amputationsfetischismus) lässt zwar eine gewisse Fertigkeit erkennen, soll aber hauptsächlich Trennungsangst vermindern (s. Kap. 15.4). Der fetischistische Gebrauch einer Gummimatte oder von Teilen davon zeigt auf, wie gering die Fähigkeit zur Ausbildung einer primären Trauer war und wie viel Anstrengungen ein Patient leisten musste, um sich mittels seines Fetischs dauernd seine Omnipotenz zu beweisen und seinen Hass verleugnen zu können (s. Kap. 15.5). Mit welcher Heftigkeit sich die pervertierenden Mechanismen in der Übertragung zeigen, wird in der Schilderung von Joseph deutlich (s. Kap. 15.6). Der Anspruch, Lebendigkeit aus Totem zu extrahieren, zeigt die unrealistischen Wirkversuche der Omnipotenz und lässt die Schwierigkeit erahnen, solche Probleme in den Übertragungs-/Gegenübertragungsbewegungen anzugehen (s. Kap. 15.7).

Das Pervertierende erzwingt ein Wahrgenommen-Werden und einen Einbezug des Gegenübers in eine andere Realität; diese entspringt den frühesten, traumhaften Kindheitserfahrungen mit ihrer Faszination und ihrer Fremdartigkeit zugleich.

Literatur

Allen, D.W. (1980): A psychoanalytic view. In: D.J. Cox & R.J. Daitzman (Hrsg.): *Exhibitionism, description, assessment and treatment*. New York, NY/London: Garland STPM Press.

Bach, S. (1994): *The language of perversion and the language of love*. New York, NY: Aronson.

Berger, W. (2022): Sadismus. In: W. Mertens (2022): *Handbuch psychoanalytischer Grundbegriffe*. Stuttgart: Kohlhammer, S. 813–816.

Berliner, B. (1958): The role of object relations in moral masochism. *Psychoanal. Quart.*, 27, 38–56.

Bernstein, J. (2019): The age of perversion: desire and technology. *Div. Rev.*, 19, 12–15.

Blumberg, L. (1995): Money and fetishism. *Free Associations*, 5, 4, 492–517.

Bollas, Chr. (1984): Loving hate. *Ann. Psychoanal.*, 12, 221–237.

Bouchet-Kervella, D. (2019): Die Frage der Perversion. Die Vielzahl der sogenannt »perversen« mentalen Organisationen. *Psyche – Z Psychoanal*, 73(5), 313–337. Franz.: *Revue française de Psychanalyse*, LXXX, 700–721, 2016.

Bourdin, D. (2022): Masochism. *Int. J. Pschoanal.*, 103, 6, 1073–1088.

Bronstein, C. (2022): Reflections on masochism: an introduction. *Int. J. Psychoanal.*, 103, 6, 1025–1037.

Bürgin, D. (1978): *Das Kind, die lebensbedrohende Krankheit und der Tod*. Bern: Huber.

Bürgin, D. (2019): *Gilgamesch – eine verlorene Illusion? Psychoanalytische und anthropologische Betrachtungen*. Frankfurt a. M.: Brandes & Apsel.

Bürgin, D. (2022): *Die Vitalität der präverbalen Psyche. Psychoanalytische Konzepte über das erste Lebensjahr: der Aufenthalt und die Arbeit im Unentfalteten*. Frankfurt a. M.: Brandes & Apsel.

Bürgin, D. & DiGallo, A. (1997): Pädiatrische Psychoonkologie. In: F. Meerwein & W. Bräutigam: *Einführung in die Psychoonkologie*. Bern: Huber, 5. Aufl.

Bürgin, D., Staehle, A., Westhoff, K. & Wyler-von Ballmooss, A. (2020): *Psychoanalytische Grundannahmen. Vom analytischen Hören im klinischen Dialog*. Frankfurt a. M.: Brandes & Apsel.

Bürgin, D. & Steck, B. (2019): *Psychosomatik bei Kindern und Jugendlichen. Psychoanalytisch verstehen und behandeln*. Stuttgart: Kohlhammer.

Cassel-Bähr, S. (2013): The first cut is the deepest. *Psyche – Z Psychoanal*, 67, 330–338.

De Masi, F. (2010): *Die sadomasochistische Perversion*. Jahrbuch der Psychoanalyse. Beiheft 23. Stuttgart: frommann-holzboog.

De Masi, F. (2022): *Die Arbeit mit schwierigen Patientinnen und Patienten. Die Behandlung von schweren Neurosen, Traumata und Perversionen, von Borderline- und psychotischen Zuständen*. Frankfurt a. M.: Brandes & Apsel. Engl.: (2015): *Working with difficult patients. From Neurosis to Psychosis*. London: Karnac Book.

Dermen, S. (2010): Endings and Beginnings. *Psychoanal. Q.*, 79(3), 665–685.

Dilling H. et al. (Hrsg.) (1993): *Internationale Klassifikation psychischer Störungen (ICD 10)*. Bern: Huber, 2. Aufl.

Eiguer, A. (2017): *Les pervers narcissiques*. Paris, PUF.

Eiguer, A. (2021): *Le pervers narcissique et son complice*. Paris: Dunod.

Eissler, K.R. (1958): Remarks on some variations in psychoanalytical technique. *Int. J. Psychoanal.*, 39, 222–229.

Eissler, K.R. (2021): *Psychoanalyse der US-Armee als Institution im Zweiten Weltkrieg*. Frankfurt a. M.: Brandes & Apsel.

Erdheim, M. (2021): Historische und biographische Hintergründe einer neuen Theorie totaler Institutionen. In: K.R. Eissler (2021): *Psychoanalyse der US-Armee als Institution im Zweiten Weltkrieg*. Frankfurt a. M.: Brandes & Apsel.

Falkai, P. & Wittchen, H.U. (Hrsg.) (2015): *Diagnostisches und statistisches Manual psychischer Störungen, DSM V*. Göttingen: Hogrefe.

Fenichel, O. (1975): *Psychoanalytische Neurosenlehre. Bd I-III*. Olten/Freiburg i. Br.: Walter. Engl.: (1946): *The Psychoanalytic theory of neurosis*. London: Routledge.

Fraiberg, S. (1972): *Die magischen Jahre in der Persönlichkeitsentwicklung des Vorschulkindes*. Hamburg: Rowohlt.

Freud, A. (1963): The concept of developmental lines. *Psychoanal. Study of the Child*, 18, 245–265.

Freud, S. (1900): Traumdeutung. *GW II/III*, S. 260.

Freud, S. (1905): Drei Abhandlungen zur Sexualtheorie. *GW V*.

Freud, S. (1908): Hysterische Phantasien und ihre Beziehung zur Bisexualität. *GW VII*.

Freud, S. (1911): Formulierungen über zwei Prinzipien des psychischen Geschehens. *GW VIII*.

Freud, S. (1913): Totem und Tabu. *GW IX*, S. 95.

Freud, S. (1915a): Triebe und Triebschicksale. *GW X*, S. 210–232 u. S. 221.

Freud, S. (1915b): Zeitgemässes über Krieg und Tod. *GW X*, S. 341.

Freud, S. (1917): Vorlesungen zur Einführung in die Psychoanalyse. *GW XI*.

Freud, S. (1918): Aus der Geschichte einer infantilen Neurose. *GW XII*.

Freud, S. (1919): Das Unheimliche. G*W XII*.

Freud, S. (1920): Jenseits des Lustprinzips. G*W XIII*, S. 40–45.

Freud, S. (1925): »Selbstdarstellung«. *GW XIV*.

Freud, S. (1933): Neue Folge der Vorlesungen zur Einführung in die Psychoanalyse. *GW XV*.

Freud, S. (1937): Die endliche und die unendliche Analyse. *GW XVI*.

Freud, S. (1938): Die Ich-Spaltung im Abwehrvorgang. G*W XVII*, S. 55–62.

Gershman, H. (1970): The role of core gender identity in the genesis of perversions. *Am. J. Psychoanal.*, 30, 1, 58–67.

Gillespie, W. H. (1995): *Life, Sex and Death. Selected Writungs*. London: Routledge.

Glasser, M. (1979): Some aspects of the role of aggression in the perversions. In: I. Rosen: *Sexual Deviation*. Oxford: Oxford UP, 2. Aufl.

Goldberg, A. (1994): *The problem of perversion*. New Haven, CT,: Yale UP.

Greenacre, Ph. (1953): Certain relationships between fetishism and faulty development of the body image. *Psychoanal. Study Child*, 8, 79–98.

Greenacre, Ph. (1955): Further considerations regarding fetishism. *Psychoanal. Study Child*, 10, 187–194.

Greenacre, Ph. (1960): Further notes of Fetishism. *Psychoanal. Study Child*, 15, 191–207.

Greenacre, Ph. (1968): Perversions – General considerations regarding their genetic and dynamic background. *Psychoanal. Study Child*, 23, 47–62.

Greenacre, Ph. (1969): The fetish and the transitional object. *Psychoanal. Study Child*, 24, 144–164.

Harlow, H. F. & Harlow, C. M. (1986): *From Learing to Love. Selected Papers of H. F. Harlow*. New York, NY: Praeger.

Hinz H., (2010): Sadomasochismus und Depression. Vorwort. In: F. De Masi (2010): *Die sadomasochistische Perversion*. Jahrbuch der Psychoanalyse. Beiheft 23. Stuttgart: frommann-holzboog.

Joseph, B. (1994): *Psychisches Gleichgewicht und psychische Veränderung*. Stuttgart: Klett-Cotta.

Joseph, B. (1994 [1971]): Ein klinischer Beitrag über die Analyse einer Perversion. In: *Psychisches Gleichgewicht und psychische Veränderung*. Stuttgart: Klett-Cotta, S. 81–104. Engl.: Joseph, B. (1971): A clinical contribution to the analysis of a perversion. *Int. J. Psychoanal.*, 52(4), 441–449.

Joseph, B. (1994 [1982]): Die Sucht nach Todesnähe. In: *Psychisches Gleichgewicht und psychische Veränderung*. Stuttgart: Klett-Cotta, S. 189–206. Engl.: Joseph, B. (1982): Addiction to near death. *Int. J. Psychoanal.*, 63, 449–456.

Kaplan, L. J. (1989): Female Perservions. New York, NY: Aronson. Dt.: Kaplan, L. J. (1991): Weibliche Perversionen. Von befleckter Unschuld und verweigerter Unterwerfung. Hamburg: Hoffmann & Campe.

Kernberg, O. (1992): *Aggression in personality disorders and perversions*. New Haven, CT: Yale UP.

Kinsey, A.C., Pomeroy, W.B., Martin, C.E. & Gebhard P.H. (1954): *Das sexuelle Verhalten der Frau*. Berlin: G.B. Fischer.

Klein, M. (1940): Mourning and its relation to manic depressive states. *Int. J. Psychoanal.*, 21, 125–153.

Laplanche J. & Pontalis J.B. (1972): *Das Vokabular der Psychoanalyse*. Frankfurt a. M.: Suhrkamp.

Laplanche, J. & Pontalis, J.B. (2023): *Urphantasie*. Gießen: Psychosozial. Franz. (1964): *Fantasme originaire, fantasmes des origines, origines du fantasme*. Paris: Hachette.

Laufer, M. & Laufer, M.E. (1994): *Adoleszenz und Entwicklungskrise*. Stuttgart: Klett-Cotta. Engl.: *Adolescence and developmental breakdown*. New Haven, CT, Yale UP.

Lebovici, S., Diatkine, R. & Soulé, M. (1999): *Nouveau traité de psychiatrie de l'enfant et de l'adolescent*. Paris: Quadrige PUF.

Lemma, A. (2019): Die Prostituierte als Spiegel. In: A. Lemma & P.E. Lynch (2019): *Psychoanalyse der Sexualitäten – Sexualitäten der Psychoanalyse*. Frankfurt a. M.: Brandes & Apsel, S. 245–264. Engl.: 2015: *Sexualities. Contemporary psychoanalytic perspectives*. London: Routledge.

Lewin, B. (1950): *The Psychoanalysis of elation*. New York, NY, Norton.

Limentani, A. (1987): Perversions – treatable and untreatable. *Contemp. Psychoanal.*, 23, 415–437.

Lloyd-Owen, D. (2003): Perverse females: their unique psychopathology. *Brit. J. Psychotherapy*, 19, 3, 285–296.

Lucas, Chr. (1990): Exhibitionism. *Br. J. Psychother.*, 7, 1, 15–24.

Massie, H. & Szajnberg, N. (1997): The ontogeny of a sexual fetish from birth to age 30 and memory process: a research case report from a prospective longitudinal study. *Int. J. Psychoanal.*, 78, 755–771.

McDougall, J. (1972): Scène primitive et scénario pervers. In: I. u. R. Barande, Chr. David, J. McDougalll, R. Major, M. de M'uzan & S. Stewart (1972): *La sexualité perverse*. Paris: Petite Bibliothèque Payot.

McDougall, J. (1974): An anonymous spectator – a clinical study of sexual perversion. *Comtemp. Psychoanal.*, 10, 289–310.

McDougall, J. (1985): *Plädoyer für eine gewisse Anormalität*. Frankfurt a. M.: Suhrkamp.

McDougall, J. (1997): *Die Couch ist kein Prokrustesbett*. Stuttgart: Int. Psychoanal. Engl.: (1995): *The many faces of Eros*. New York, NY/London: Norton.

McDougall, J. (1997): *Die Couch ist kein Prokrustesbett. Zur Psychoanalyse der menschlichen Sexualität*. Stuttgart: Verl. Internat. Psychoanalyse.

Meltzer, D. (1973): *Sexual states of mind*. Perthshire: Clunie. Reprinted: London, Karnac, 2008.

Meltzer, D. (1974): *A theory of sexual perversion*. Classic books. Chapter 15. 145, 205–220.

Meurs P. & Bürgin D. (2023): Schwierige Kinder und Jugendliche und Dostojewski. In: P. Bründl, S. Kudritzki, U. Simon & C. Weber (Hrsg.): *Entwicklungskrise und Entwicklungszusammenbruch in Kindheit und Jugendalter.* Jahrbuch der Kinder- und Jugendlichen-Psychoanalyse, Bd. 12. Frankfurt a. M.: Brandes & Apsel.

Mitscherlich, A. (1983 [1955]): Aus der Analyse eines Gummi-Fetischisten. *Psyche – Z Psychoanal*, 10, 867–904.

Milton, J. (1994): Abuser and abused; perverse solutions following childhood abuse. *Psychoanal. Psychother.*, 8, 3, 243–255.

Morgenthaler, F. (1985): *Homosexualität, Heterosexualität, Perversion*. Frankfurt a. M.: Qumran.

Nicolo, A. (2013): Couples and perversion. *Couple and Family Psychoanalysis*, 3, 1, 15–27.

Novick, J. & Novick, K. K. (2004): *Symmetrie der Angst*. Gießen: Psychosozial. Engl.: (1996): *Fearfull Symmetry*. J. Aronson.

Novick, J. & Novick, K. K. (2022): A metapsychological framework for sadomasochism. *Int. J. Psychoanal.*, 103, 6, 1038–1056.

Ogden, Th. (1999): *Reverie and Interpretation. Sensing something human*. London: Karnac Books.

Parin, D., Morgenthaler, F. & Parin, M. G. (1963): *Die Weißen denken zu viel*. Zürich: Atlantis.

Parin, D., Morgenthaler, F. & Parin, M. G. (1971): *Fürchte Deinen Nächsten wie Dich selbst*. Frankfurt a. M.: Suhrkamp (TB Wissenschaft 235).

Perrone, L. & Russo, M. (2008): The perverse core and its role in the crossroads between self-representation and confusion. *Brit. J. Psychother.*, 24, 1, 65–73.

Persano, H. L. (2022): Self-harm. *Int. J. Psychoanal.*, 103, 6, 1089–1103.

Piaget, J. (1926): *La représentation du monde chez l'enfant*. Paris: Alcan.

Piaget, J. (1955): *Die Bildung des Zeitbegriffs beim Kinde*. Zürich: Rascher.

Rank, O. (1914): Der Doppelgänger. *Imago*, III, 97–164.

Racamier, P. C. (1979): *De Psychanalyse en psychiatrie*. Paris: Payot.

Racamier, P. C. (1987): De la perversion narcissique. *Gruppo*, 3, 11–28.

Racamier, P. C. (1992): *Le génie des origines. Psychanalyse et psychoses*. Paris: Payot.

Raphling, D. (1989): Fetishism in women. *J. Amer. Psychoanal. Assn.*, 37, 465–491.

Rathbone, J. (2001): *Anatomy of Masochism*. New York, NY: Klewer Acad./Plenum.

Reik, T. (1939): The characteristics of masochism. *Am. Imago*, 1, 1, 26–59.

Rizzuto, A. M. (1999): »I always hurt the one I love – and like it.« *Can. J. Psychoanal.*, 7, 2, 219–244.

Rooth, G. (1971): Indecent exposure and exhibitionism. In: T. Silverstone & B. Barraclough (1976): *Contemporary psychiatry*. Ashford: Headley Brothers.

Roudinesco, E. (2009): *Our dark side. A history of perversion*. Cambridge: Polity. Franz. (2007): *La part obscure de nous-mêmes*. Paris: Albin Michel.

Roudinesco, E. & Plon, M. (2004): *Wörterbuch der Psychoanalyse*. Wien: Springer.

Rubins, J. (1969): Sexual perversions: some dynamic considerations. *Am. J. Psychoanal.*, 29, 1, 94–105.

Sakedopoulou, A. (2019): Sexuelle Perversionen – Zugangsmöglichkeiten zu seelischen Zuständen, die nicht repräsentiert werden konnten. In: A. Lemma & P.E. Lynch (2019): *Psychoanalyse der Sexualitäten – Sexualitäten der Psychoanalyse*. Frankfurt a. M.: Brandes & Apsel, S. 265–280. Engl. (2015): *Sexualities. Contemporary psychoanalytic perspectives*. London: Routledge.

Sandler, J. & Joffe W.G. (1967): The tendency to persistence in psychological function and development. *Bull. Menn. Clin.*, 31, 257–271.

Schmid-Gloor, E. (2010): »Das Phantasma des Kerkers – der Kerker des Phantasmas. Zur Fetisch-Funktion eines Phantasmas«. Unveröffentlichter Vortrag.

Schulte-Markwort, M. et al. (Hrsg.) (2002): *Cross-walk ICD 10 – DSM IV*. Bern: Huber.

Segal, H. (1958): Fear of death. *Int. J. Psychoanal.*, 39, 178–181.

Segal, H. (1969): *Introduction à l'oevre de Melanie Klein*. Paris: PUF.

Shengold, L. (2006): *Soul Murder. Seelenm,ord – die Auswirkungen von Mißbrauch und vernachlässigung in der Kindheit*. Frankfurt a. M.: Brandes & Apsel, 2. Aufl.

Sloterdyk, P. (2010): *Scheintod im Denken. Von Philosophie und Wissenschaft als Übung*. Berlin: Suhkamp, Edition Unseld 28.

Soulé, M. (1970): La « ficelle » dans le jeu de la bobine. Etude génétique de as maîtrise. *Rev. Franç.v Psychanal.*, 34(3), 431–436.

Spitz, R. (1969): *Vom Säugling zum Kleinkind. Naturgeschichte der Mutter-Kind-Beziehungen im ersten Lebensjahr*. Stuttgart: Klett-Cotta.

Spitz, R. (1972): Das Leben und der Dialog. *Psyche – Z Psychoanal*, 26, 249–264.

Spitz, R. (1973): Die Evolution des Dialogs. *Psyche – Z Psychoanal*, 27, 697–717.

Stoller, R. (1975): *Perversion. The erotic form of hatred*. New York, NY: Pantheon.

Swales, S. (2017): Review: What are perversions? Sexuality, Ethics, Psychoanalysis by Sergio Benvenuto. *Division Review*, 16, 15–17.

Tymlin, I. (2018): Review: The age of perversion: desire and technology in psychoanalysis and culture by Danielle Knafo & Rocco LoBosco. Abington/NY: Routledge (2017). *Am J. Psychoanal.*, 78, 3, 314–316.

Van Gennep, A. (1909): *Les rites de passage*. Paris. Dt.: (2005): *Übergangsriten*. Frankfurt a. M.: Campus.

Welldon, E. (1996): 2 Perversions in Men and Women. *Brit. J. Psychother.*, 12, 4, 480–486.

Welldon, E. (2003): *Perversion der Frau*. Gießen: Psychosozial. Engl. (1988): *Mother, Madonna, Whore*. London: Free Association Books.

Winnicott, D.W., (1953): Transitional objects and transitional phenomena. *Int. J. Psychoanal.*, 34, 89–97. Dt.: In: Winnicott, D.W. (1958): *Von der Kinderheilkunde zur Psychoanalyse*. München: Kindler, S. 293–312.

Winnicott, D.W., (1969): Übergangsobjekte und Übergangsphänomene. *Psyche – Z Psychoanal*, 23, 666–682.

Wood, H. (2019): Probleme in der Arbeit mit Perversionen. In: A. Lemma & P.E. Lynch (2019): *Psychoanalyse der Sexualitäten – Sexualitäten der Psychoanalyse*. Frankfurt a. M.: Brandes & Apsel, S. 59–83. Engl.: (2015): *Sexualities. Contemporary psychoanalytic perspectives*. London: Routledge.

Stichworte

E

F

G

H

I

K

L

M

N

O

P

Q

R

S

T